Das Ende der Unversehrtheit

Dr. med. Bärbel Grashoff und Marie Luisa Kerkhoff

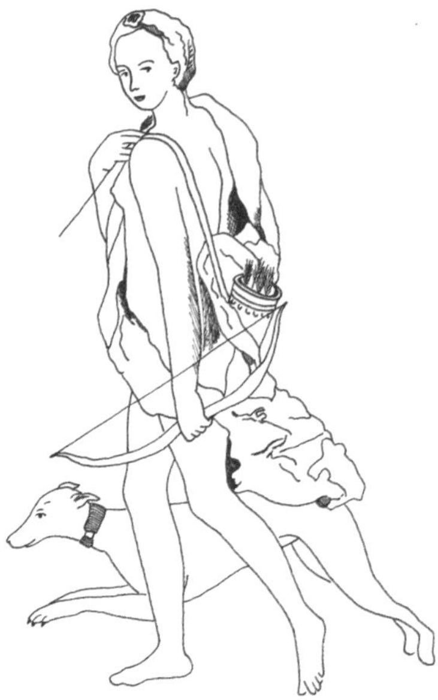

ANKER|WECHSEL

Wenn in diesem Buch von Frauen die Rede ist, meinen wir damit alle Menschen mit Brustdrüsengewebe. Entscheidend für das Erkrankungsrisiko ist nicht die Geschlechtsidentität, sondern das Vorhandensein von hormonell empfindlichem Brustdrüsengewebe – insbesondere von Milchdrüsen und Milchgängen. Auch andere Geschlechter können an Brustkrebs erkranken. Mehr dazu im Glossar unter → Geschlechtervielfalt (S. 129).

Hast du zufällig Medizin studiert? Ich auch nicht. Deshalb gibt's in der Mitte des Buches ein Glossar. Alle pink markierten Fachbegriffe findest du dort einfach erklärt (ab S. 128).

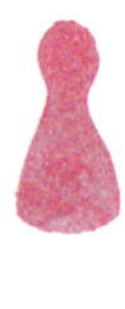

PROLOG

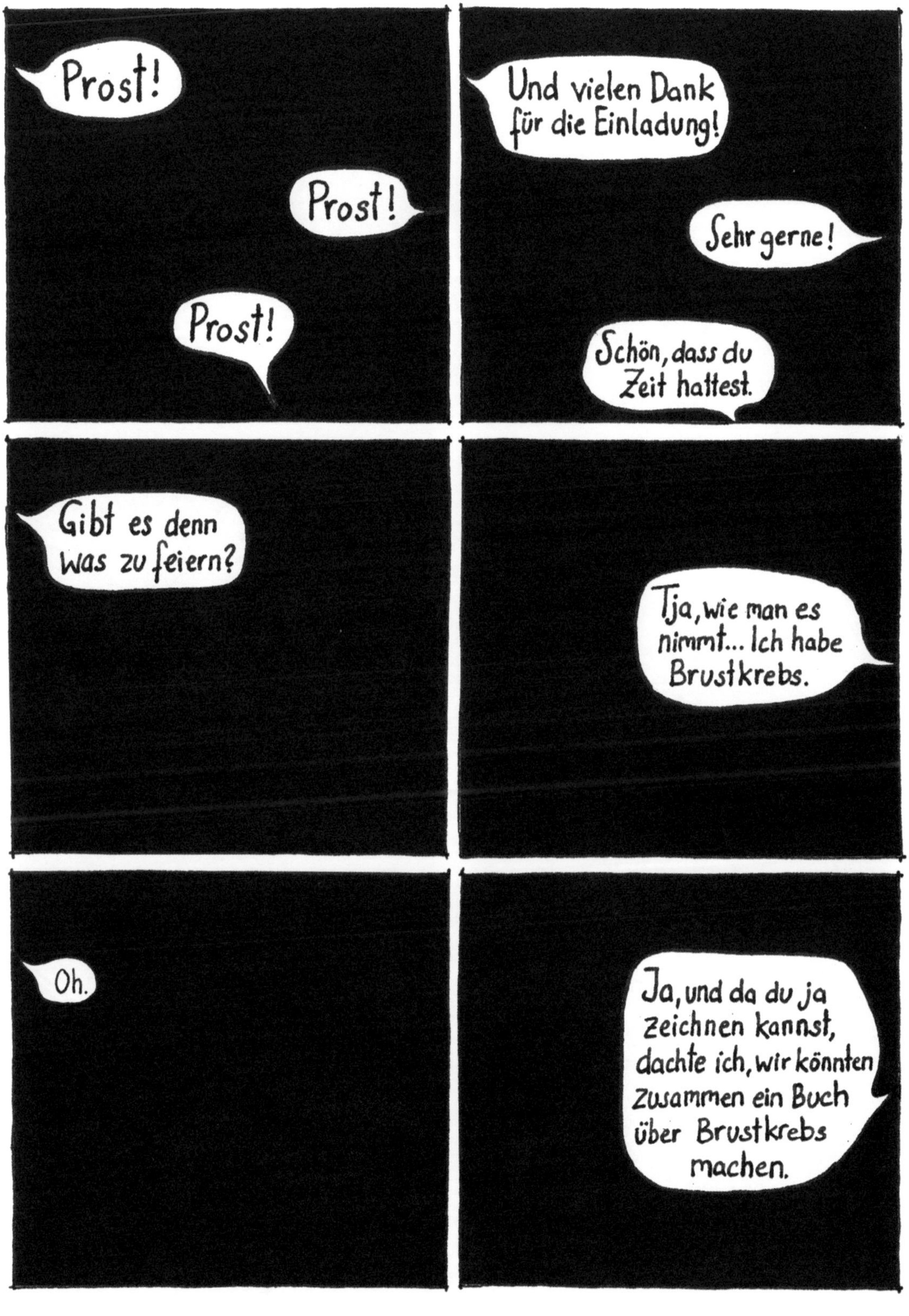
Prost!
Prost!
Prost!
Und vielen Dank für die Einladung!
Sehr gerne!
Schön, dass du Zeit hattest.
Gibt es denn was zu feiern?
Tja, wie man es nimmt... Ich habe Brustkrebs.
Oh.
Ja, und da du ja zeichnen kannst, dachte ich, wir könnten zusammen ein Buch über Brustkrebs machen.

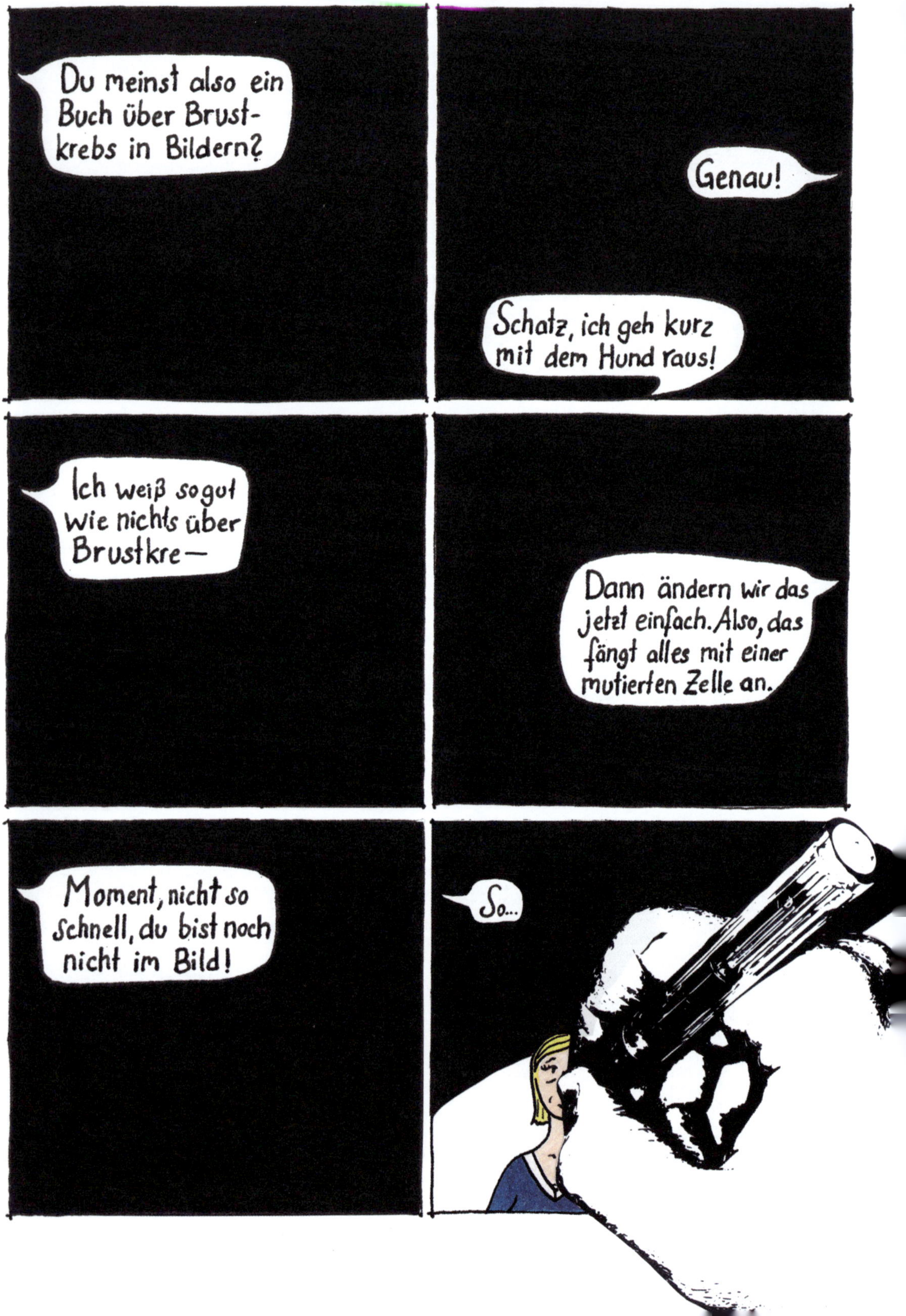
Du meinst also ein Buch über Brustkrebs in Bildern?
Genau!
Schatz, ich geh kurz mit dem Hund raus!
Ich weiß sogut wie nichts über Brustkre–
Dann ändern wir das jetzt einfach. Also, das fängt alles mit einer mutierten Zelle an.
Moment, nicht so schnell, du bist noch nicht im Bild!
So...

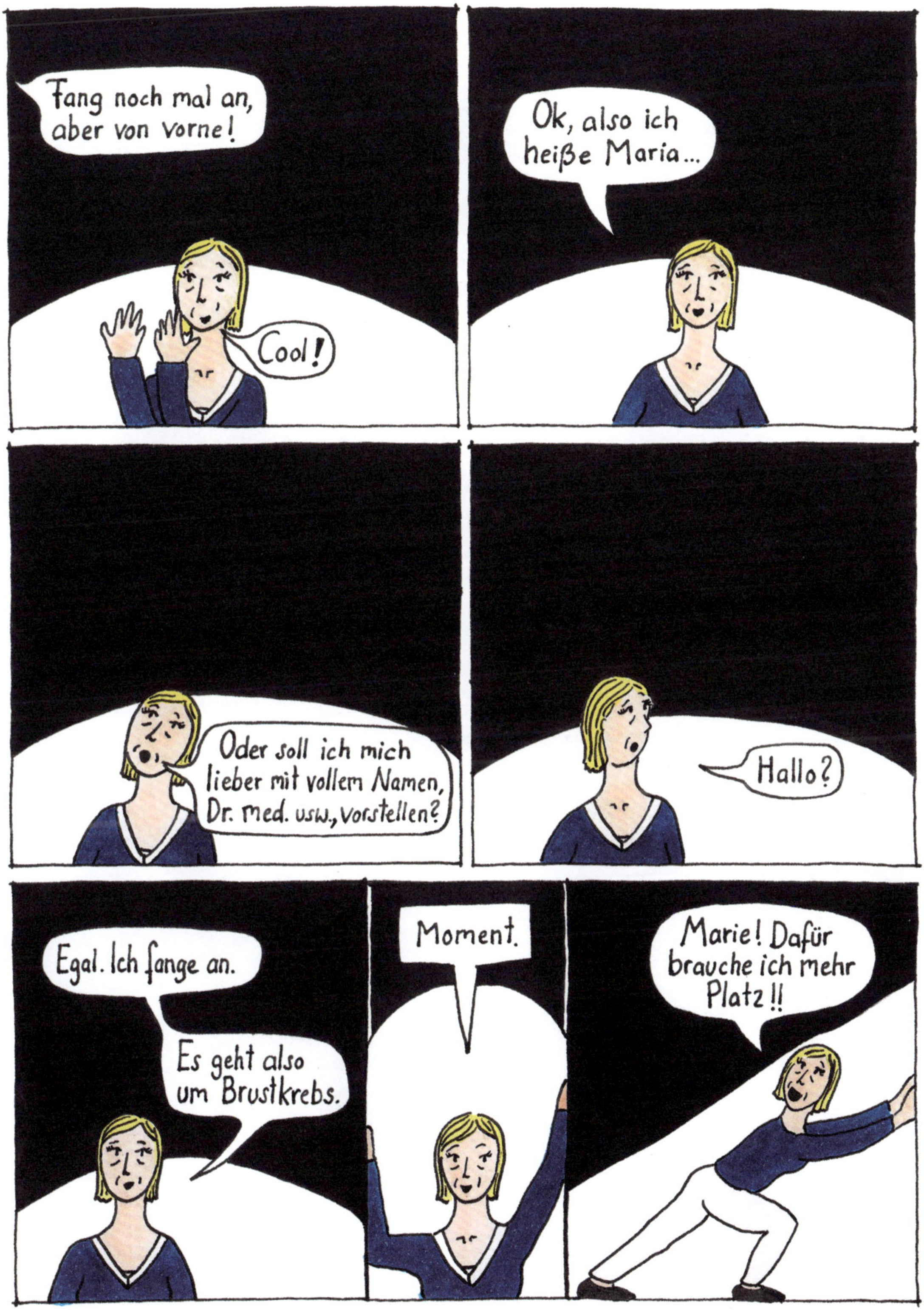
Fang noch mal an, aber von vorne!
Cool!
Ok, also ich heiße Maria...
Oder soll ich mich lieber mit vollem Namen, Dr. med. usw., vorstellen?
Hallo?
Egal. Ich fange an.
Es geht also um Brustkrebs.
Moment.
Marie! Dafür brauche ich mehr Platz!!

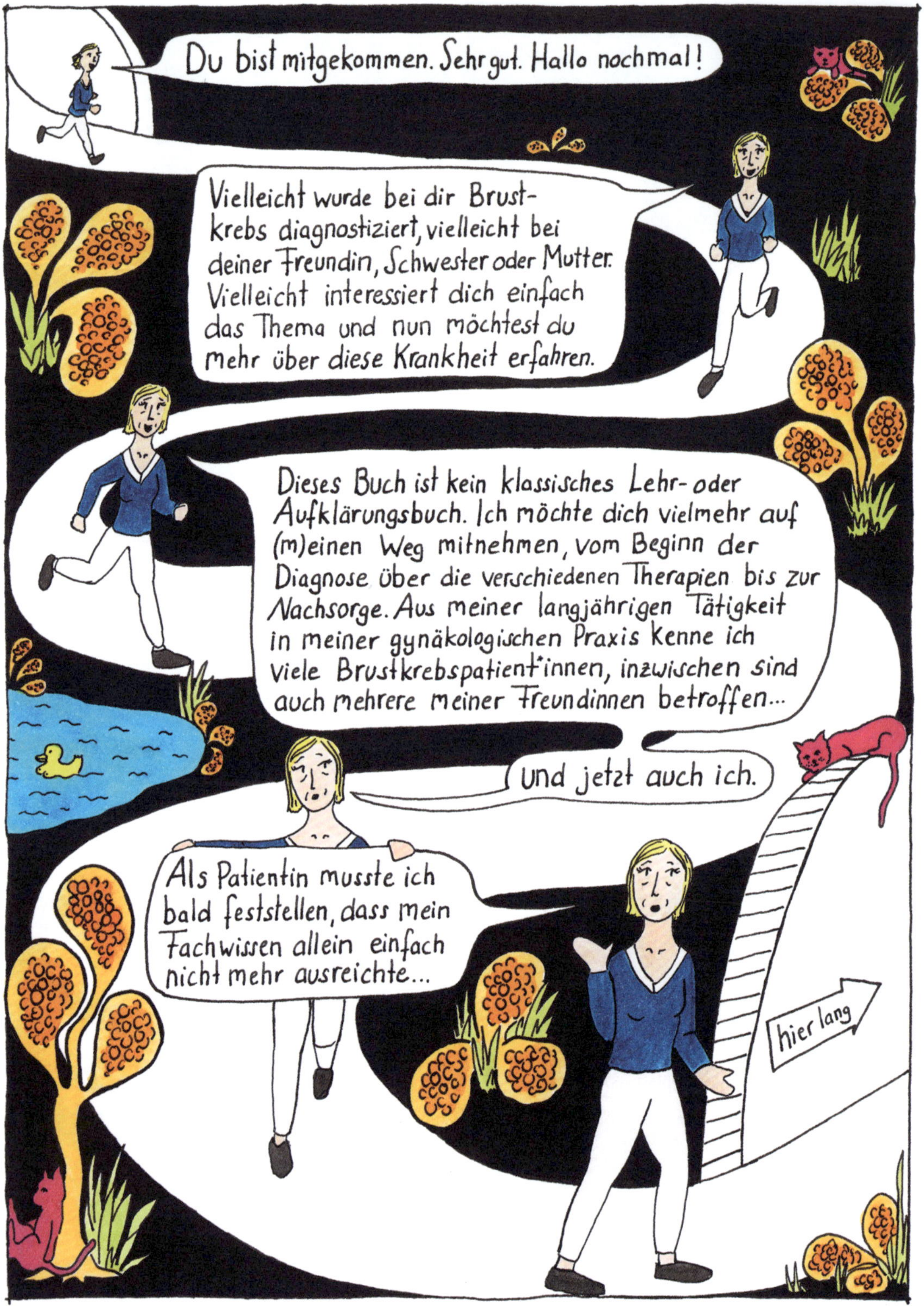
Du bist mitgekommen. Sehr gut. Hallo nochmal!
Vielleicht wurde bei dir Brustkrebs diagnostiziert, vielleicht bei deiner Freundin, Schwester oder Mutter. Vielleicht interessiert dich einfach das Thema und nun möchtest du mehr über diese Krankheit erfahren.
Dieses Buch ist kein klassisches Lehr- oder Aufklärungsbuch. Ich möchte dich vielmehr auf (m)einen Weg mitnehmen, vom Beginn der Diagnose über die verschiedenen Therapien bis zur Nachsorge. Aus meiner langjährigen Tätigkeit in meiner gynäkologischen Praxis kenne ich viele Brustkrebspatient*innen, inzwischen sind auch mehrere meiner Freundinnen betroffen...
und jetzt auch ich.
Als Patientin musste ich bald feststellen, dass mein Fachwissen allein einfach nicht mehr ausreichte...
hier lang

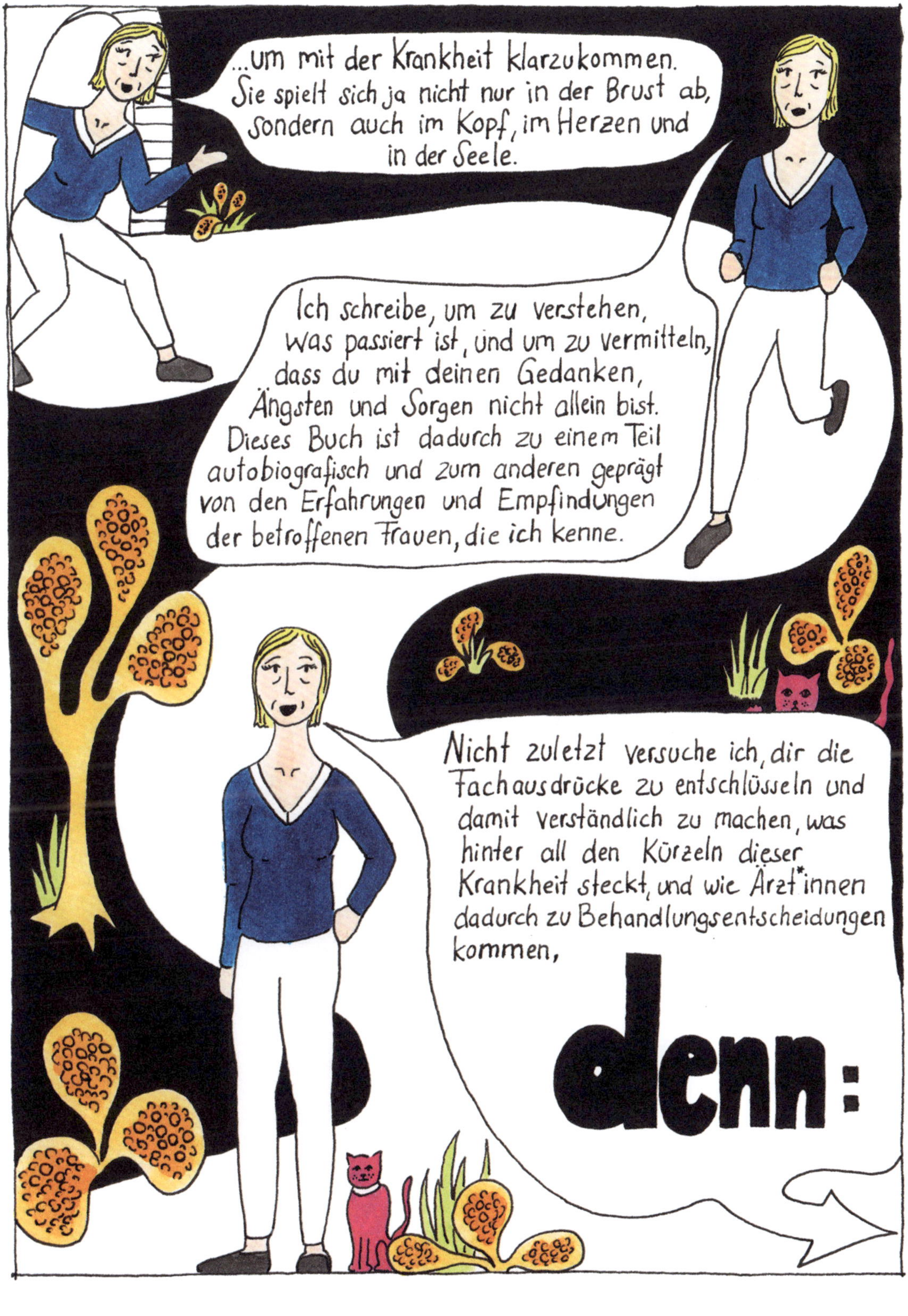
...um mit der Krankheit klarzukommen. Sie spielt sich ja nicht nur in der Brust ab, sondern auch im Kopf, im Herzen und in der Seele.
Ich schreibe, um zu verstehen, was passiert ist, und um zu vermitteln, dass du mit deinen Gedanken, Ängsten und Sorgen nicht allein bist. Dieses Buch ist dadurch zu einem Teil autobiografisch und zum anderen geprägt von den Erfahrungen und Empfindungen der betroffenen Frauen, die ich kenne.
Nicht zuletzt versuche ich, dir die Fachausdrücke zu entschlüsseln und damit verständlich zu machen, was hinter all den Kürzeln dieser Krankheit steckt, und wie Ärzt*innen dadurch zu Behandlungsentscheidungen kommen,
denn:

WENN MAN IM KERN VERSTEHT, WORUM ES GEHT, KANN MAN SICH **BESSER** AUF DIE **THERAPIE** EINLASSEN, DEN EXPERT*INNEN VERTRAUEN UND DAMIT DIE EIGENE ENERGIE AUF DIE HEILUNG FOKUSSIEREN.

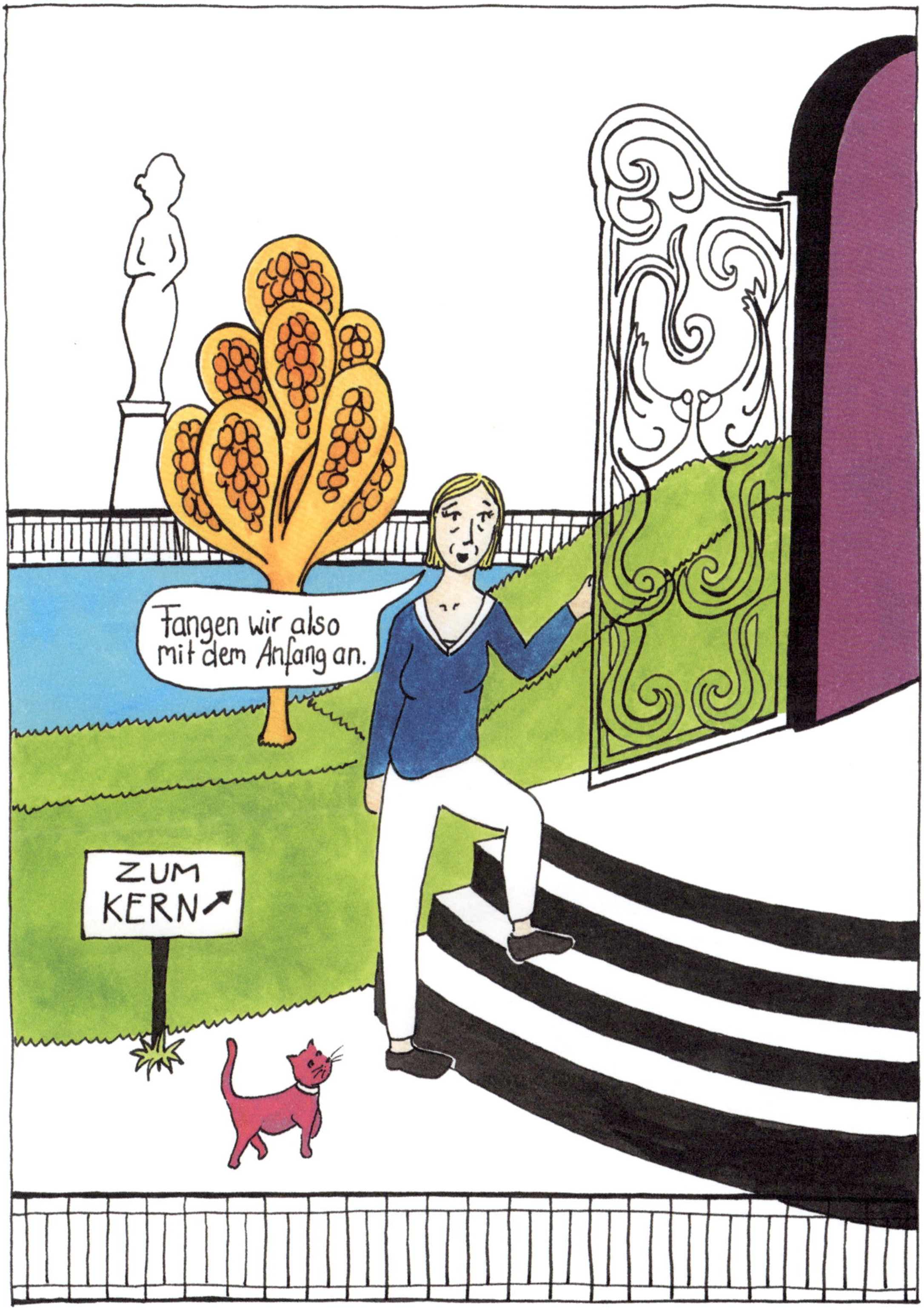
Fangen wir also mit dem Anfang an.
ZUM KERN

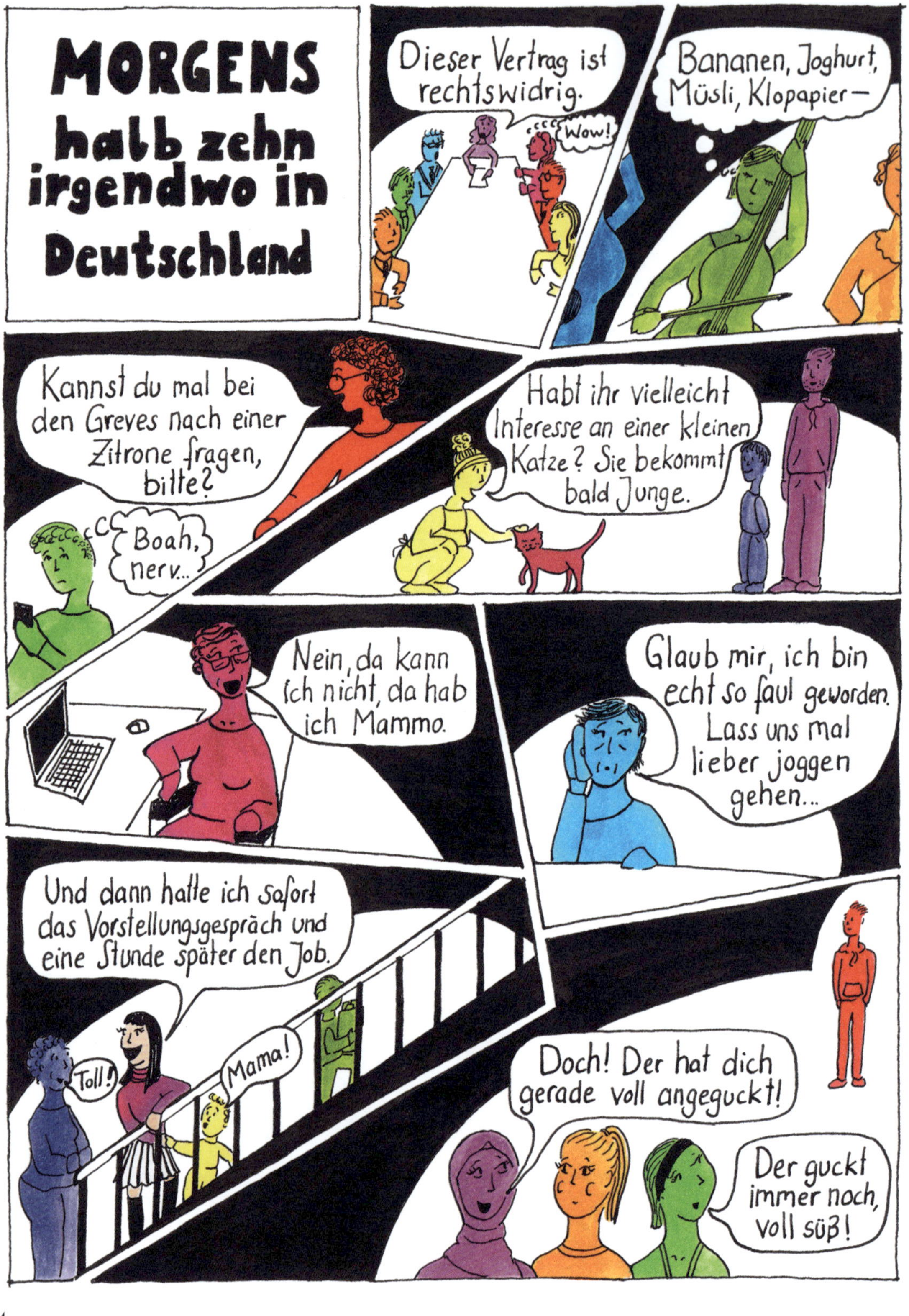
MORGENS halb zehn irgendwo in Deutschland
Dieser Vertrag ist rechtswidrig.
Wow!
Bananen, Joghurt, Müsli, Klopapier—
Kannst du mal bei den Greves nach einer Zitrone fragen, bitte?
Boah, nerv...
Habt ihr vielleicht Interesse an einer kleinen Katze? Sie bekommt bald Junge.
Nein, da kann ich nicht, da hab ich Mammo.
Glaub mir, ich bin echt so faul geworden. Lass uns mal lieber joggen gehen...
Und dann hatte ich sofort das Vorstellungsgespräch und eine Stunde später den Job.
Toll!
Mama!
Doch! Der hat dich gerade voll angeguckt!
Der guckt immer noch, voll süß!

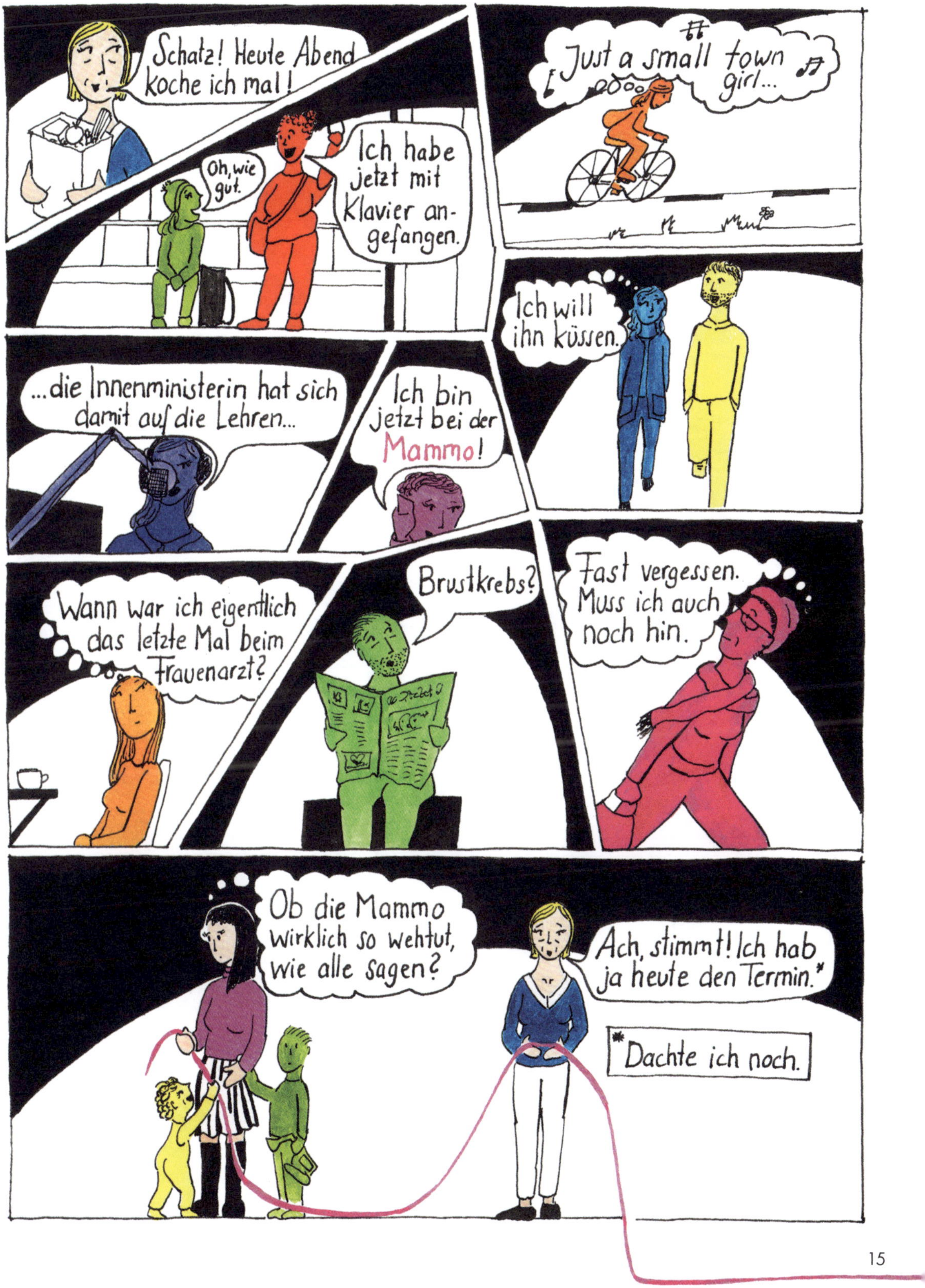

Schatz! Heute Abend koche ich mal!
Oh, wie gut.
Ich habe jetzt mit Klavier angefangen.
Just a small town girl...
Ich will ihn küssen.
...die Innenministerin hat sich damit auf die Lehren...
Ich bin jetzt bei der Mammo!
Wann war ich eigentlich das letzte Mal beim Frauenarzt?
Brustkrebs?
Fast vergessen. Muss ich auch noch hin.
Ob die Mammo wirklich so wehtut, wie alle sagen?
Ach, stimmt! Ich hab ja heute den Termin.*
*Dachte ich noch.

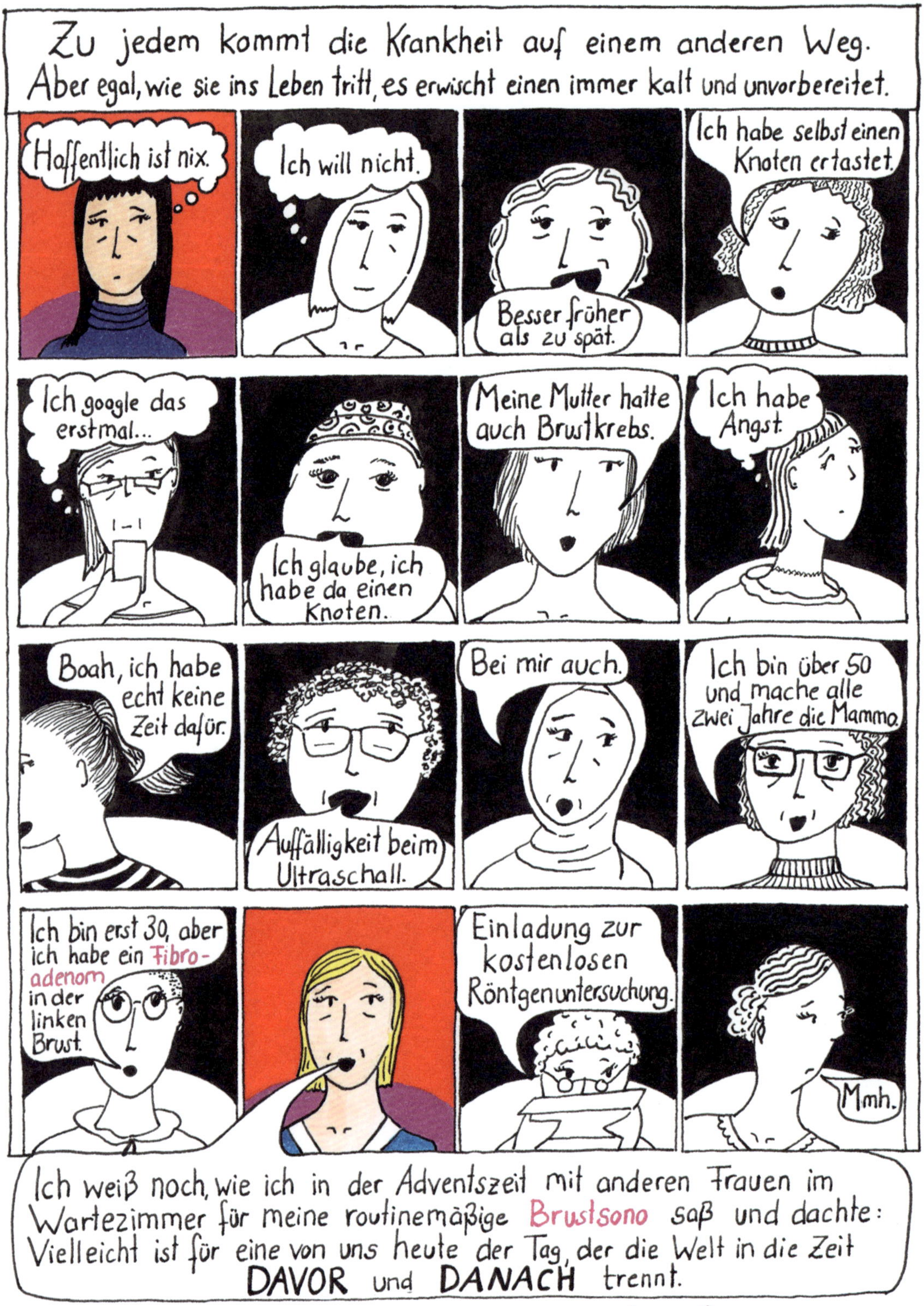
Zu jedem kommt die Krankheit auf einem anderen Weg.
Aber egal, wie sie ins Leben tritt, es erwischt einen immer kalt und unvorbereitet.
Hoffentlich ist nix.
Ich will nicht.
Besser früher als zu spät.
Ich habe selbst einen Knoten ertastet.
Ich google das erstmal...
Ich glaube, ich habe da einen Knoten.
Meine Mutter hatte auch Brustkrebs.
Ich habe Angst.
Boah, ich habe echt keine Zeit dafür.
Auffälligkeit beim Ultraschall.
Bei mir auch.
Ich bin über 50 und mache alle zwei Jahre die Mammo.
Ich bin erst 30, aber ich habe ein Fibroadenom in der linken Brust.
Einladung zur kostenlosen Röntgenuntersuchung.
Mmh.
Ich weiß noch, wie ich in der Adventszeit mit anderen Frauen im Wartezimmer für meine routinemäßige Brustsono saß und dachte: Vielleicht ist für eine von uns heute der Tag, der die Welt in die Zeit DAVOR und DANACH trennt.

Diagnostik

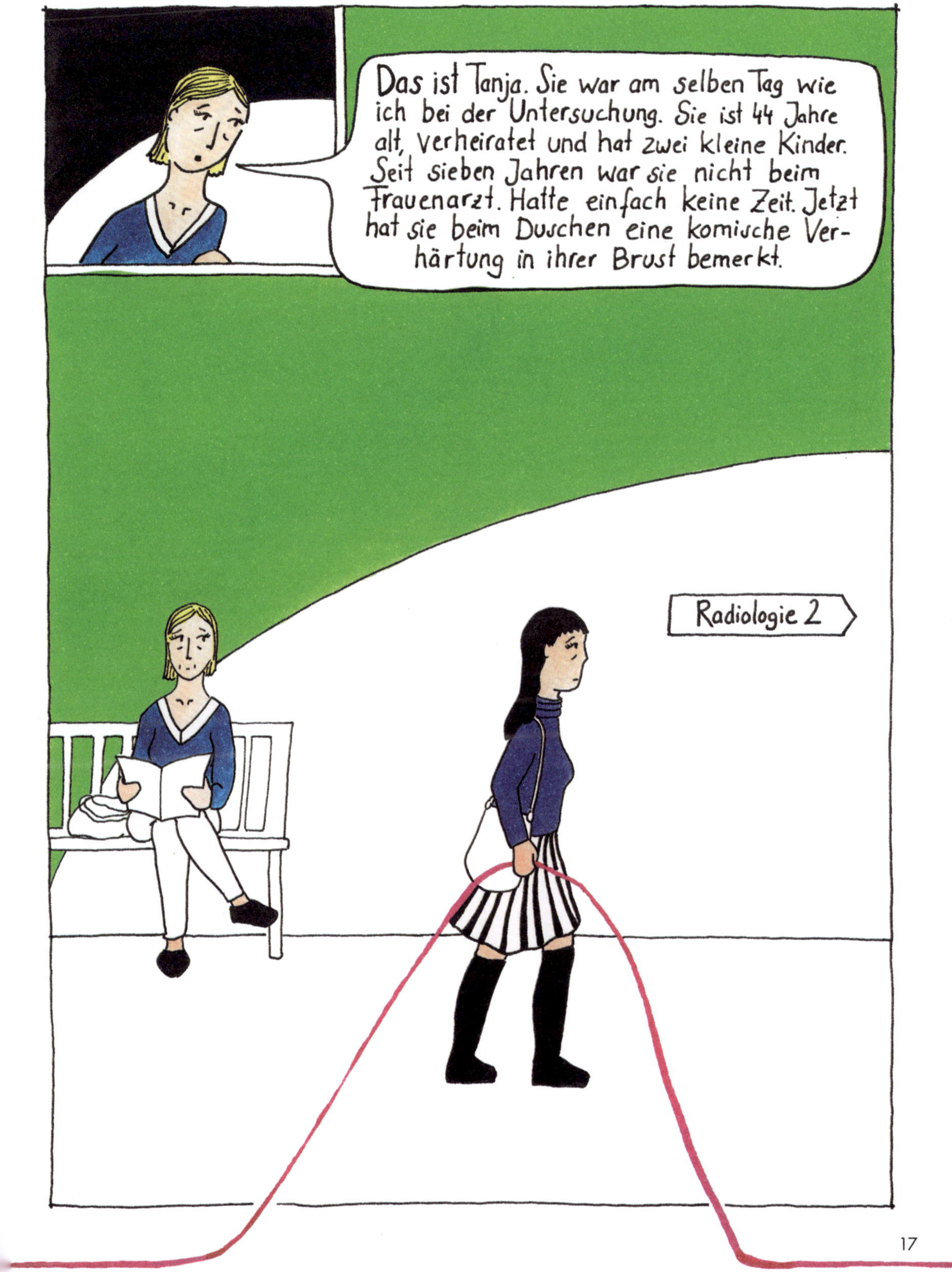
Das ist Tanja. Sie war am selben Tag wie ich bei der Untersuchung. Sie ist 44 Jahre alt, verheiratet und hat zwei kleine Kinder. Seit sieben Jahren war sie nicht beim Frauenarzt. Hatte einfach keine Zeit. Jetzt hat sie beim Duschen eine komische Verhärtung in ihrer Brust bemerkt.
Radiologie 2

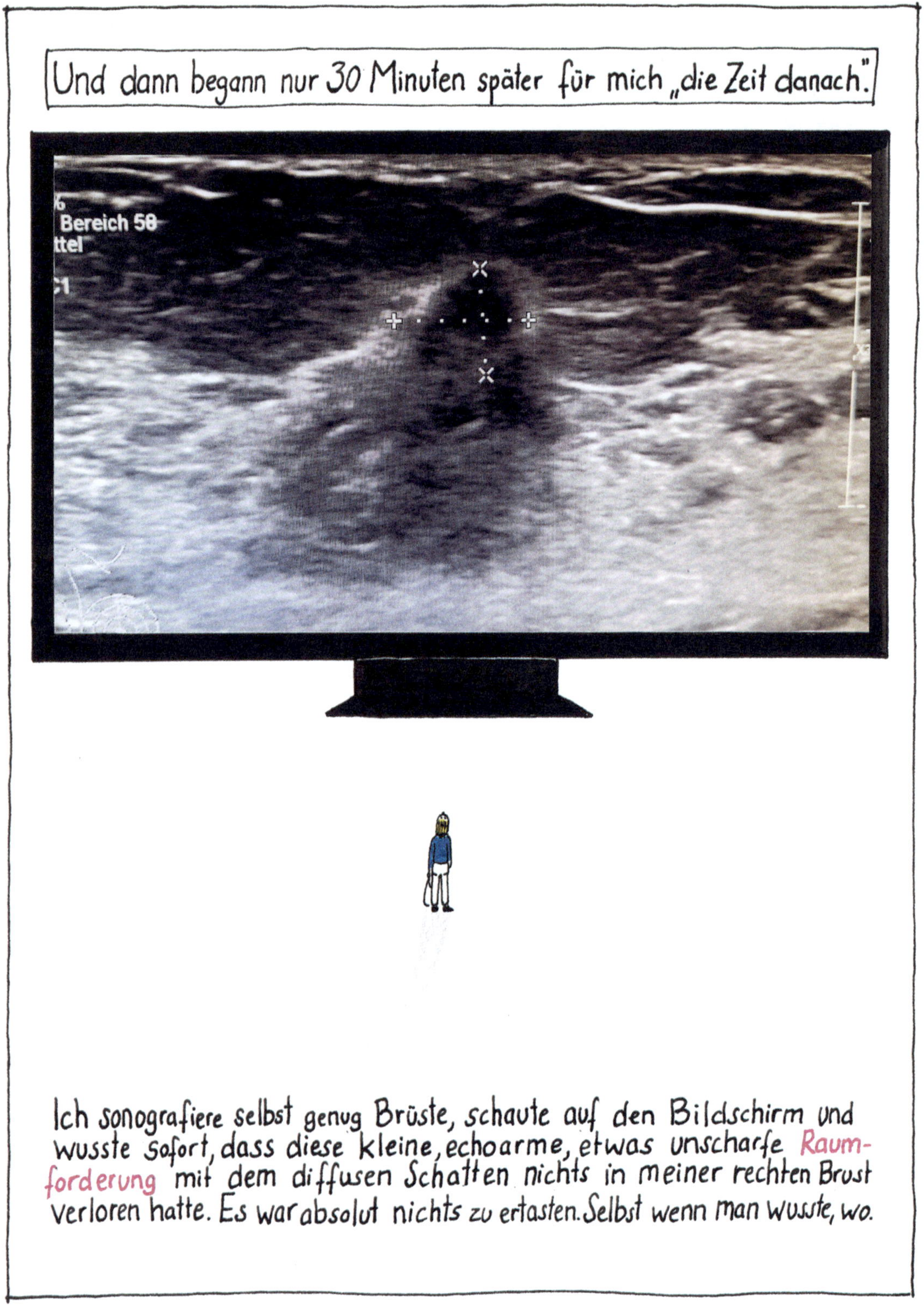
Und dann begann nur 30 Minuten später für mich „die Zeit danach".
Bereich 58
Ich sonografiere selbst genug Brüste, schaute auf den Bildschirm und wusste sofort, dass diese kleine, echoarme, etwas unscharfe Raumforderung mit dem diffusen Schatten nichts in meiner rechten Brust verloren hatte. Es war absolut nichts zu ertasten. Selbst wenn man wusste, wo.

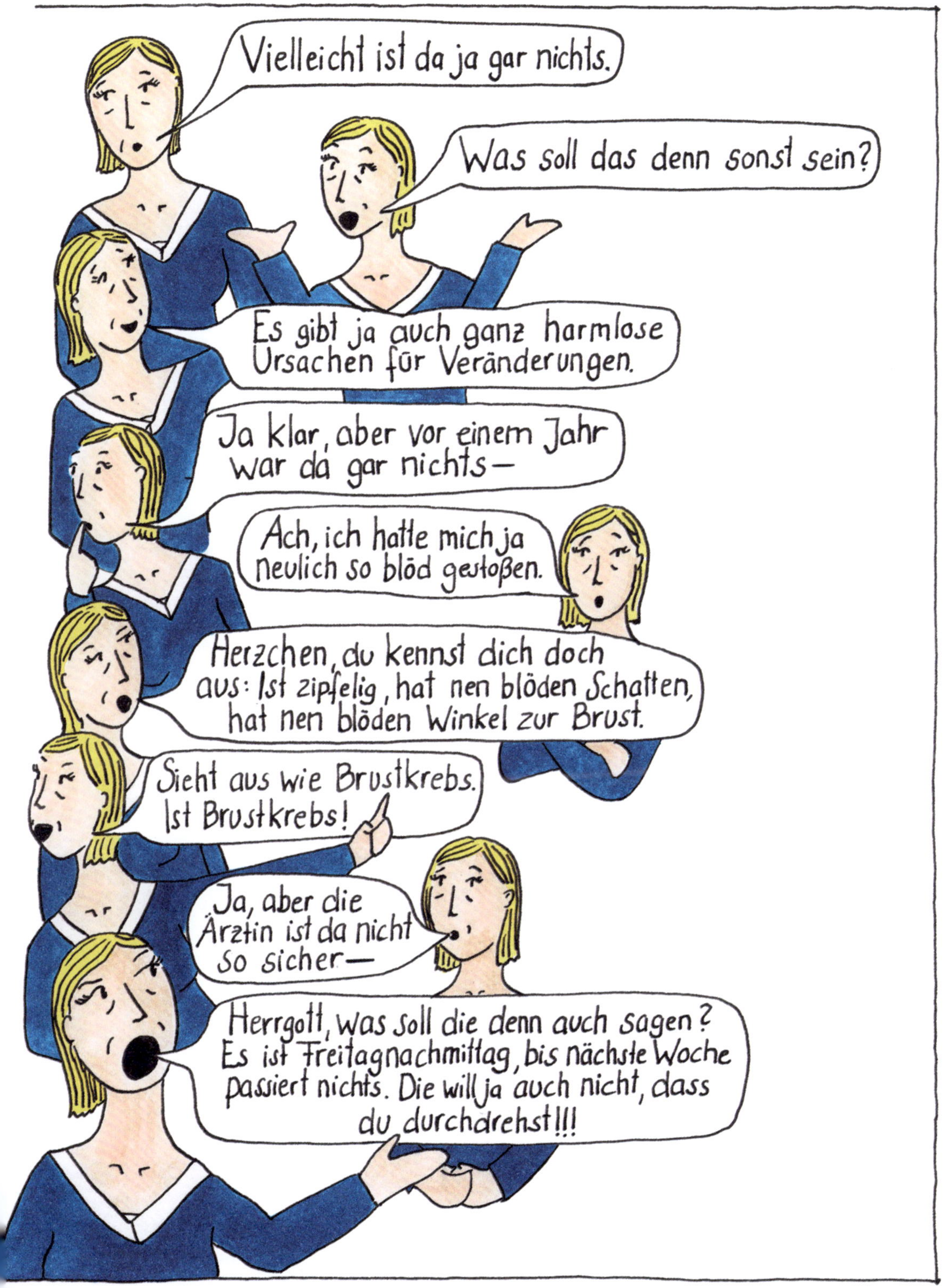
Vielleicht ist da ja gar nichts.
Was soll das denn sonst sein?
Es gibt ja auch ganz harmlose Ursachen für Veränderungen.
Ja klar, aber vor einem Jahr war da gar nichts–
Ach, ich hatte mich ja neulich so blöd gestoßen.
Herzchen, du kennst dich doch aus: Ist zipfelig, hat nen blöden Schatten, hat nen blöden Winkel zur Brust.
Sieht aus wie Brustkrebs. Ist Brustkrebs!
Ja, aber die Ärztin ist da nicht so sicher–
Herrgott, was soll die denn auch sagen? Es ist Freitagnachmittag, bis nächste Woche passiert nichts. Die will ja auch nicht, dass du durchdrehst!!!

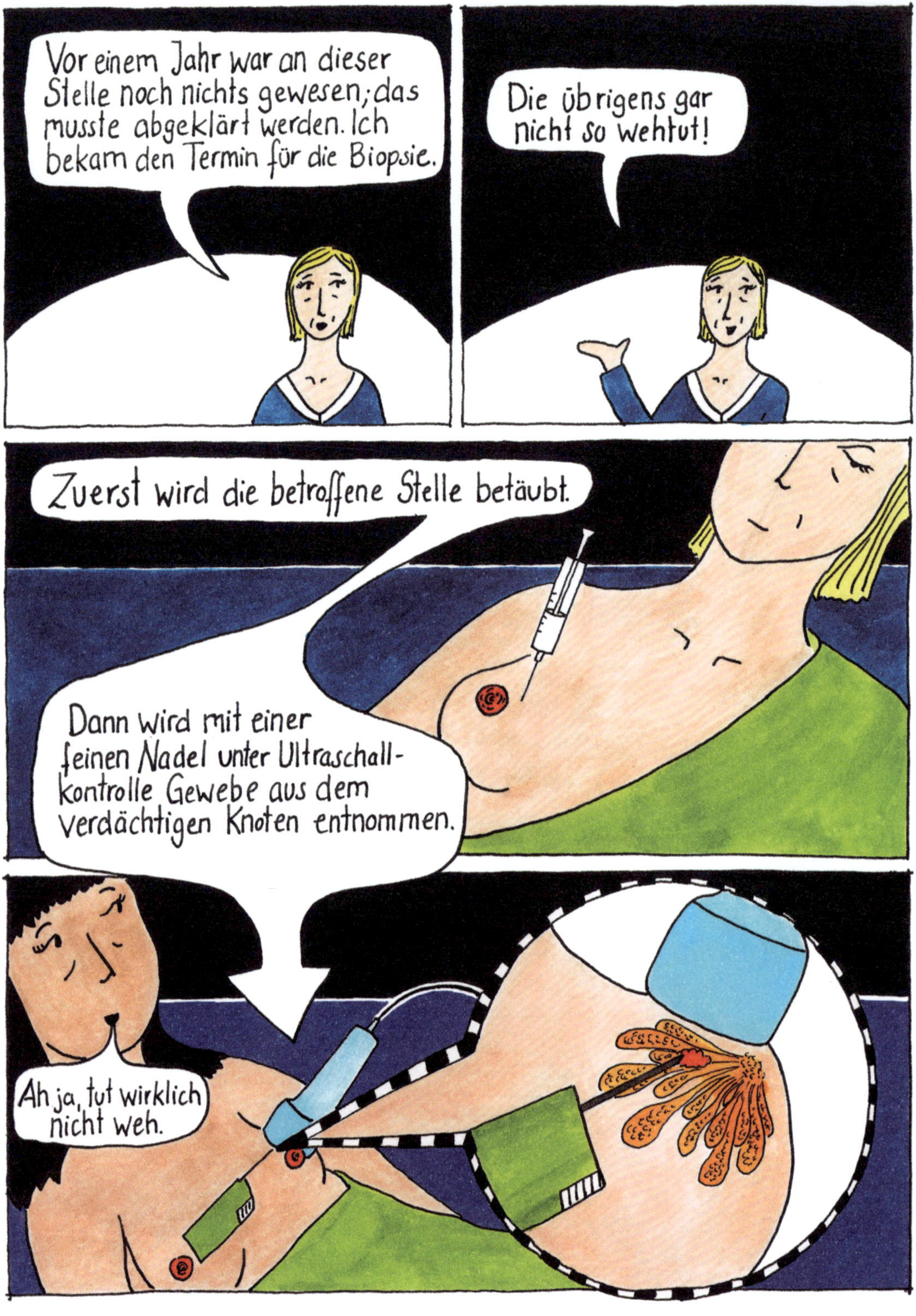
Vor einem Jahr war an dieser Stelle noch nichts gewesen; das musste abgeklärt werden. Ich bekam den Termin für die Biopsie.
Die übrigens gar nicht so wehtut!
Zuerst wird die betroffene Stelle betäubt.
Dann wird mit einer feinen Nadel unter Ultraschall-kontrolle Gewebe aus dem verdächtigen Knoten entnommen.
Ah ja, tut wirklich nicht weh.

Biopsie

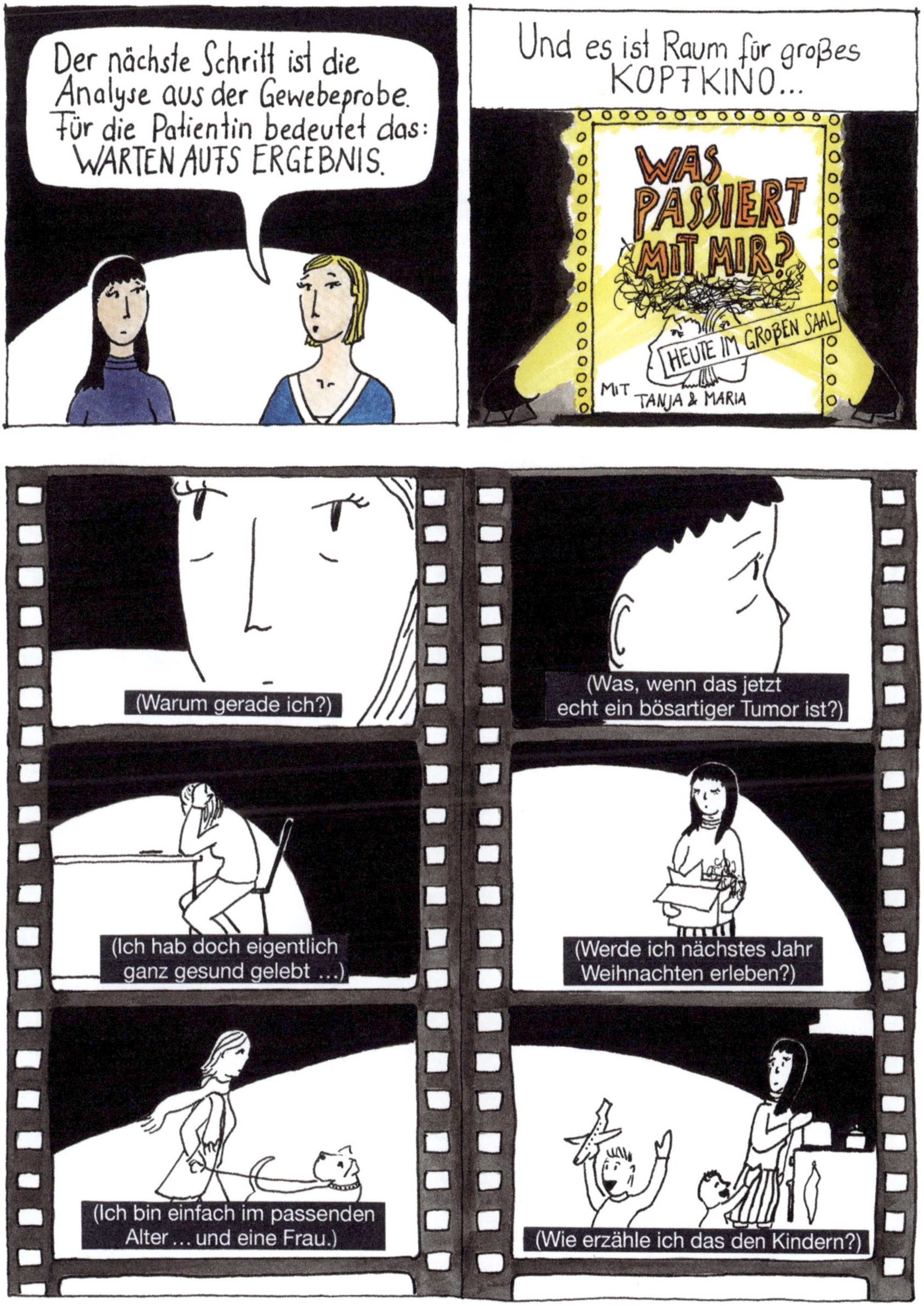
Der nächste Schritt ist die Analyse aus der Gewebeprobe. Für die Patientin bedeutet das: WARTEN AUFS ERGEBNIS.
Und es ist Raum für großes KOPFKINO…
WAS PASSIERT MIT MIR?
HEUTE IM GROßEN SAAL
MIT TANJA & MARIA
(Warum gerade ich?)
(Was, wenn das jetzt echt ein bösartiger Tumor ist?)
(Ich hab doch eigentlich ganz gesund gelebt …)
(Werde ich nächstes Jahr Weihnachten erleben?)
(Ich bin einfach im passenden Alter … und eine Frau.)
(Wie erzähle ich das den Kindern?)

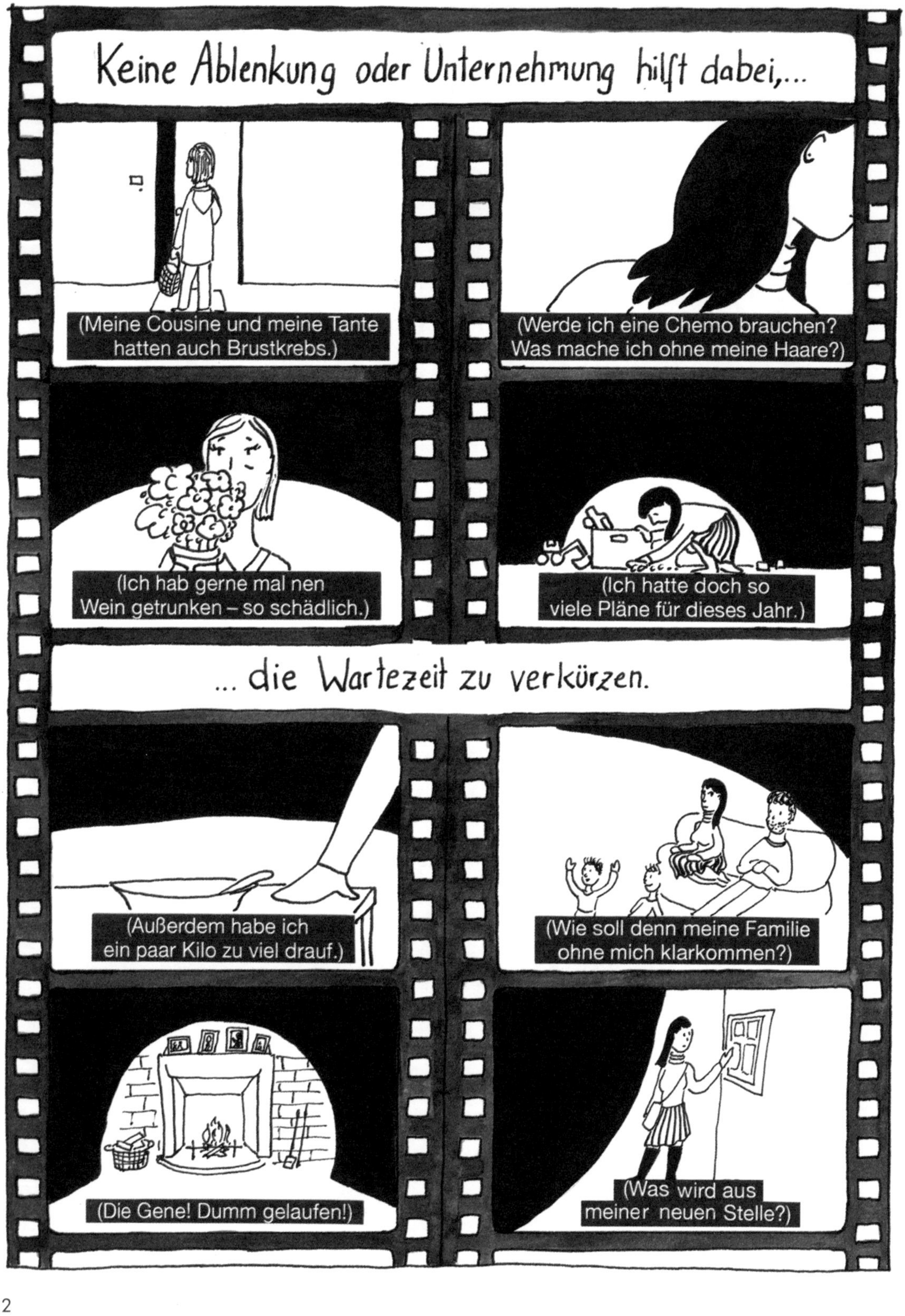
Keine Ablenkung oder Unternehmung hilft dabei,...
(Meine Cousine und meine Tante hatten auch Brustkrebs.)
(Werde ich eine Chemo brauchen? Was mache ich ohne meine Haare?)
(Ich hab gerne mal nen Wein getrunken – so schädlich.)
(Ich hatte doch so viele Pläne für dieses Jahr.)
... die Wartezeit zu verkürzen.
(Außerdem habe ich ein paar Kilo zu viel drauf.)
(Wie soll denn meine Familie ohne mich klarkommen?)
(Die Gene! Dumm gelaufen!)
(Was wird aus meiner neuen Stelle?)

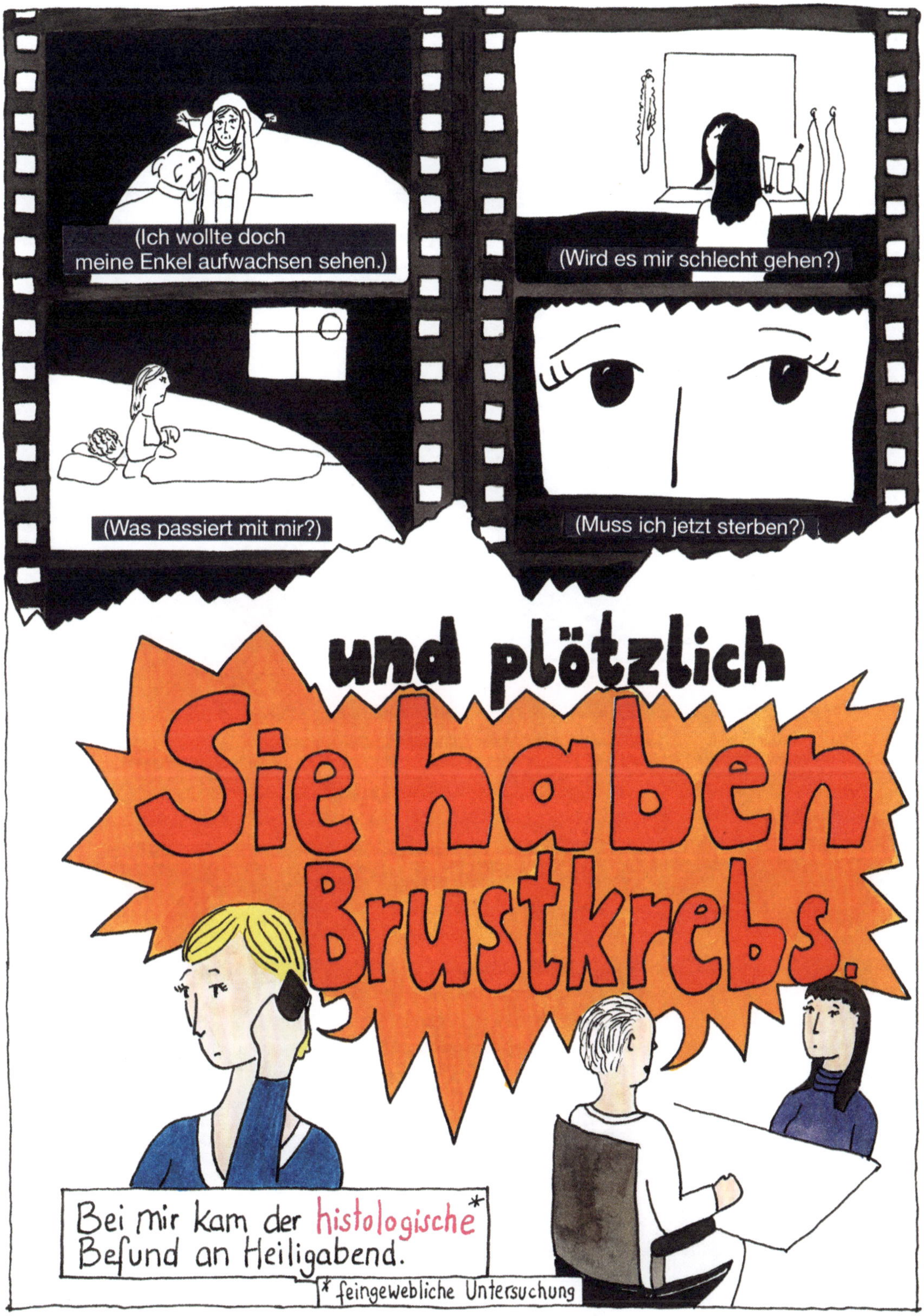
(Ich wollte doch meine Enkel aufwachsen sehen.)
(Wird es mir schlecht gehen?)
(Was passiert mit mir?)
(Muss ich jetzt sterben?)
und plötzlich
Sie haben Brustkrebs.
Bei mir kam der histologische* Befund an Heiligabend.
* feingewebliche Untersuchung

Diagnose

Ich hatte das Ergebnis geahnt, aber meine erste Reaktion war Fassungslosigkeit. Wie konnte mir mein Körper das nur antun? Ohne Vorwarnung, ohne Hinweis. Das war Hochverrat!!! Die vielen Jahre, in denen ich mich gut gefühlt habe, während in mir ein Tumor wächst. Mein Körper brütet eine lebensbedrohliche Erkrankung aus. Ich habe mich gefühlt, als hätte mein eigener Körper ein Doppelleben geführt. Ich lebte in dem Glauben, wir seien im Einklang, dabei war er längst mit etwas anderem beschäftigt. Etwas, das mich bedroht.

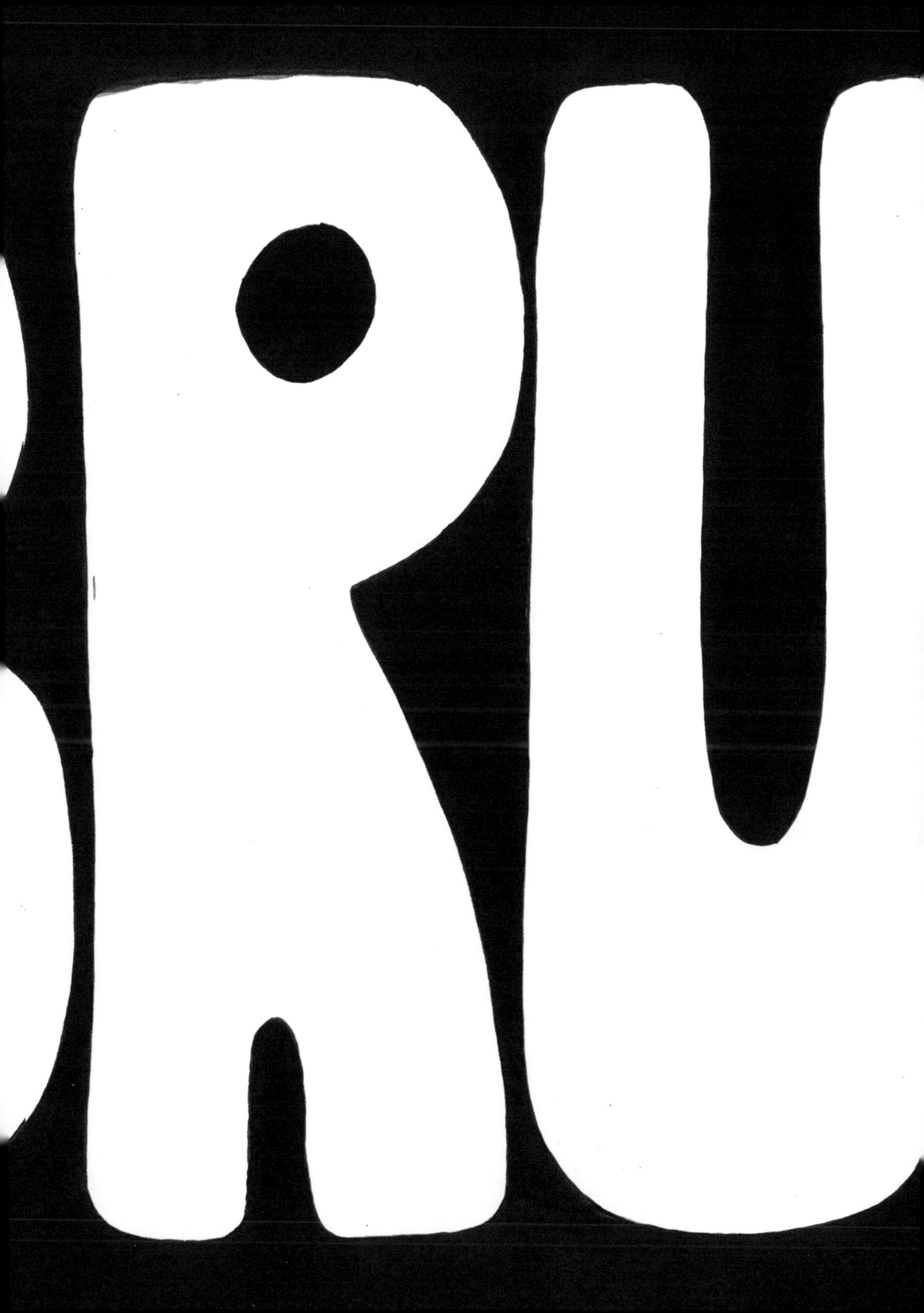
RU

ST

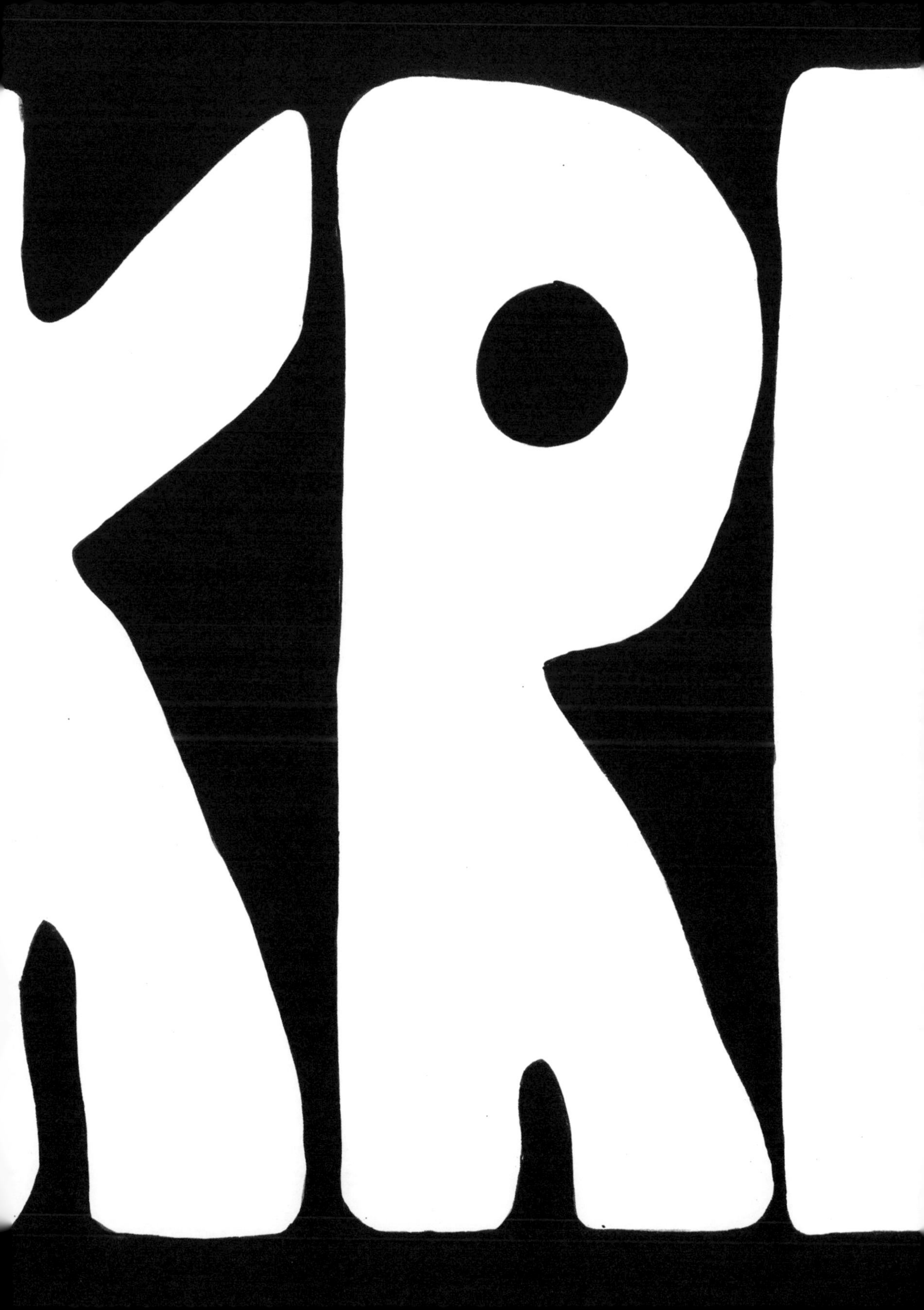

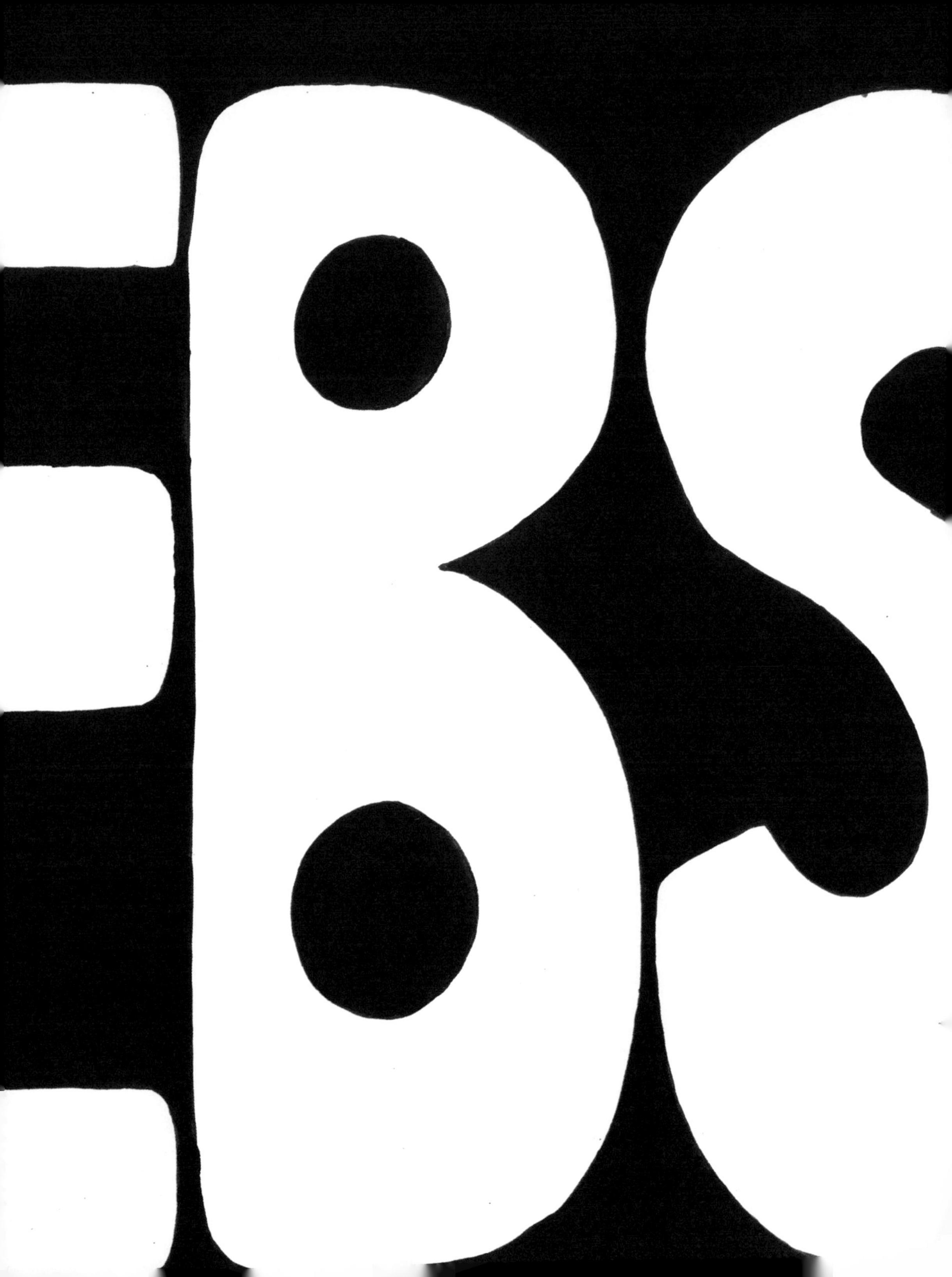

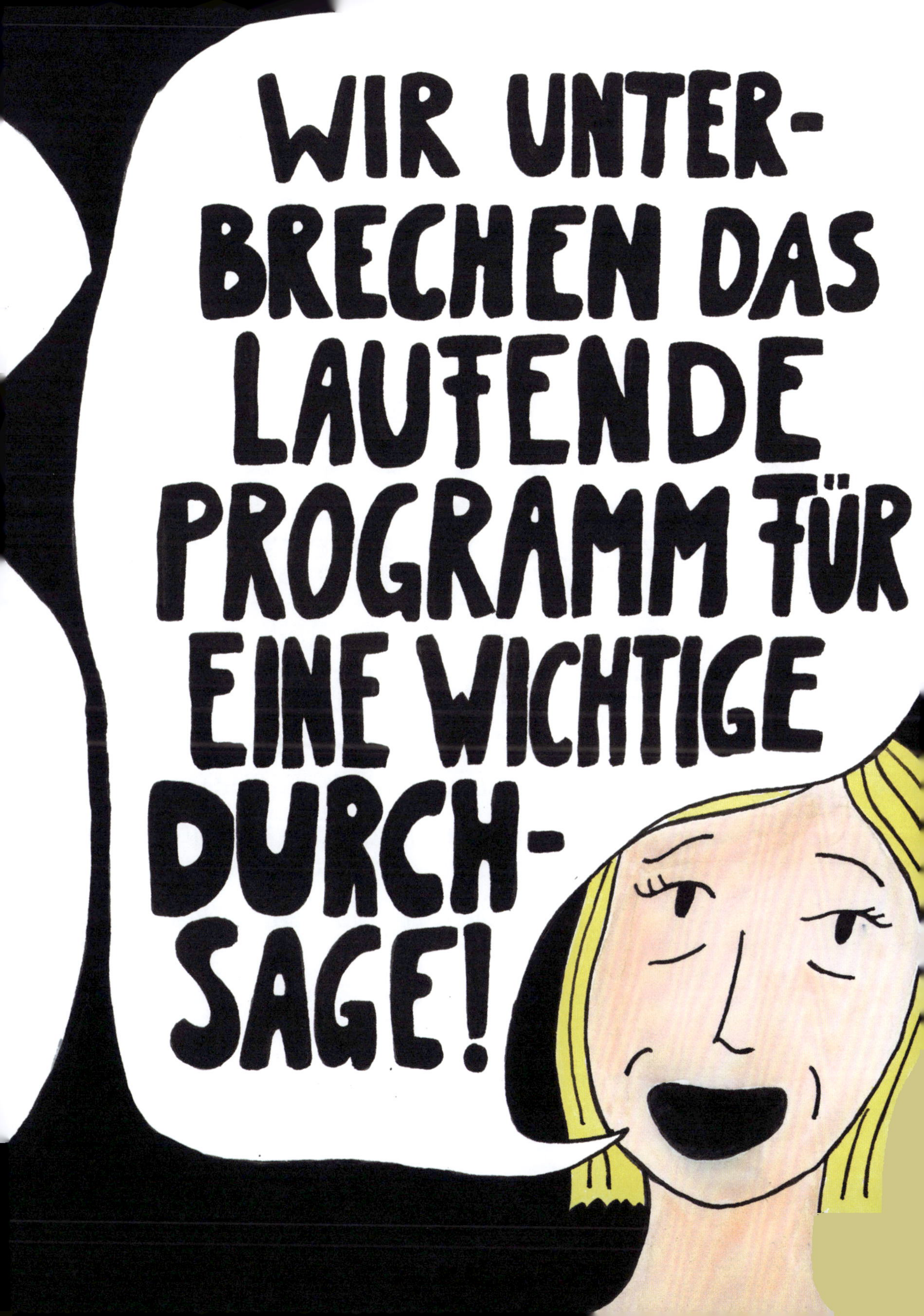
WIR UNTER-BRECHEN DAS LAUFENDE PROGRAMM FÜR EINE WICHTIGE DURCH-SAGE!

BRUST

Brustkrebs ist in erster Linie Pech. Oder Schicksal. Wenn man ihn hat,

BRUSTKREBS

Schau nach vorn! Kümmere dich um dich, geh das Problem an und ergreife

RUSTKREBSBRUSTKREBS

jede*r dafür Verständnis. Du hast nichts zu verlieren. Verbann alles aus deinem

BUSTKREBSBRUSTKREBSBRUSTKREBSBR

du noch nie mochtest, Menschen, die deine Energie rücksichtslos anzapfen.

BSBRUSTKREBS BRUSTKREBS BRUSTKREBS BRUSTKREBS BRUSTKREBS BRUSTKREBSBRU

eine Reise, einen Tanzkurs, geh wandern, mach Yoga, kauf dir einen Hamster

BSBRUSTKREBS BRUSTKREBS BRUSTKREBS BRUSTKREBS BRUSTKREBS BRUSTKREBS BRUSTKREBS BRUSTKREBS BR

zu sein, klär die Fronten, sprich Dinge an, die dich stören und ändere sie

ab jetzt sogar besser? Versuche, dich im Jetzt zu verankern. Ein anderes Dasein gibt es nicht. Denk nicht über gestern oder morgen nach. Beweg dich in kleinen Schritten durch alles, was da kommt.

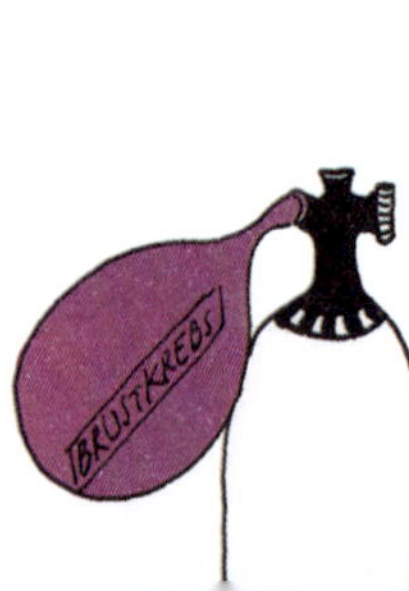

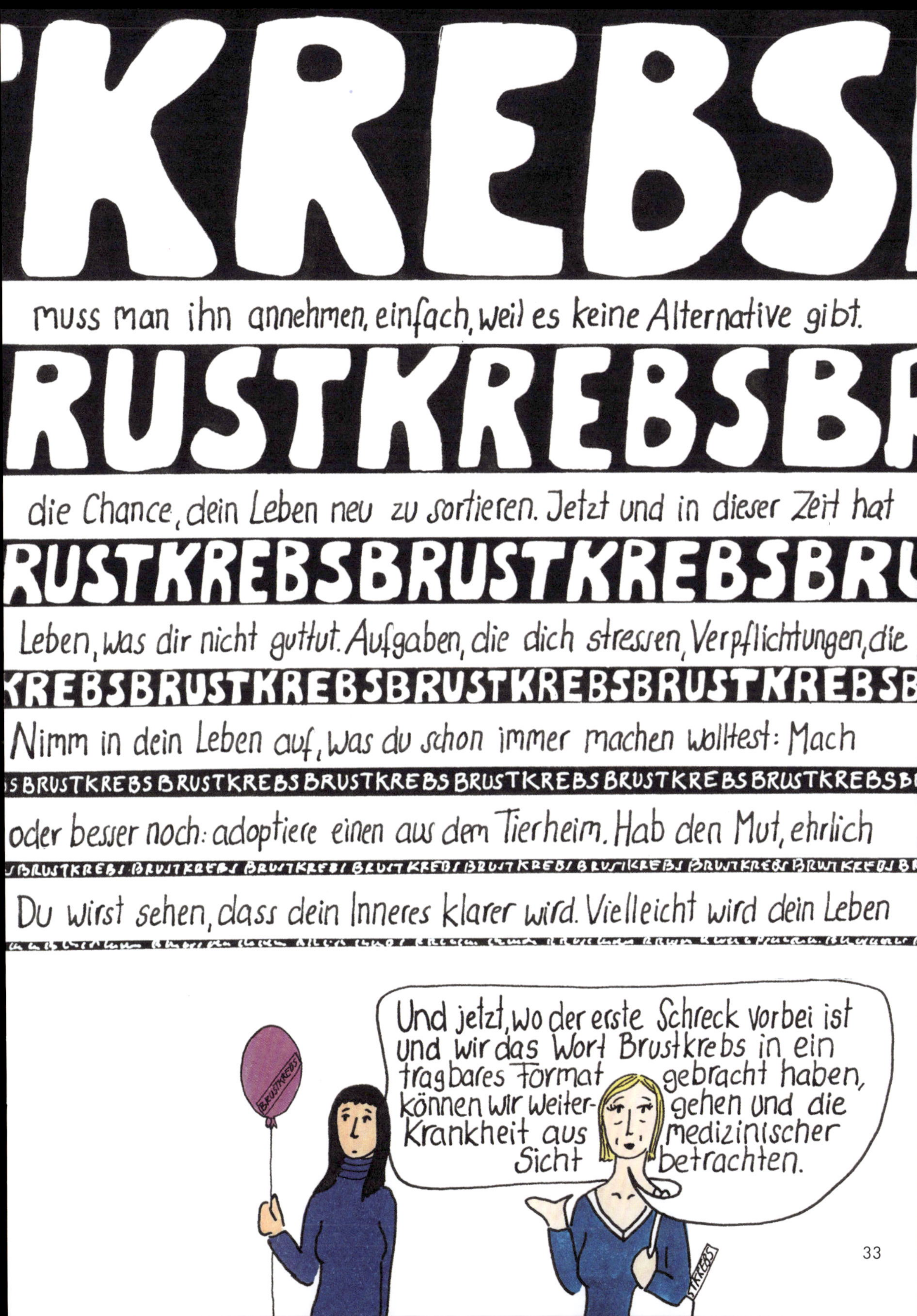
KREBS
muss man ihn annehmen, einfach, weil es keine Alternative gibt.
RUSTKREBSB
die Chance, dein Leben neu zu sortieren. Jetzt und in dieser Zeit hat
RUSTKREBSBRUSTKREBSBRU
Leben, was dir nicht guttut. Aufgaben, die dich stressen, Verpflichtungen, die
KREBSBRUSTKREBSBRUSTKREBSBRUSTKREBSB
Nimm in dein Leben auf, was du schon immer machen wolltest: Mach
SBRUSTKREBS BRUSTKREBS BRUSTKREBS BRUSTKREBS BRUSTKREBS BRUSTKREBSBR
oder besser noch: adoptiere einen aus dem Tierheim. Hab den Mut, ehrlich
Du wirst sehen, dass dein Inneres klarer wird. Vielleicht wird dein Leben
BRUSTKREBS
Und jetzt, wo der erste Schreck vorbei ist und wir das Wort Brustkrebs in ein tragbares Format gebracht haben, können wir weitergehen und die Krankheit aus medizinischer Sicht betrachten.
BRUSTKREBS

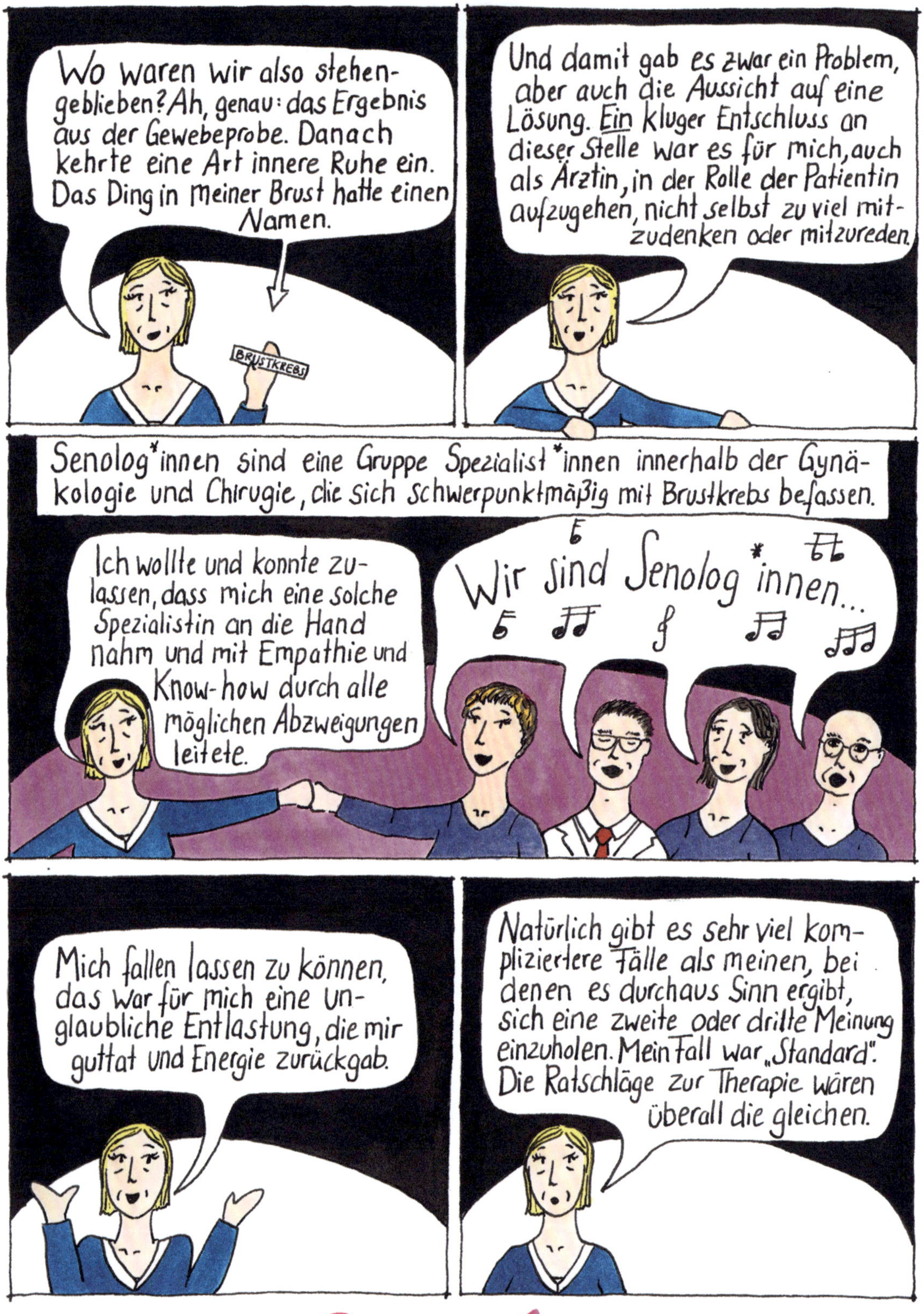
Wo waren wir also stehengeblieben? Ah, genau: das Ergebnis aus der Gewebeprobe. Danach kehrte eine Art innere Ruhe ein. Das Ding in meiner Brust hatte einen Namen.
BRUSTKREBS
Und damit gab es zwar ein Problem, aber auch die Aussicht auf eine Lösung. Ein kluger Entschluss an dieser Stelle war es für mich, auch als Ärztin, in der Rolle der Patientin aufzugehen, nicht selbst zu viel mitzudenken oder mitzureden.
Senolog*innen sind eine Gruppe Spezialist*innen innerhalb der Gynäkologie und Chirugie, die sich schwerpunktmäßig mit Brustkrebs befassen.
Ich wollte und konnte zulassen, dass mich eine solche Spezialistin an die Hand nahm und mit Empathie und Know-how durch alle möglichen Abzweigungen leitete.
Wir sind Senolog*innen...
Mich fallen lassen zu können, das war für mich eine unglaubliche Entlastung, die mir guttat und Energie zurückgab.
Natürlich gibt es sehr viel kompliziertere Fälle als meinen, bei denen es durchaus Sinn ergibt, sich eine zweite oder dritte Meinung einzuholen. Mein Fall war „Standard". Die Ratschläge zur Therapie wären überall die gleichen.

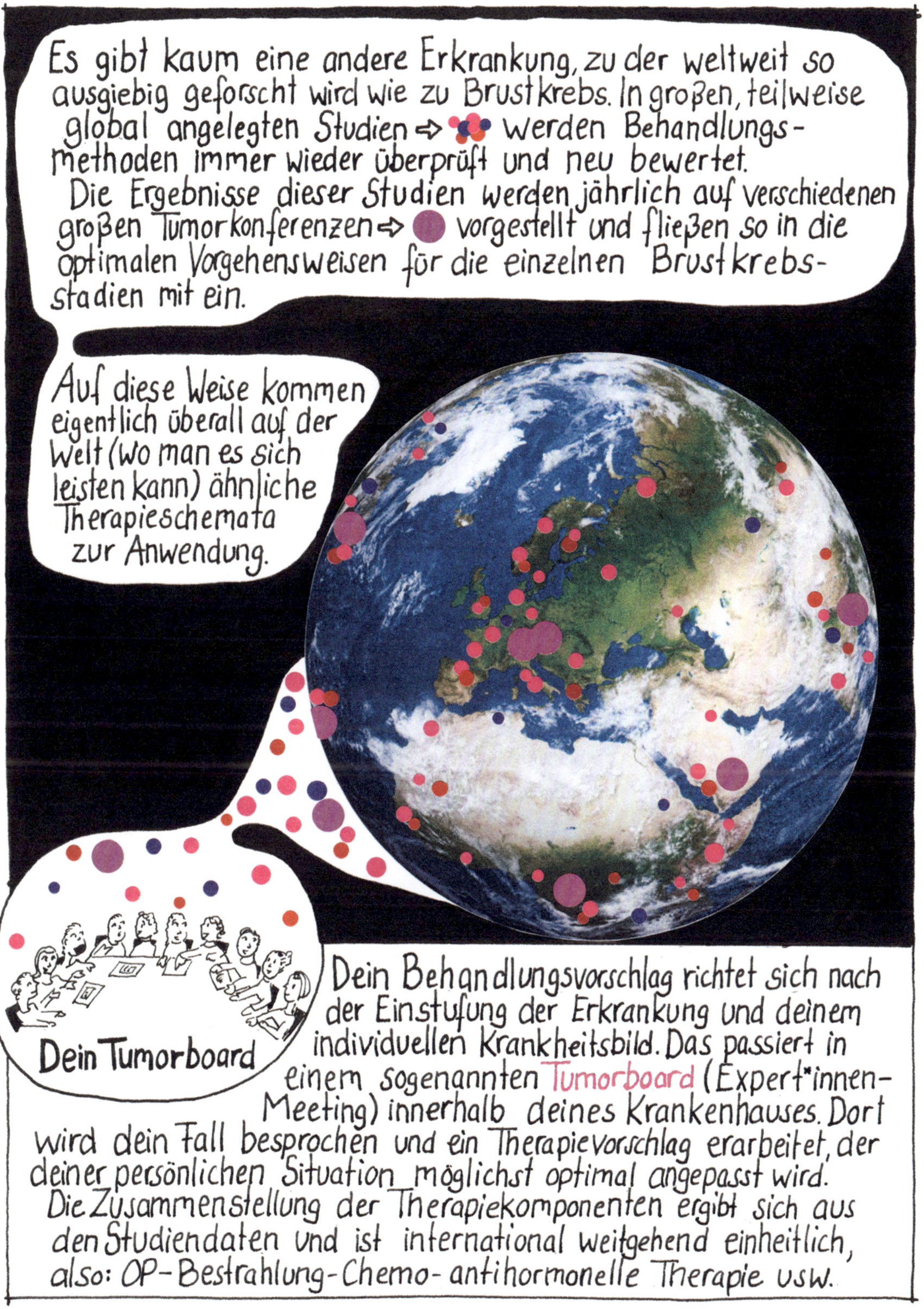
Es gibt kaum eine andere Erkrankung, zu der weltweit so ausgiebig geforscht wird wie zu Brustkrebs. In großen, teilweise global angelegten Studien ⇨ werden Behandlungsmethoden immer wieder überprüft und neu bewertet.
Die Ergebnisse dieser Studien werden jährlich auf verschiedenen großen Tumorkonferenzen ⇨ vorgestellt und fließen so in die optimalen Vorgehensweisen für die einzelnen Brustkrebsstadien mit ein.
Auf diese Weise kommen eigentlich überall auf der Welt (wo man es sich leisten kann) ähnliche Therapieschemata zur Anwendung.
Dein Tumorboard
Dein Behandlungsvorschlag richtet sich nach der Einstufung der Erkrankung und deinem individuellen Krankheitsbild. Das passiert in einem sogenannten Tumorboard (Expert*innen-Meeting) innerhalb deines Krankenhauses. Dort wird dein Fall besprochen und ein Therapievorschlag erarbeitet, der deiner persönlichen Situation möglichst optimal angepasst wird.
Die Zusammenstellung der Therapiekomponenten ergibt sich aus den Studiendaten und ist international weitgehend einheitlich, also: OP-Bestrahlung-Chemo-antihormonelle Therapie usw.

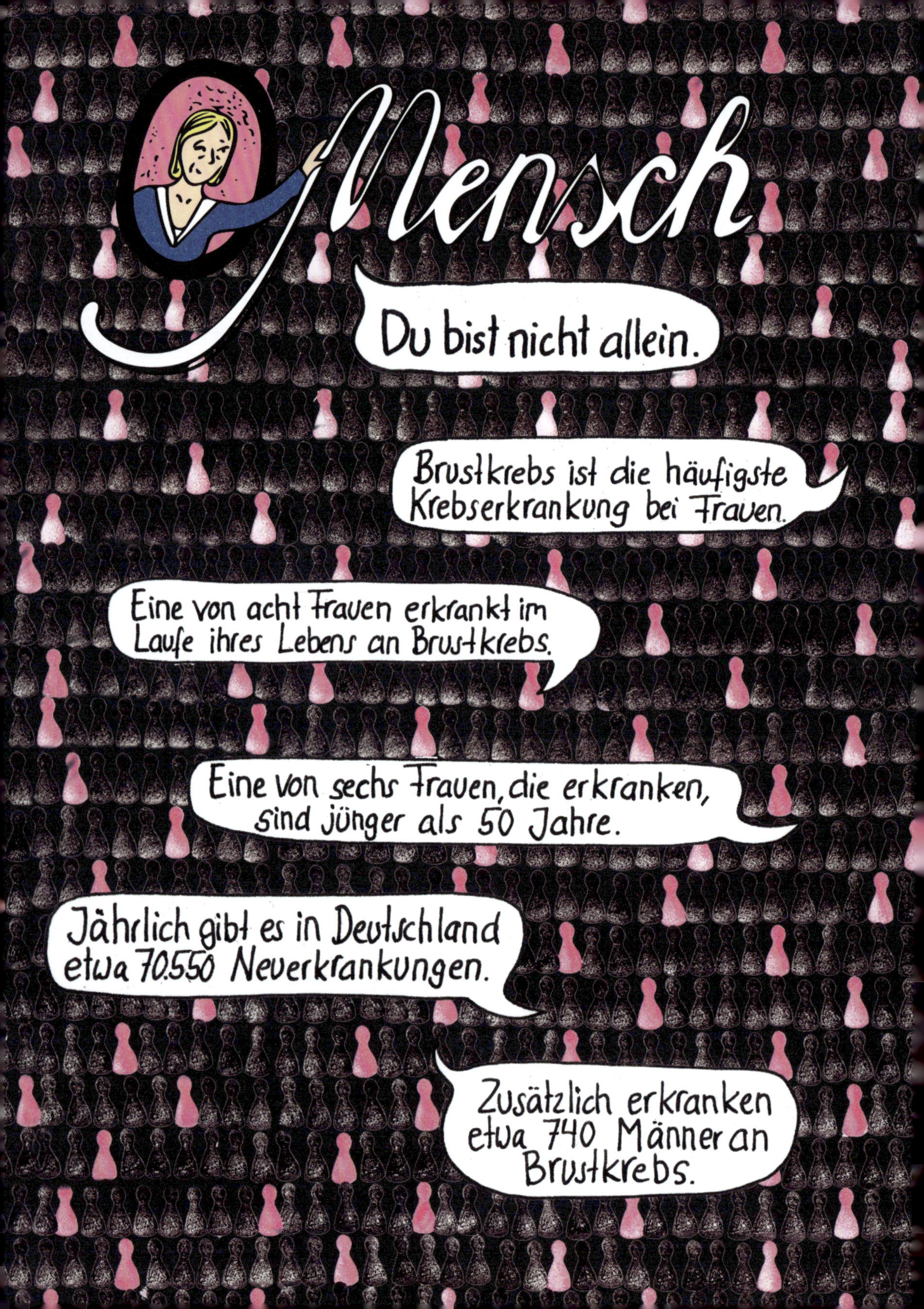
O Mensch
Du bist nicht allein.
Brustkrebs ist die häufigste Krebserkrankung bei Frauen.
Eine von acht Frauen erkrankt im Laufe ihres Lebens an Brustkrebs.
Eine von sechs Frauen, die erkranken, sind jünger als 50 Jahre.
Jährlich gibt es in Deutschland etwa 70.550 Neuerkrankungen.
Zusätzlich erkranken etwa 740 Männer an Brustkrebs.

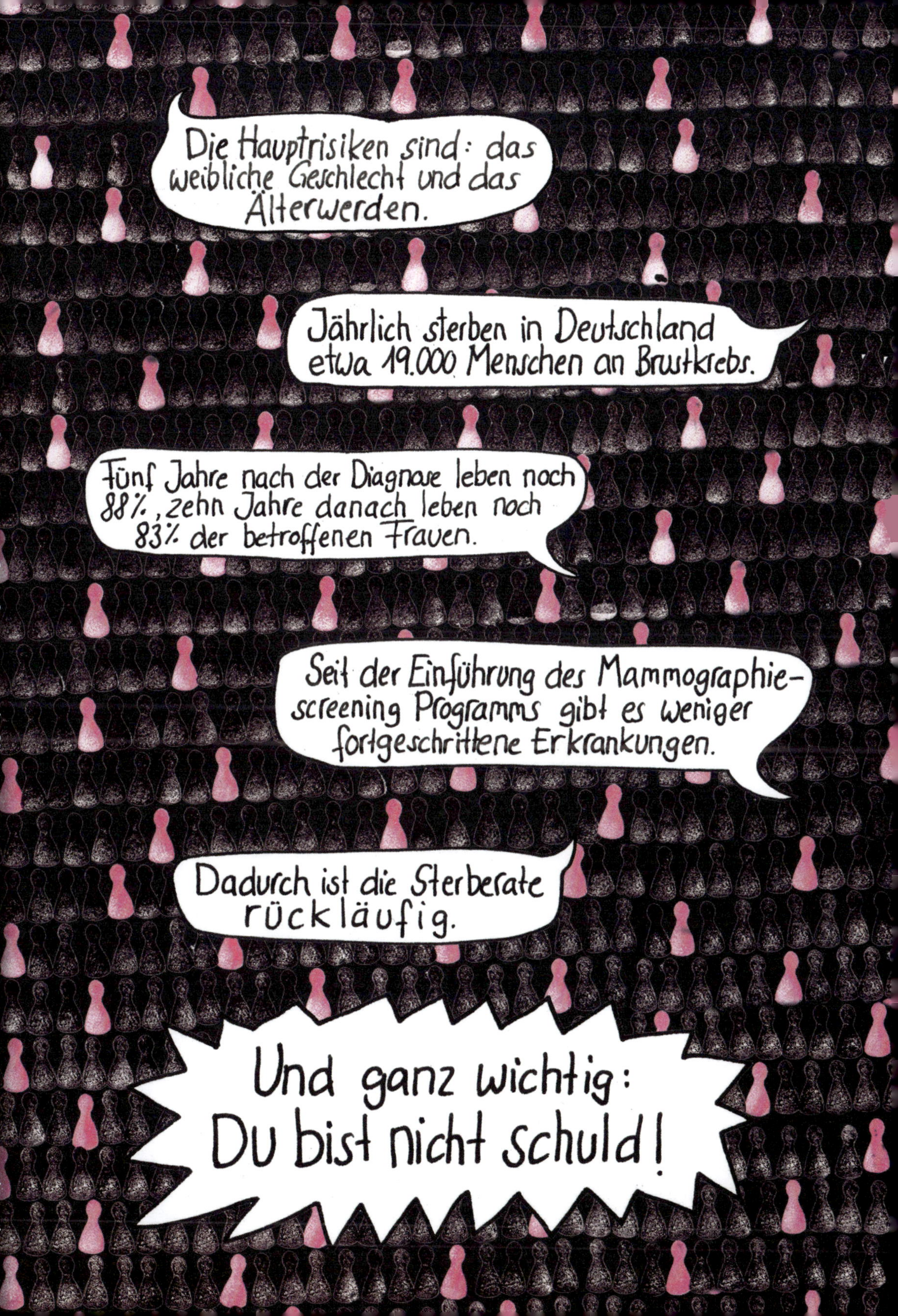
Die Hauptrisiken sind: das weibliche Geschlecht und das Älterwerden.
Jährlich sterben in Deutschland etwa 19.000 Menschen an Brustkrebs.
Fünf Jahre nach der Diagnose leben noch 88%, zehn Jahre danach leben noch 83% der betroffenen Frauen.
Seit der Einführung des Mammographie-screening Programms gibt es weniger fortgeschrittene Erkrankungen.
Dadurch ist die Sterberate rückläufig.
Und ganz wichtig: Du bist nicht schuld!

A. et al. (2025): Evaluation der Brustkrebsmortalität im deutschen Mammographie-Screening-Programm. Im Auftrag des Bundesamts für Strahlenschutz, S. 316.

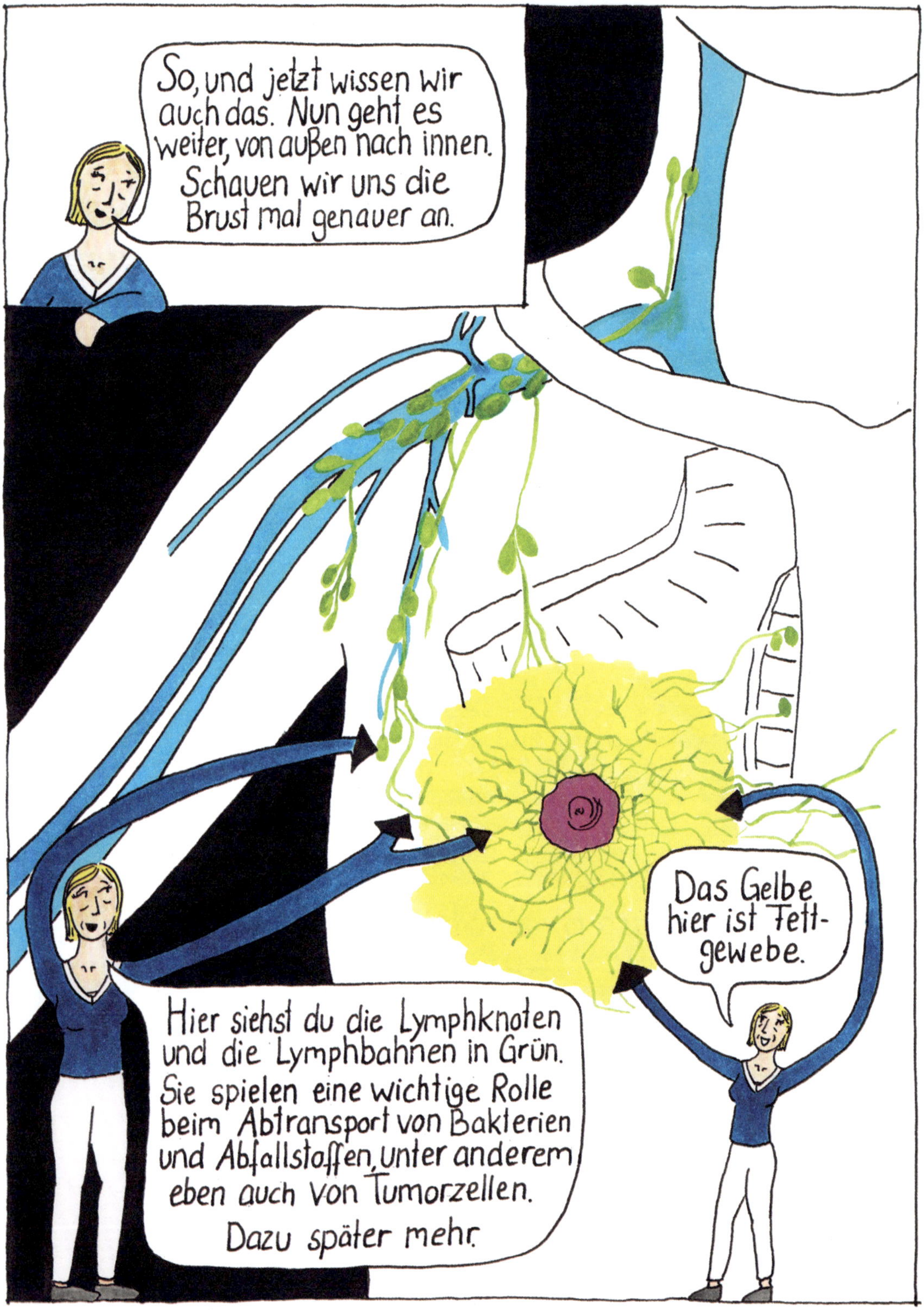
So, und jetzt wissen wir auch das. Nun geht es weiter, von außen nach innen. Schauen wir uns die Brust mal genauer an.
Das Gelbe hier ist Fettgewebe.
Hier siehst du die Lymphknoten und die Lymphbahnen in Grün. Sie spielen eine wichtige Rolle beim Abtransport von Bakterien und Abfallstoffen, unter anderem eben auch von Tumorzellen.
Dazu später mehr.

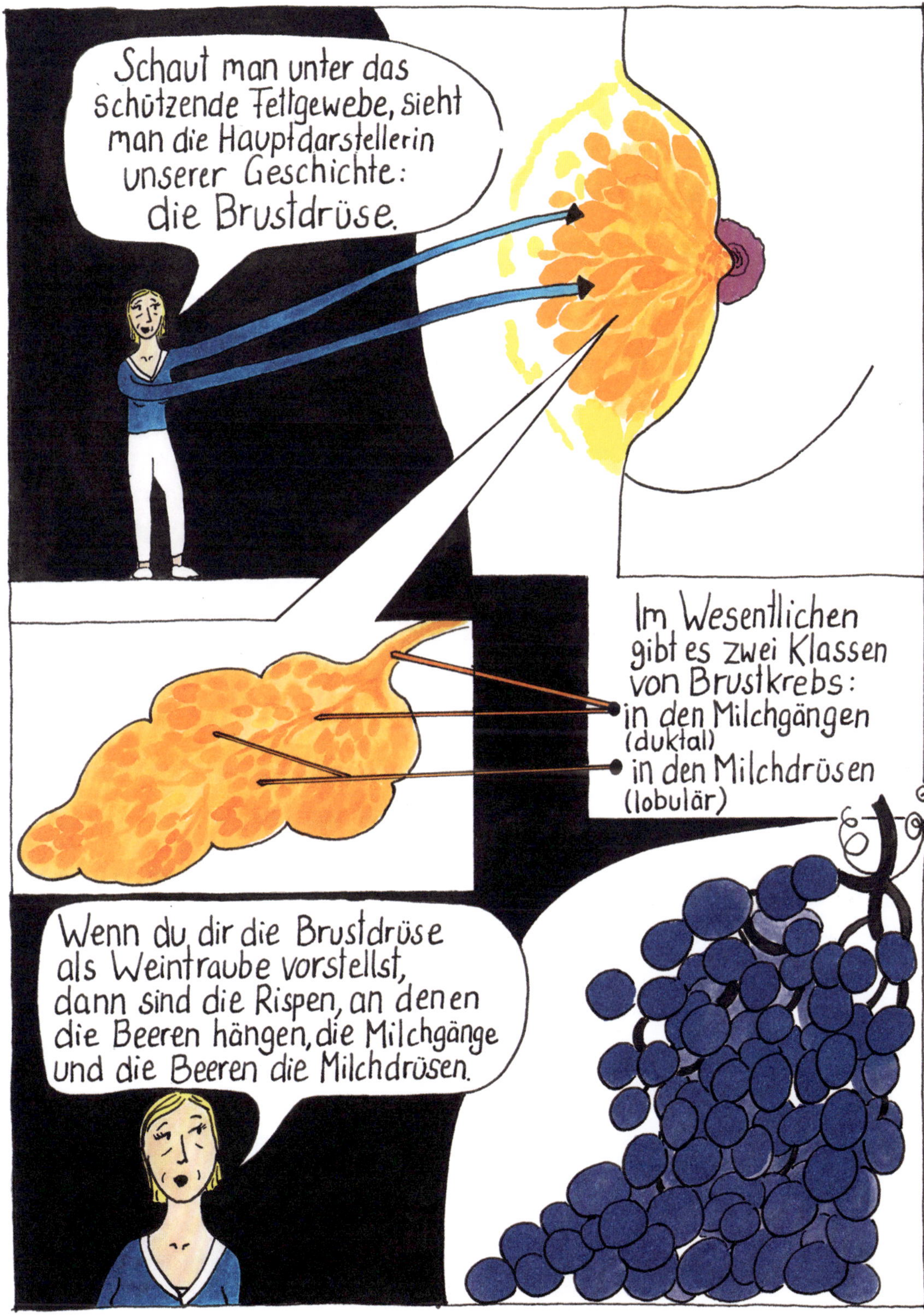

Schaut man unter das schützende Fettgewebe, sieht man die Hauptdarstellerin unserer Geschichte: die Brustdrüse.
Im Wesentlichen gibt es zwei Klassen von Brustkrebs:
in den Milchgängen (duktal)
in den Milchdrüsen (lobulär)
Wenn du dir die Brustdrüse als Weintraube vorstellst, dann sind die Rispen, an denen die Beeren hängen, die Milchgänge und die Beeren die Milchdrüsen.

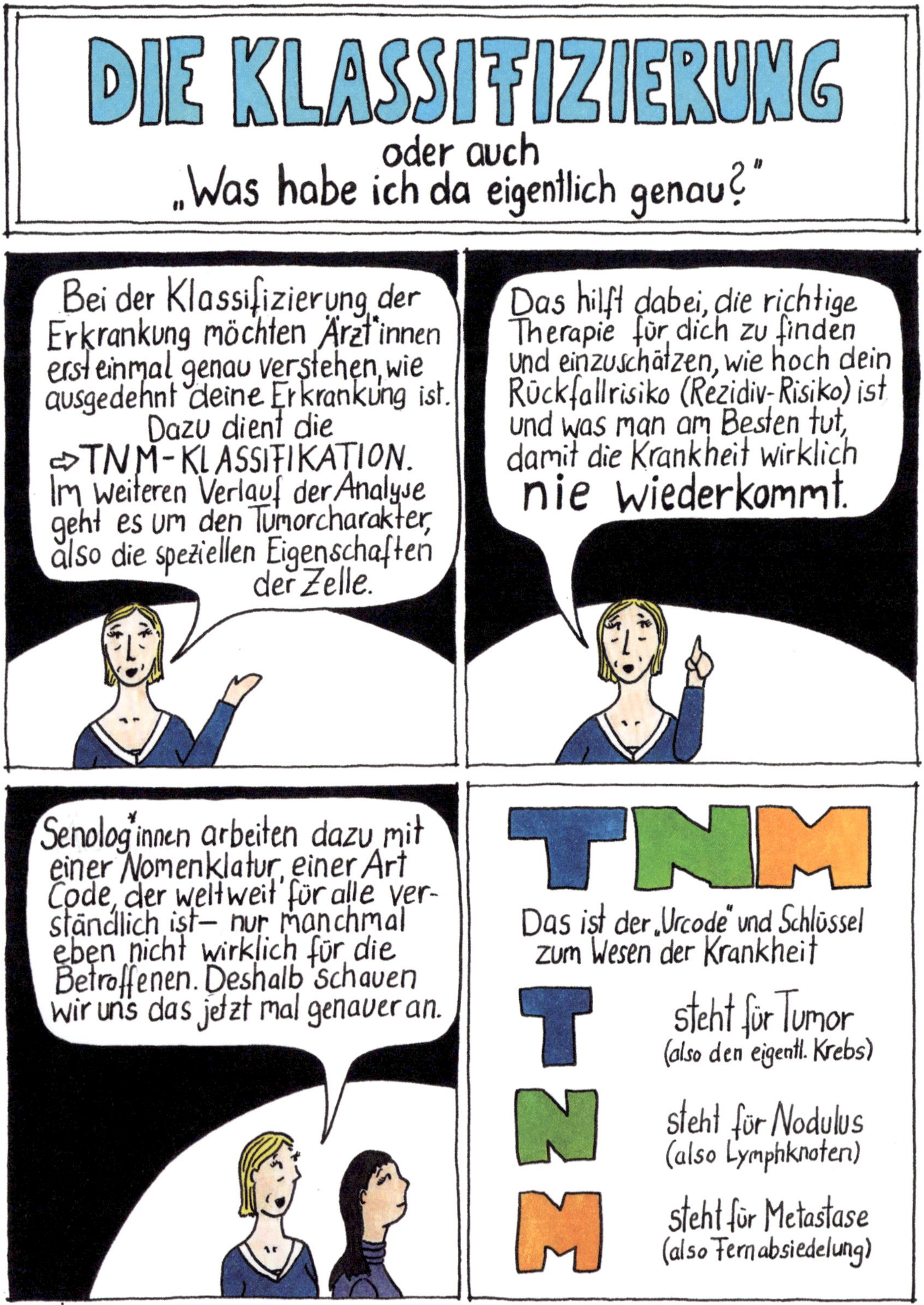
DIE KLASSIFIZIERUNG
oder auch
„Was habe ich da eigentlich genau?"
Bei der Klassifizierung der Erkrankung möchten Ärzt*innen erst einmal genau verstehen, wie ausgedehnt deine Erkrankung ist. Dazu dient die ⇨TNM-KLASSIFIKATION. Im weiteren Verlauf der Analyse geht es um den Tumorcharakter, also die speziellen Eigenschaften der Zelle.
Das hilft dabei, die richtige Therapie für dich zu finden und einzuschätzen, wie hoch dein Rückfallrisiko (Rezidiv-Risiko) ist und was man am Besten tut, damit die Krankheit wirklich nie wiederkommt.
Senolog*innen arbeiten dazu mit einer Nomenklatur, einer Art Code, der weltweit für alle verständlich ist – nur manchmal eben nicht wirklich für die Betroffenen. Deshalb schauen wir uns das jetzt mal genauer an.
TNM
Das ist der „Urcode" und Schlüssel zum Wesen der Krankheit
T steht für Tumor (also den eigentl. Krebs)
N steht für Nodulus (also Lymphknoten)
M steht für Metastase (also Fernabsiedelung)

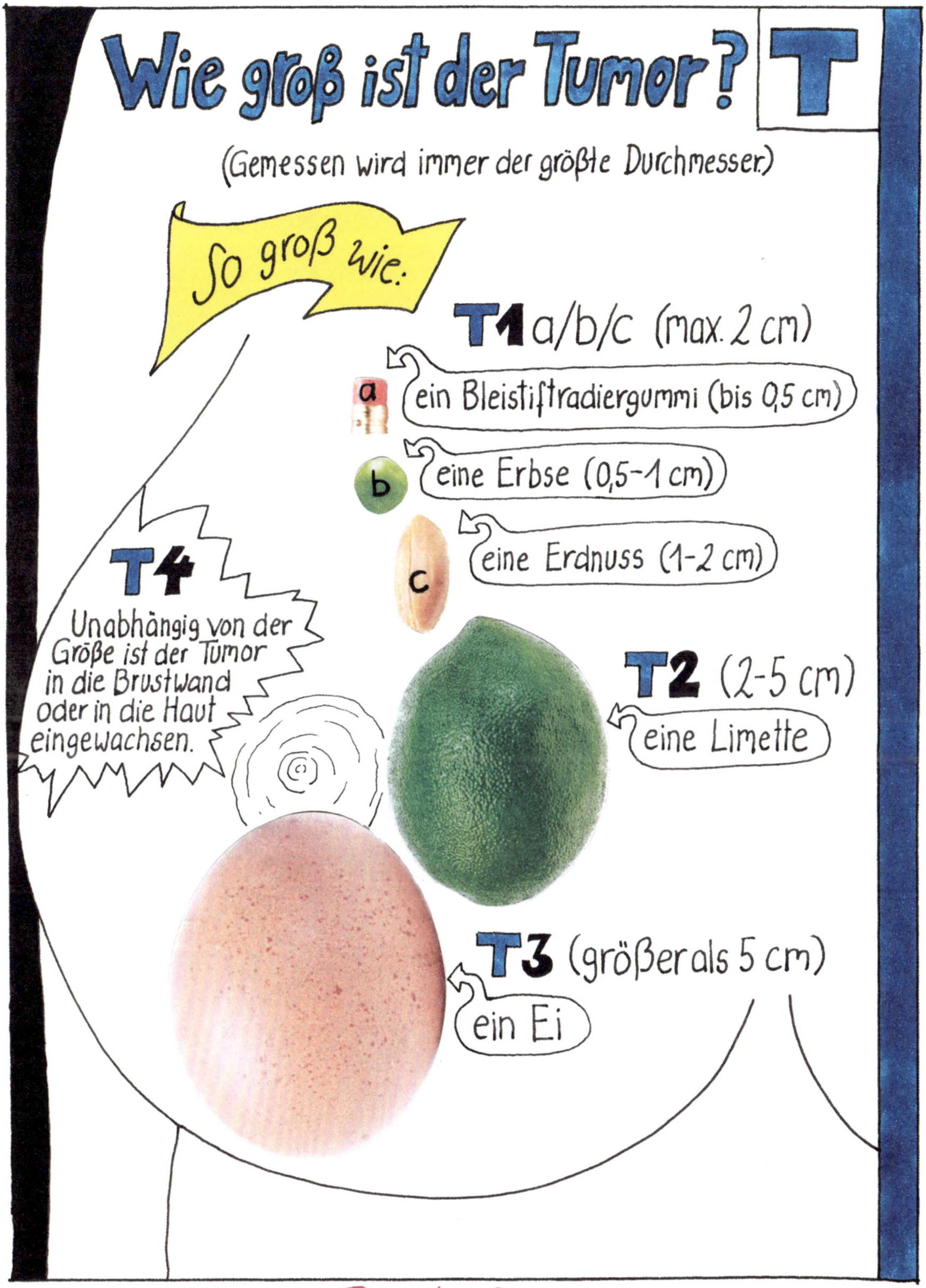
Wie groß ist der Tumor?
T
(Gemessen wird immer der größte Durchmesser.)
So groß wie:
T1 a/b/c (max. 2 cm)
a
ein Bleistiftradiergummi (bis 0,5 cm)
b
eine Erbse (0,5–1 cm)
c
eine Erdnuss (1–2 cm)
T2 (2-5 cm)
eine Limette
T3 (größer als 5 cm)
ein Ei
T4
Unabhängig von der Größe ist der Tumor in die Brustwand oder in die Haut eingewachsen.

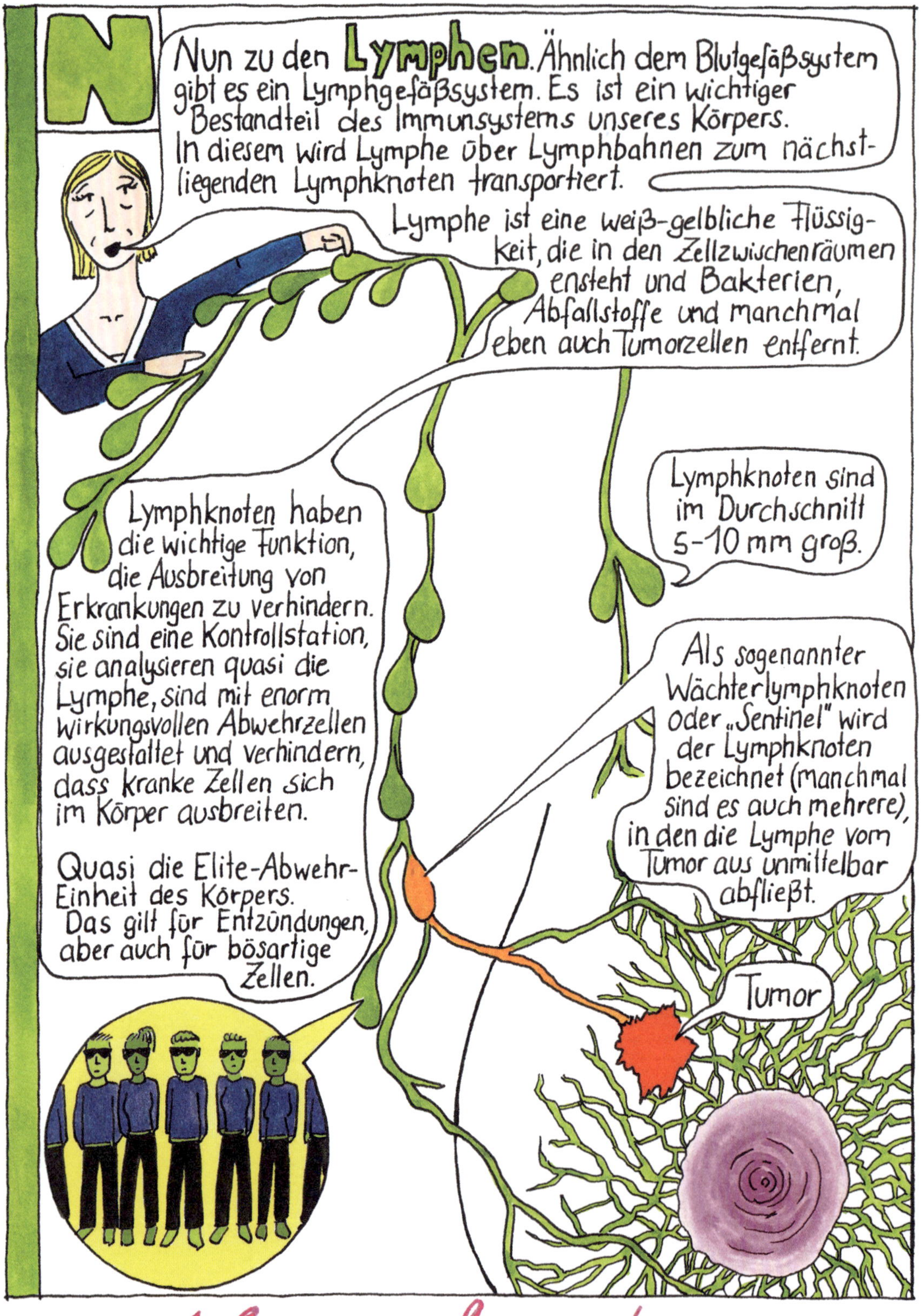
N
Nun zu den Lymphen. Ähnlich dem Blutgefäßsystem gibt es ein Lymphgefäßsystem. Es ist ein wichtiger Bestandteil des Immunsystems unseres Körpers. In diesem wird Lymphe über Lymphbahnen zum nächstliegenden Lymphknoten transportiert.
Lymphe ist eine weiß-gelbliche Flüssigkeit, die in den Zellzwischenräumen ensteht und Bakterien, Abfallstoffe und manchmal eben auch Tumorzellen entfernt.
Lymphknoten haben die wichtige Funktion, die Ausbreitung von Erkrankungen zu verhindern. Sie sind eine Kontrollstation, sie analysieren quasi die Lymphe, sind mit enorm wirkungsvollen Abwehrzellen ausgestattet und verhindern, dass kranke Zellen sich im Körper ausbreiten.
Quasi die Elite-Abwehr-Einheit des Körpers. Das gilt für Entzündungen, aber auch für bösartige Zellen.
Lymphknoten sind im Durchschnitt 5–10 mm groß.
Als sogenannter Wächterlymphknoten oder „Sentinel“ wird der Lymphknoten bezeichnet (manchmal sind es auch mehrere), in den die Lymphe vom Tumor aus unmittelbar abfließt.
Tumor

Lymphsystem

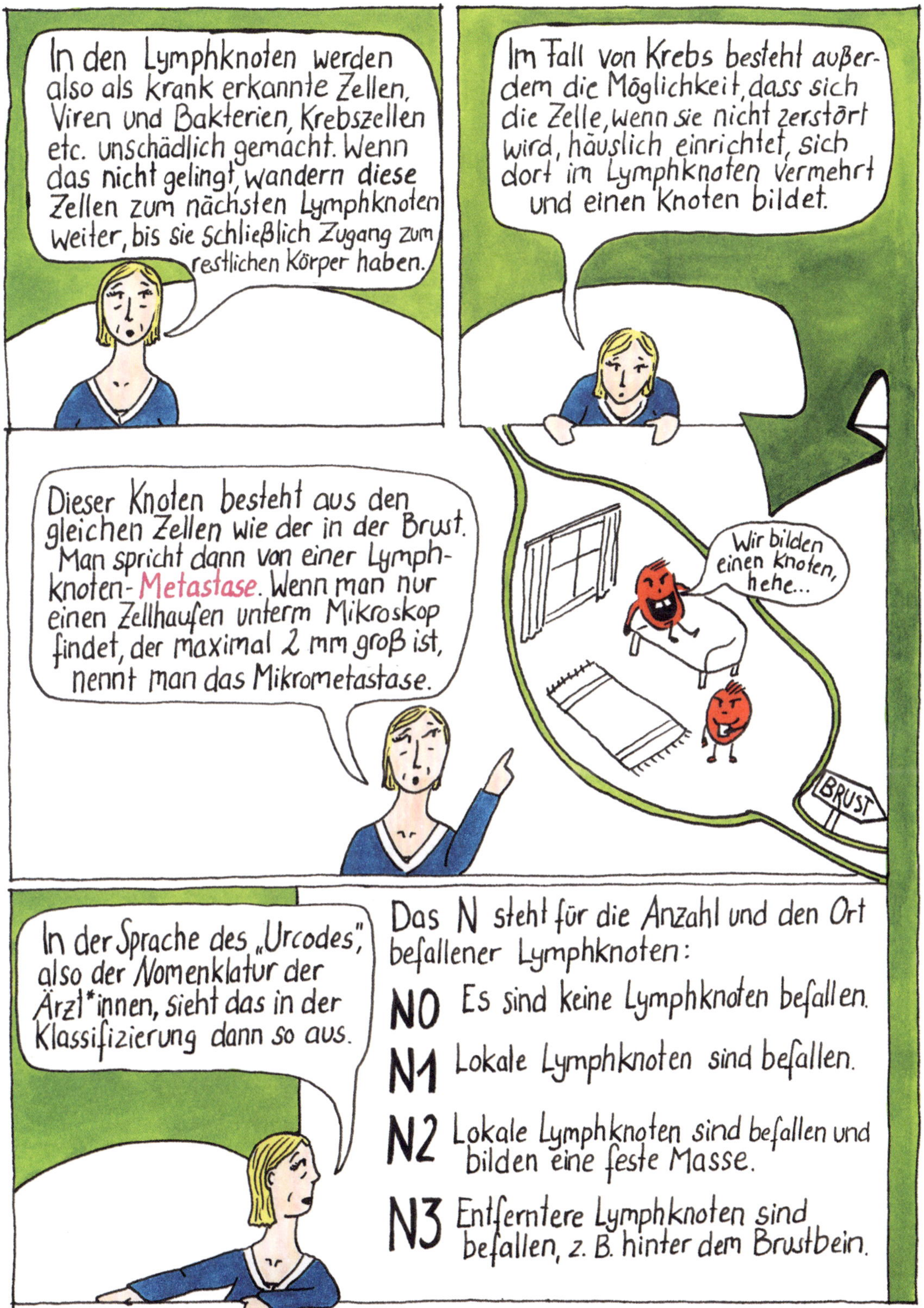
In den Lymphknoten werden also als krank erkannte Zellen, Viren und Bakterien, Krebszellen etc. unschädlich gemacht. Wenn das nicht gelingt, wandern diese Zellen zum nächsten Lymphknoten weiter, bis sie schließlich Zugang zum restlichen Körper haben.
Im Fall von Krebs besteht außerdem die Möglichkeit, dass sich die Zelle, wenn sie nicht zerstört wird, häuslich einrichtet, sich dort im Lymphknoten vermehrt und einen Knoten bildet.
Dieser Knoten besteht aus den gleichen Zellen wie der in der Brust. Man spricht dann von einer Lymphknoten-Metastase. Wenn man nur einen Zellhaufen unterm Mikroskop findet, der maximal 2 mm groß ist, nennt man das Mikrometastase.
Wir bilden einen Knoten, hehe...
BRUST
In der Sprache des „Urcodes", also der Nomenklatur der Ärzt*innen, sieht das in der Klassifizierung dann so aus.
Das N steht für die Anzahl und den Ort befallener Lymphknoten:
N0 Es sind keine Lymphknoten befallen.
N1 Lokale Lymphknoten sind befallen.
N2 Lokale Lymphknoten sind befallen und bilden eine feste Masse.
N3 Entferntere Lymphknoten sind befallen, z. B. hinter dem Brustbein.

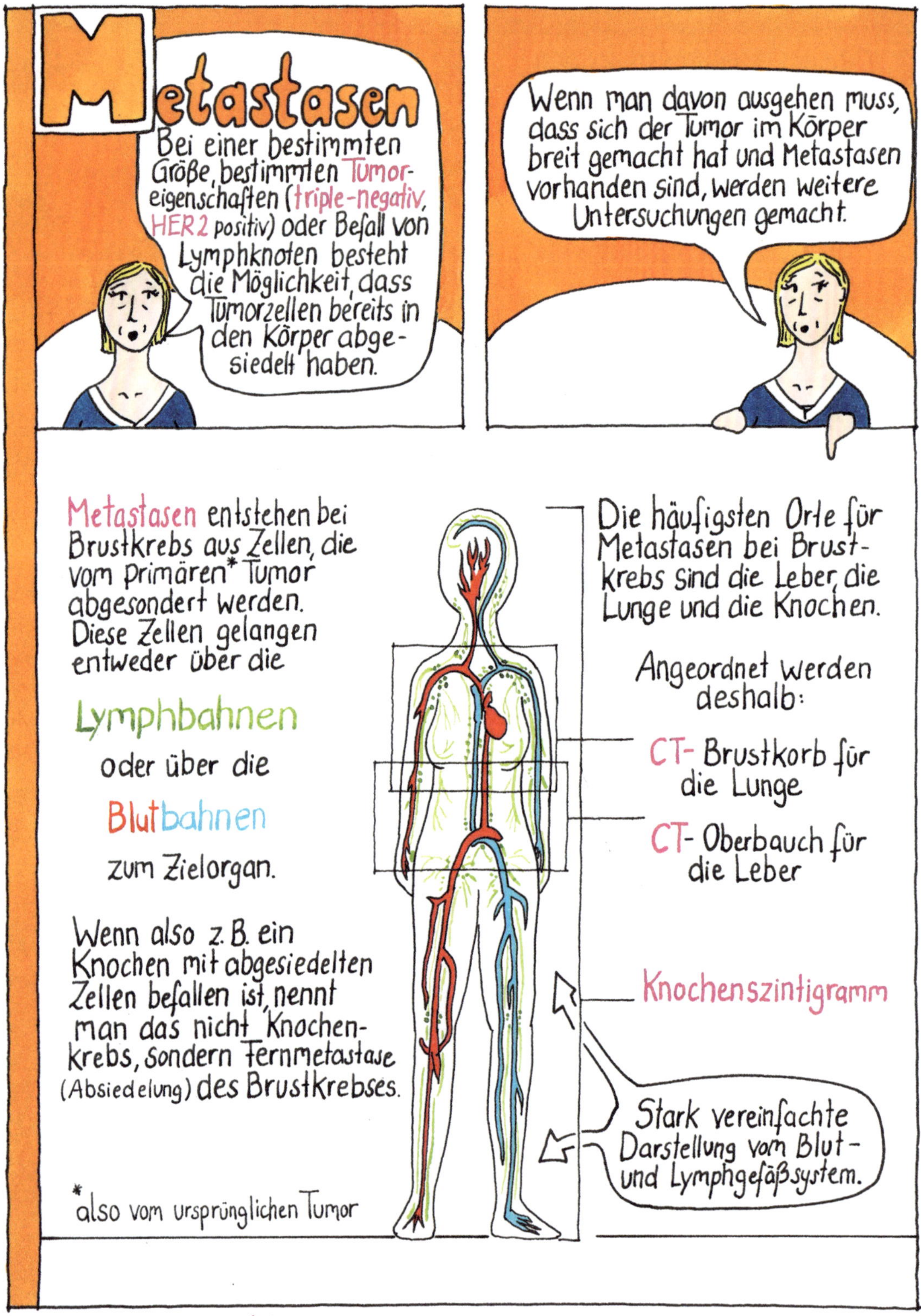
Metastasen
Bei einer bestimmten Größe, bestimmten Tumoreigenschaften (triple-negativ, HER2 positiv) oder Befall von Lymphknoten besteht die Möglichkeit, dass Tumorzellen bereits in den Körper abgesiedelt haben.
Wenn man davon ausgehen muss, dass sich der Tumor im Körper breit gemacht hat und Metastasen vorhanden sind, werden weitere Untersuchungen gemacht.
Metastasen entstehen bei Brustkrebs aus Zellen, die vom primären* Tumor abgesondert werden. Diese Zellen gelangen entweder über die
Lymphbahnen
oder über die
Blutbahnen
zum Zielorgan.
Wenn also z. B. ein Knochen mit abgesiedelten Zellen befallen ist, nennt man das nicht Knochenkrebs, sondern Fernmetastase (Absiedelung) des Brustkrebses.
*also vom ursprünglichen Tumor
Die häufigsten Orte für Metastasen bei Brustkrebs sind die Leber, die Lunge und die Knochen.
Angeordnet werden deshalb:
CT- Brustkorb für die Lunge
CT- Oberbauch für die Leber
Knochenszintigramm
Stark vereinfachte Darstellung vom Blut- und Lymphgefäßsystem.

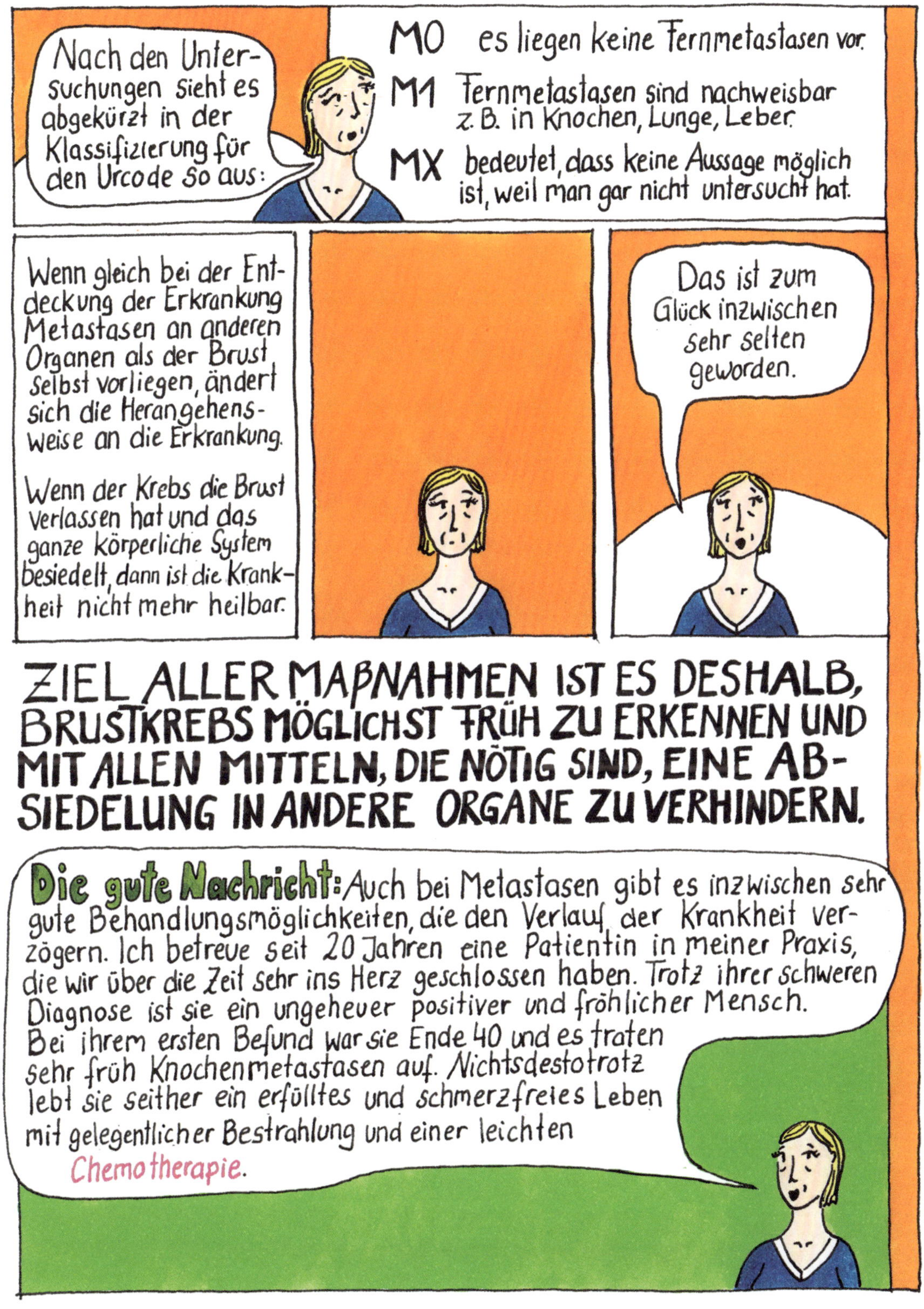
Nach den Untersuchungen sieht es abgekürzt in der Klassifizierung für den Urcode so aus:
M0 es liegen keine Fernmetastasen vor.
M1 Fernmetastasen sind nachweisbar z.B. in Knochen, Lunge, Leber.
MX bedeutet, dass keine Aussage möglich ist, weil man gar nicht untersucht hat.
Wenn gleich bei der Entdeckung der Erkrankung Metastasen an anderen Organen als der Brust selbst vorliegen, ändert sich die Herangehensweise an die Erkrankung.
Wenn der Krebs die Brust verlassen hat und das ganze körperliche System besiedelt, dann ist die Krankheit nicht mehr heilbar.
Das ist zum Glück inzwischen sehr selten geworden.
ZIEL ALLER MAßNAHMEN IST ES DESHALB, BRUSTKREBS MÖGLICHST FRÜH ZU ERKENNEN UND MIT ALLEN MITTELN, DIE NÖTIG SIND, EINE ABSIEDELUNG IN ANDERE ORGANE ZU VERHINDERN.
Die gute Nachricht: Auch bei Metastasen gibt es inzwischen sehr gute Behandlungsmöglichkeiten, die den Verlauf der Krankheit verzögern. Ich betreue seit 20 Jahren eine Patientin in meiner Praxis, die wir über die Zeit sehr ins Herz geschlossen haben. Trotz ihrer schweren Diagnose ist sie ein ungeheuer positiver und fröhlicher Mensch. Bei ihrem ersten Befund war sie Ende 40 und es traten sehr früh Knochenmetastasen auf. Nichtsdestotrotz lebt sie seither ein erfülltes und schmerzfreies Leben mit gelegentlicher Bestrahlung und einer leichten Chemotherapie.

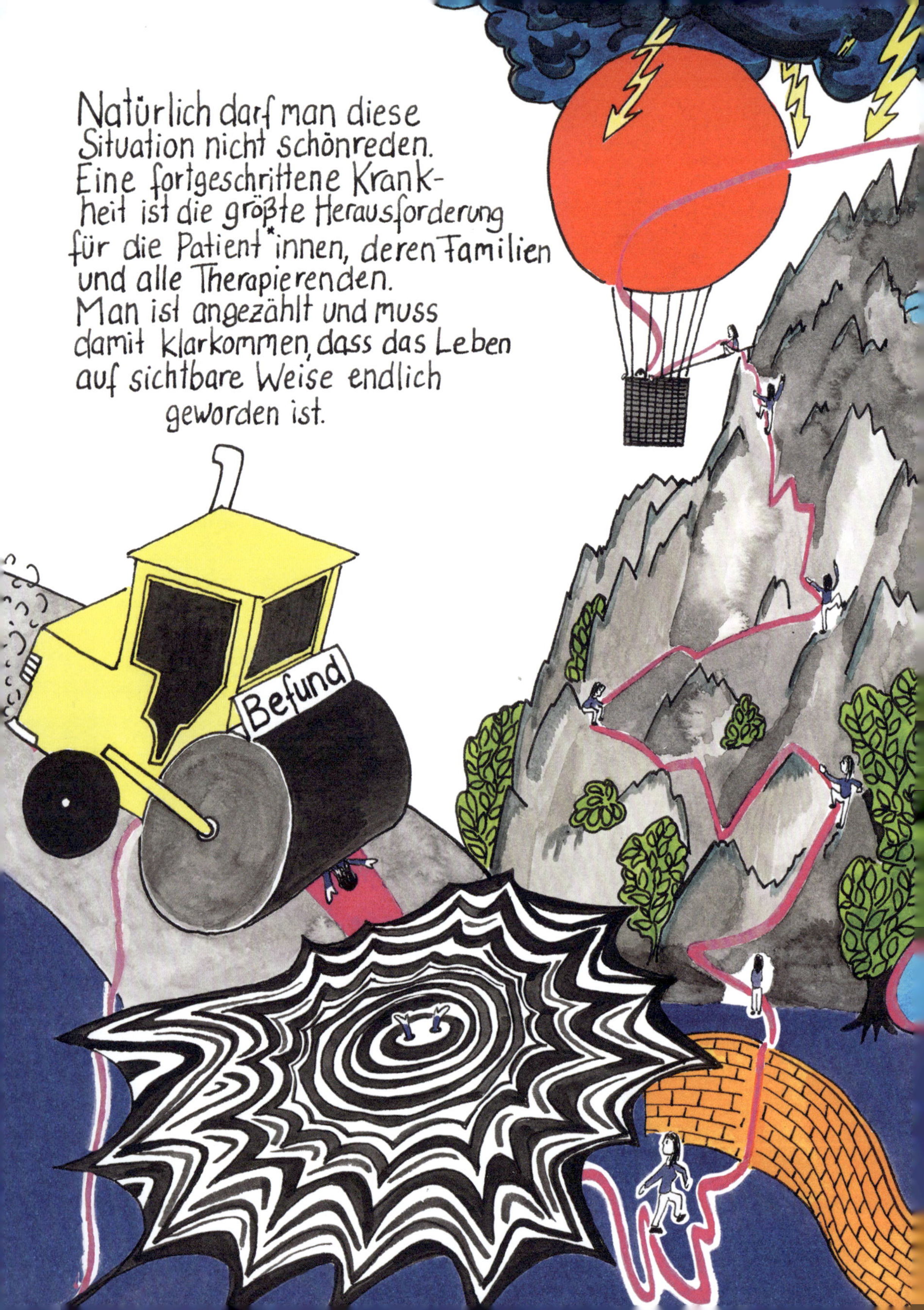
Natürlich darf man diese Situation nicht schönreden. Eine fortgeschrittene Krankheit ist die größte Herausforderung für die Patient*innen, deren Familien und alle Therapierenden. Man ist angezählt und muss damit klarkommen, dass das Leben auf sichtbare Weise endlich geworden ist.
Befund

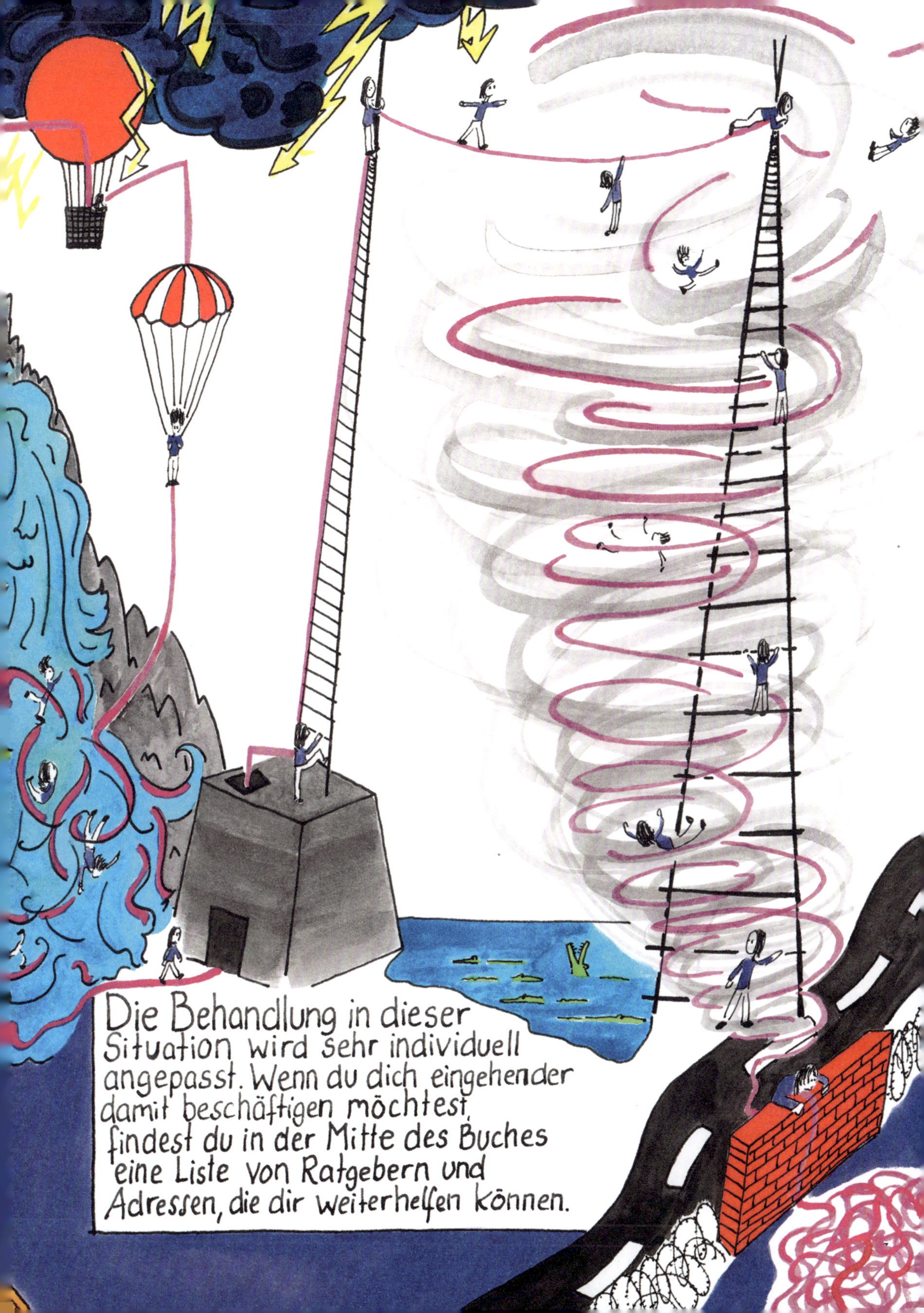
Die Behandlung in dieser Situation wird sehr individuell angepasst. Wenn du dich eingehender damit beschäftigen möchtest, findest du in der Mitte des Buches eine Liste von Ratgebern und Adressen, die dir weiterhelfen können.

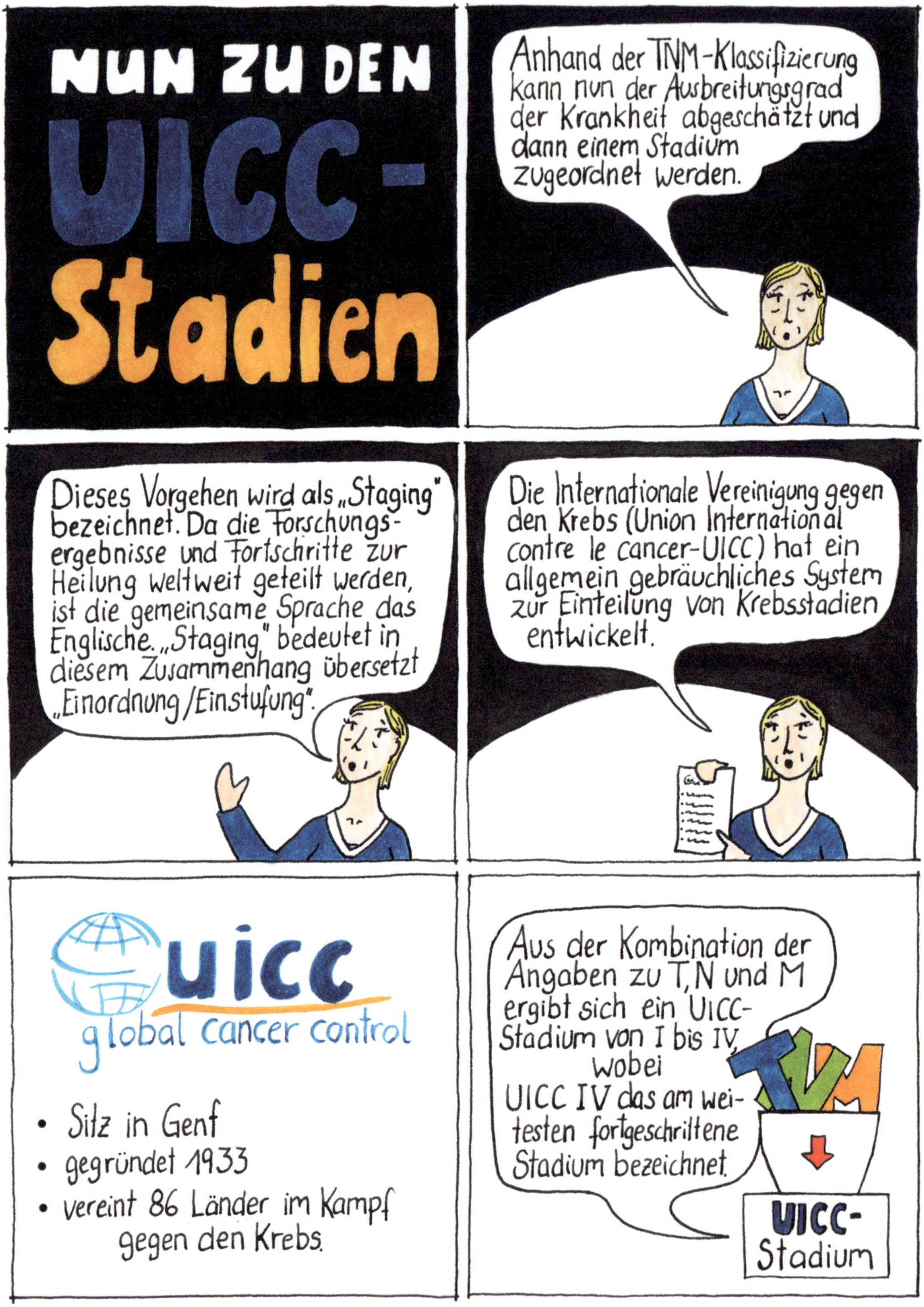
NUN ZU DEN UICC-Stadien
Anhand der TNM-Klassifizierung kann nun der Ausbreitungsgrad der Krankheit abgeschätzt und dann einem Stadium zugeordnet werden.
Dieses Vorgehen wird als „Staging" bezeichnet. Da die Forschungsergebnisse und Fortschritte zur Heilung weltweit geteilt werden, ist die gemeinsame Sprache das Englische. „Staging" bedeutet in diesem Zusammenhang übersetzt „Einordnung/Einstufung".
Die Internationale Vereinigung gegen den Krebs (Union International contre le cancer-UICC) hat ein allgemein gebräuchliches System zur Einteilung von Krebsstadien entwickelt.
uicc global cancer control
• Sitz in Genf
• gegründet 1933
• vereint 86 Länder im Kampf gegen den Krebs.
Aus der Kombination der Angaben zu T, N und M ergibt sich ein UICC-Stadium von I bis IV, wobei UICC IV das am weitesten fortgeschrittene Stadium bezeichnet.
TNM
UICC-Stadium

Hier siehst du die UICC-Stadien-Einteilung für Brustkrebs

Stadium 0:	*In situ*-Karzinom ohne befallene Lymphknoten und ohne Metastasen.	→ Tis N0 M0
Stadium IA:	Max. 2 cm großer Tumor ohne Befall von Lymphknoten oder Fernmetastasen.	→ T1 N0 M0
Stadium IB:	Kein oder max. 2 cm großer Tumor mit Mikrometastasen in den Lymphknoten, aber ohne Fernmetastasen.	→ T0/T1 N1mi M0
Stadium IIA:	Kein oder max. 2 cm großer Tumor mit wenig befallenen Lymphknoten, aber ohne Fernmetastasen. Oder größerer, aber max. 5 cm großer Tumor ohne Lymphknotenbefall oder Fernmetastasen.	→ T0/1 N1 M0 oder T2 N0 M0
Stadium IIB:	Größerer, aber max. 5 cm großer Tumor mit wenig befallenen Lymphknoten, aber ohne Fernmetastasen. Oder Tumor größer als 5 cm, aber ohne Lymphknotenbefall oder Fernmetastasen.	→ T2 N1 M0 oder T3 N0 M0
Stadium IIIA:	Kein oder max. 5 cm großer Tumor mit Lymphknotenbefall mittlerer Ausbreitung, aber ohne Fernmetastasen. Oder Tumor größer als 5 cm mit befallenen Lymphknoten, aber ohne Fernmetastasen.	→ T0-T2 N2 M0 oder T3 N1/N2 M0
Stadium IIIB:	Tumor jeder Größe mit Ausdehnung auf Brustwand oder Haut, unabhängig vom Befall von Lymphknoten, aber ohne Fernmetastasen.	→ T4 mit N0, N1 oder N2 M0
Stadium IIIC:	Ausgedehnter Lymphknotenbefall unabhängig von Tumorgröße, aber keine Fernmetastasen.	→ jedes T N3 M0
Stadium IV:	Fernmetastasen vorhanden, unabhängig von Tumorgröße und Lymphknotenbefall.	→ jedes T, jedes N, M1

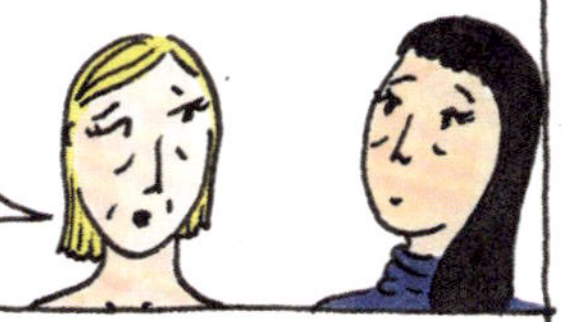
Die Einteilung in Tumorstadien nach TNM spielt heute keine so große Rolle mehr wie noch vor 20 Jahren. Inzwischen weiß man sehr viel mehr über Zelleigenschaften und richtet an diesem Wissen die Behandlung aus.

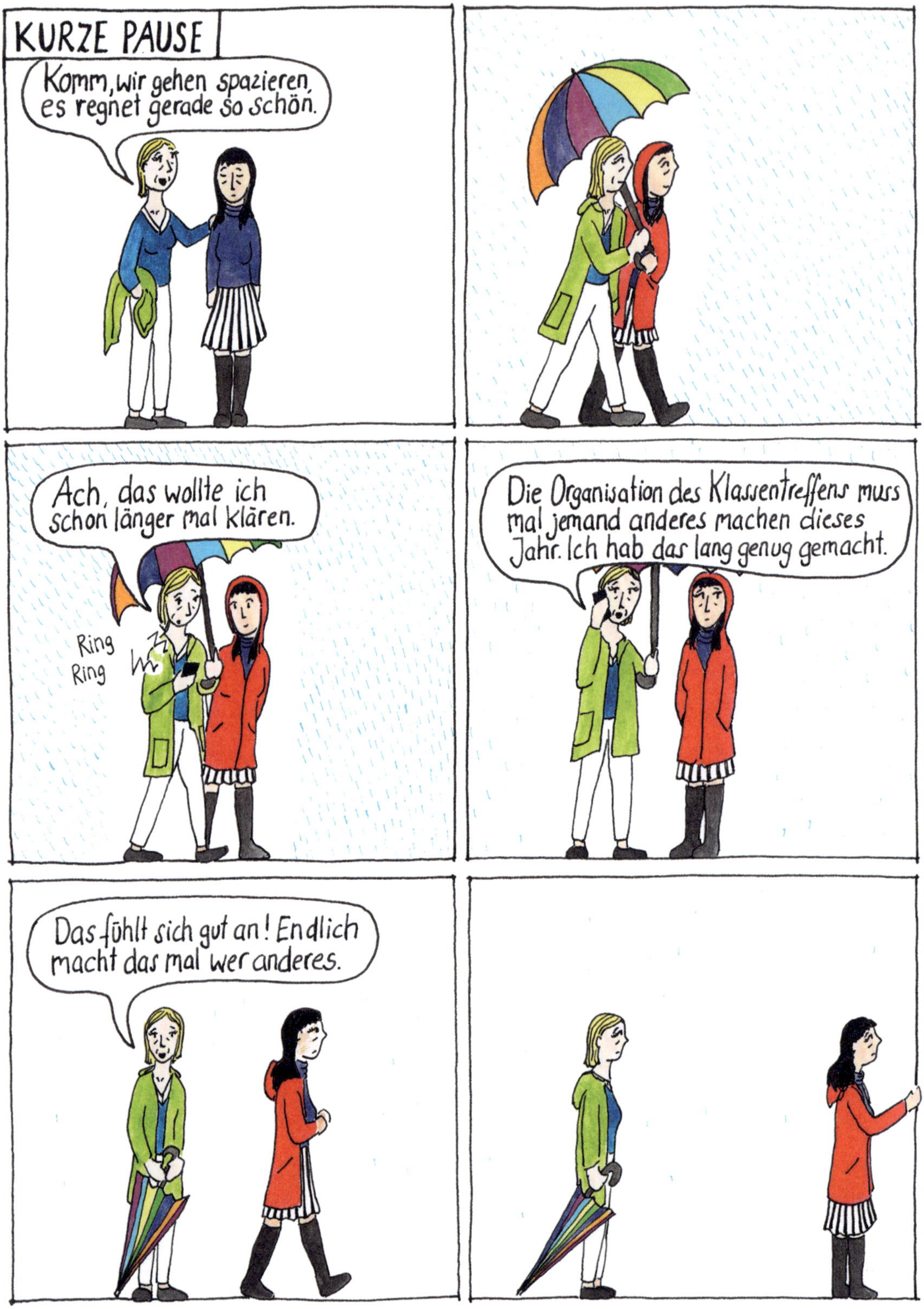
KURZE PAUSE
Komm, wir gehen spazieren, es regnet gerade so schön.
Ach, das wollte ich schon länger mal klären.
Ring Ring
Die Organisation des Klassentreffens muss mal jemand anderes machen dieses Jahr. Ich hab das lang genug gemacht.
Das fühlt sich gut an! Endlich macht das mal wer anderes.

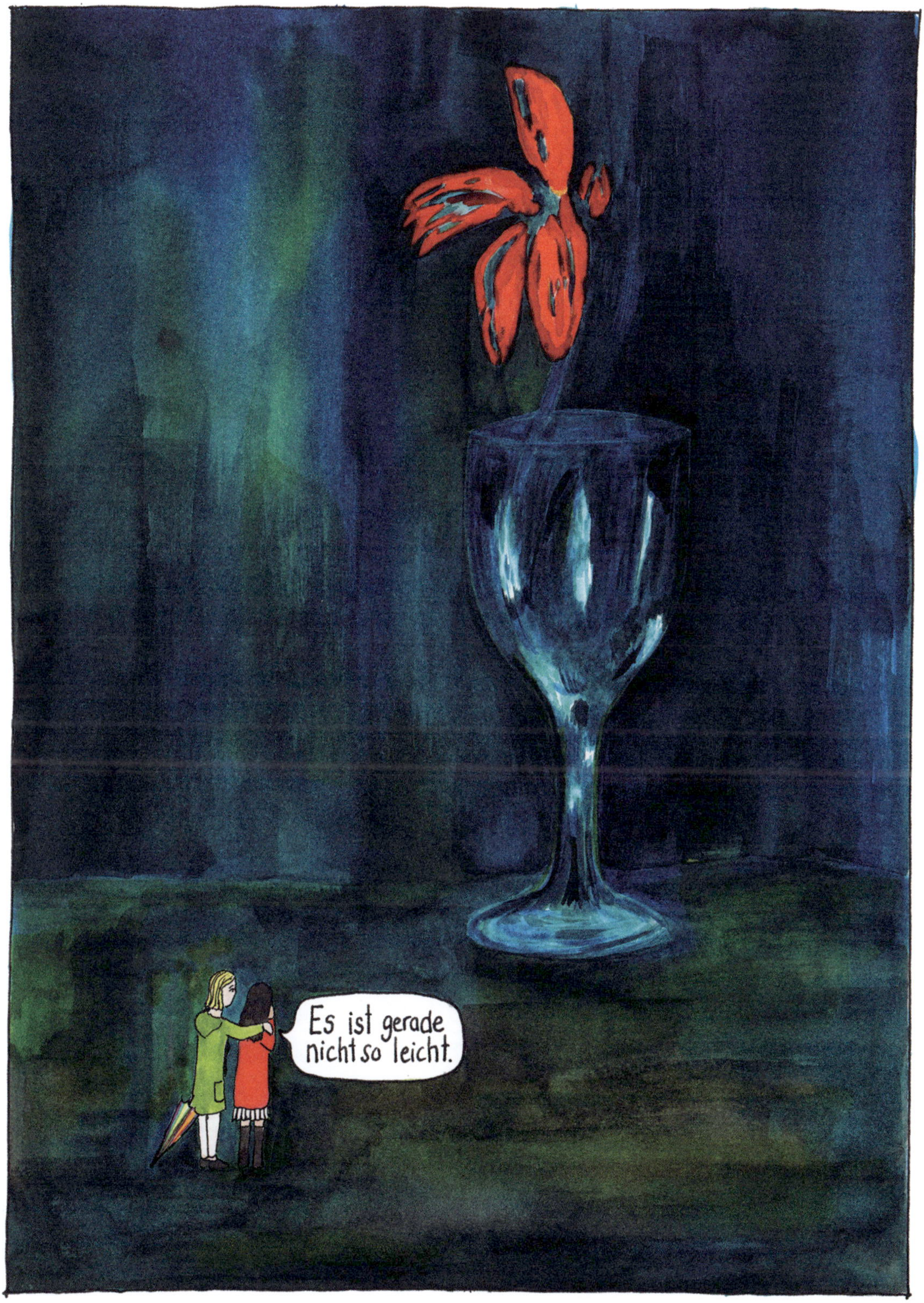
Es ist gerade nicht so leicht.

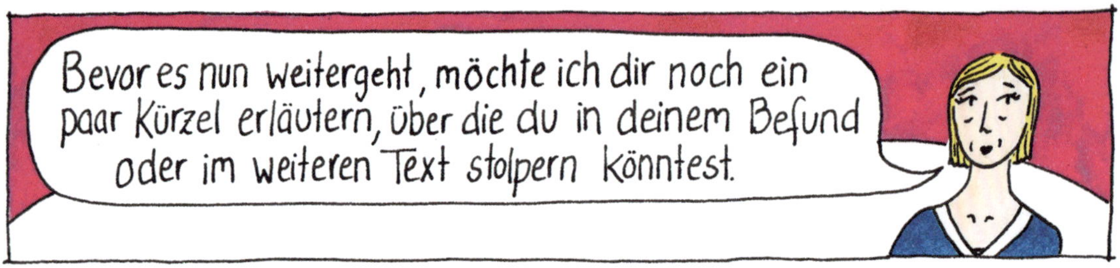
Bevor es nun weitergeht, möchte ich dir noch ein paar Kürzel erläutern, über die du in deinem Befund oder im weiteren Text stolpern könntest.

Ergänzend zu dem TNM-Befund können folgende Angaben stehen:

c

(engl. clinical = klinisch) bedeutet: Die Bewertung erfolgte nach dem äußeren Bild, also nach sichtbaren und tastbaren Befunden, den typischen Symptomen oder der Bildgebung.

im Gegensatz dazu steht

p

(engl. pathological = pathologisch) bedeutet, dass das entnommene Tumorgewebe im Labor untersucht und beurteilt wurde und die Einstufung zusätzlich auf den Ergebnissen dieser Untersuchung beruht.

r steht für Rezidiv und bedeutet, dass ein Tumor erneut aufgetreten ist.

R steht für Resektion und beurteilt, ob der Tumor vollständig entfernt wurde.

R0 = kein Tumorrest vorhanden

R1 = kleinere Tumorreste vorhanden

R2 = größere Tumorreste vorhanden

is steht für in *situ*, also eine Krebsvorstufe oder Frühform.
Die Krebszellen befinden sich quasi isoliert vom Körper in den Milchgängen oder an der Brustwarze und haben keinen Zugang zu den Blut- und Lymphbahnen. Damit ist eine Metastasierung ausgeschlossen.

Trotzdem ist die primäre Therapie manchmal sehr radikal, um eben eine Invasion der Krebszellen zu verhindern.

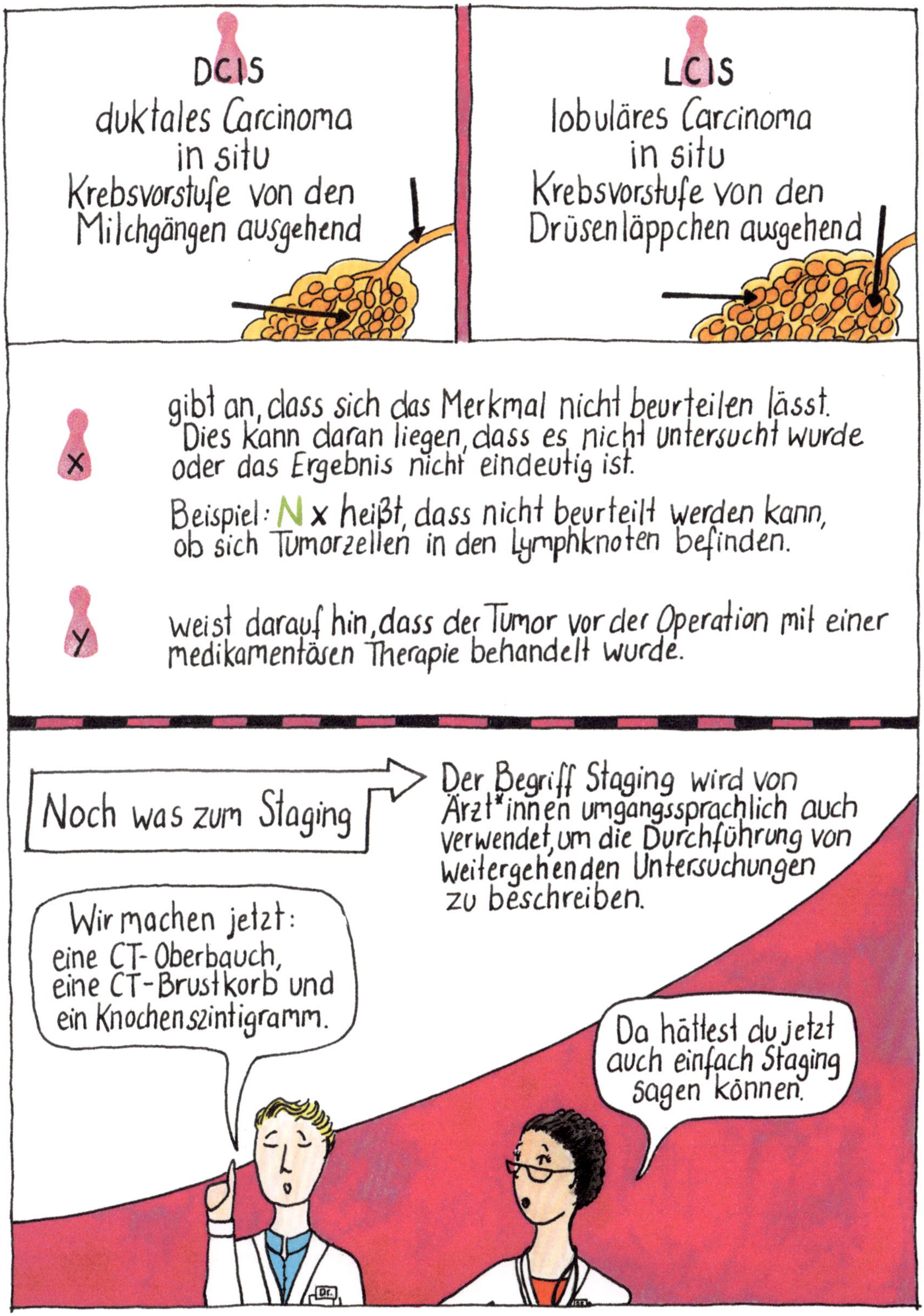
DCIS
duktales Carcinoma in situ
Krebsvorstufe von den Milchgängen ausgehend
LCIS
lobuläres Carcinoma in situ
Krebsvorstufe von den Drüsenläppchen ausgehend
X
gibt an, dass sich das Merkmal nicht beurteilen lässt. Dies kann daran liegen, dass es nicht untersucht wurde oder das Ergebnis nicht eindeutig ist.
Beispiel: N x heißt, dass nicht beurteilt werden kann, ob sich Tumorzellen in den Lymphknoten befinden.
Y
weist darauf hin, dass der Tumor vor der Operation mit einer medikamentösen Therapie behandelt wurde.
Noch was zum Staging
Der Begriff Staging wird von Ärzt*innen umgangssprachlich auch verwendet, um die Durchführung von weitergehenden Untersuchungen zu beschreiben.
Wir machen jetzt: eine CT-Oberbauch, eine CT-Brustkorb und ein Knochenszintigramm.
Da hättest du jetzt auch einfach Staging sagen können.
Dr.

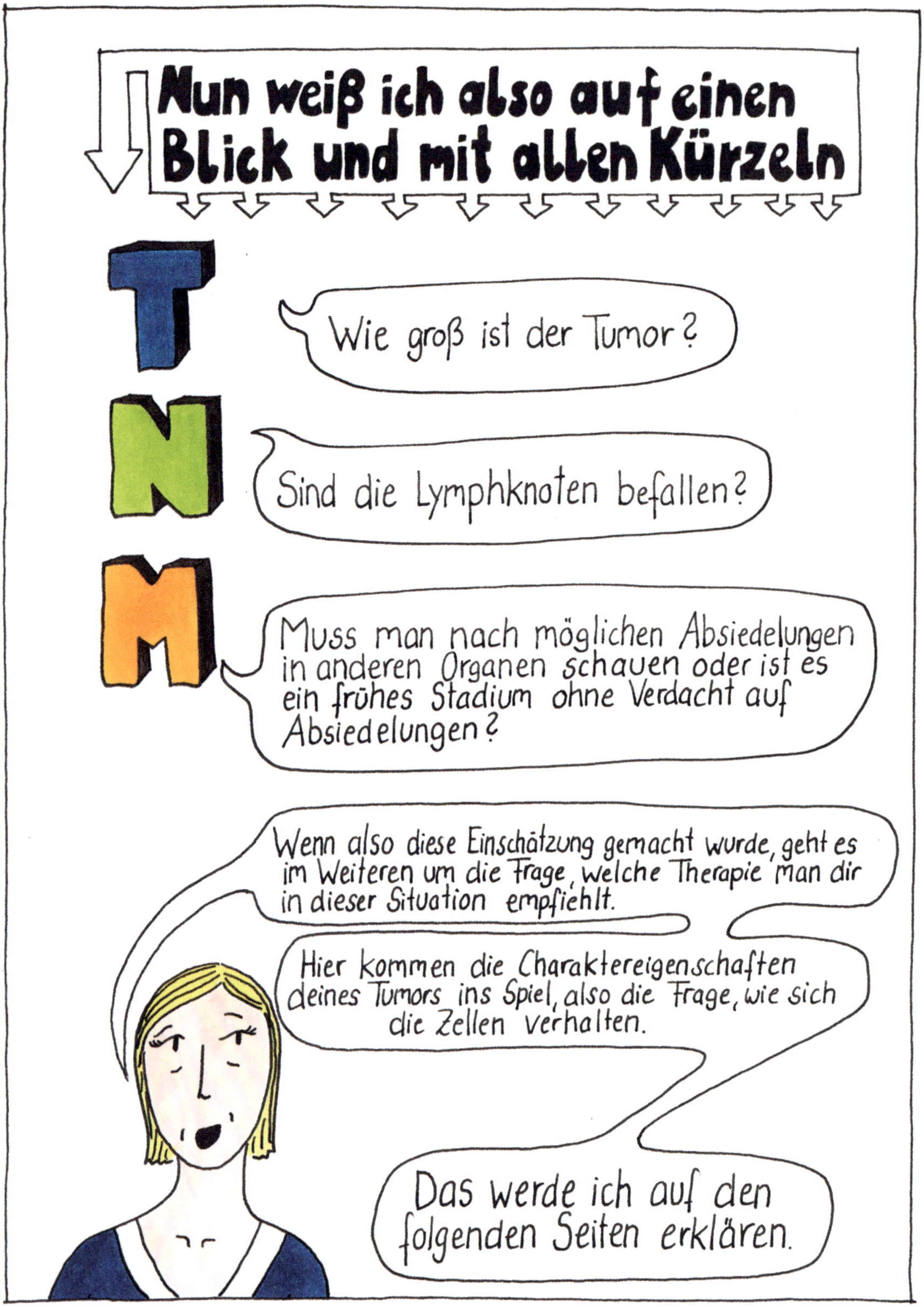
Nun weiß ich also auf einen Blick und mit allen Kürzeln
T
Wie groß ist der Tumor?
N
Sind die Lymphknoten befallen?
M
Muss man nach möglichen Absiedelungen in anderen Organen schauen oder ist es ein frühes Stadium ohne Verdacht auf Absiedelungen?
Wenn also diese Einschätzung gemacht wurde, geht es im Weiteren um die Frage, welche Therapie man dir in dieser Situation empfiehlt.
Hier kommen die Charaktereigenschaften deines Tumors ins Spiel, also die Frage, wie sich die Zellen verhalten.
Das werde ich auf den folgenden Seiten erklären.

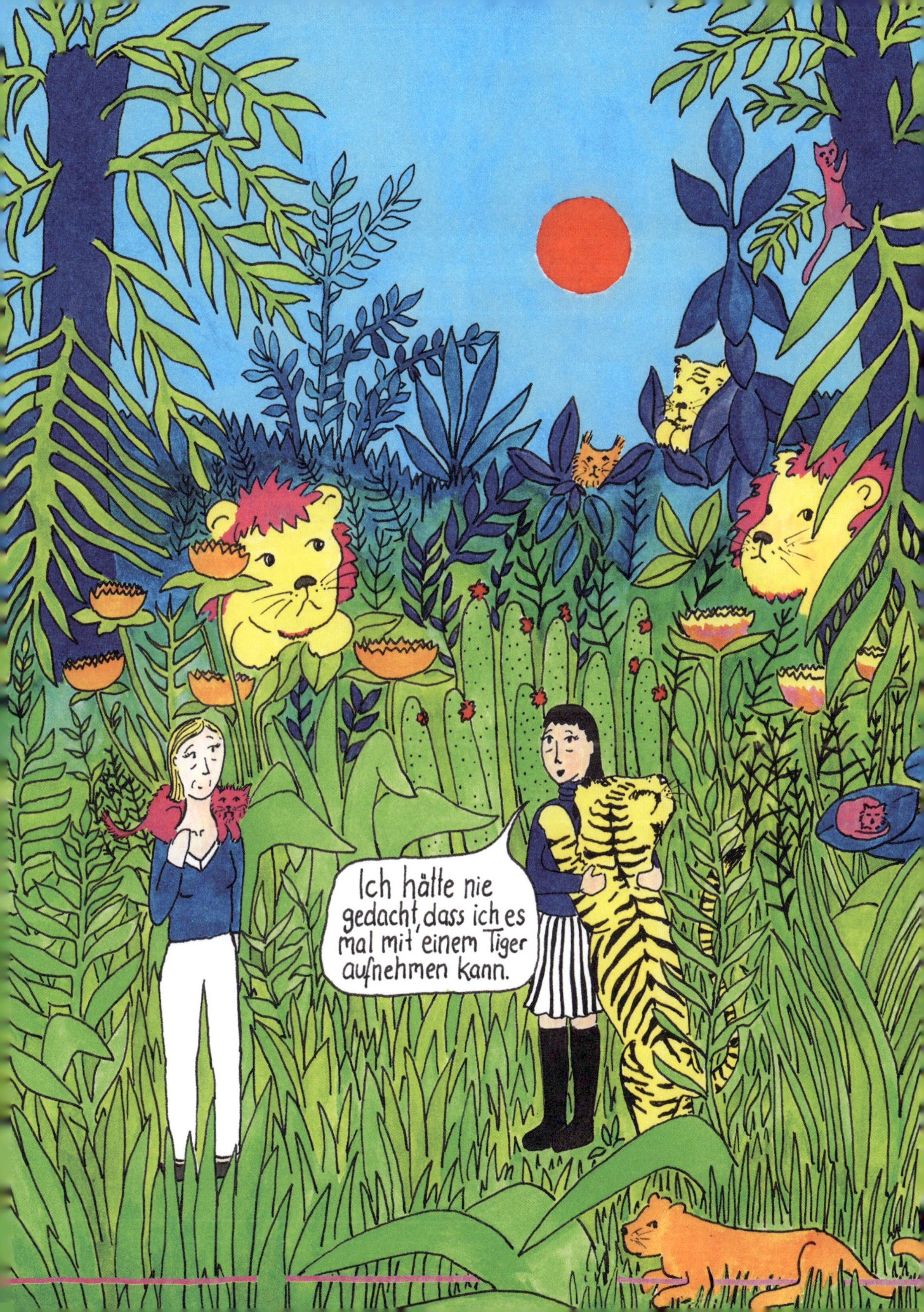
Ich hätte nie gedacht, dass ich es mal mit einem Tiger aufnehmen kann.

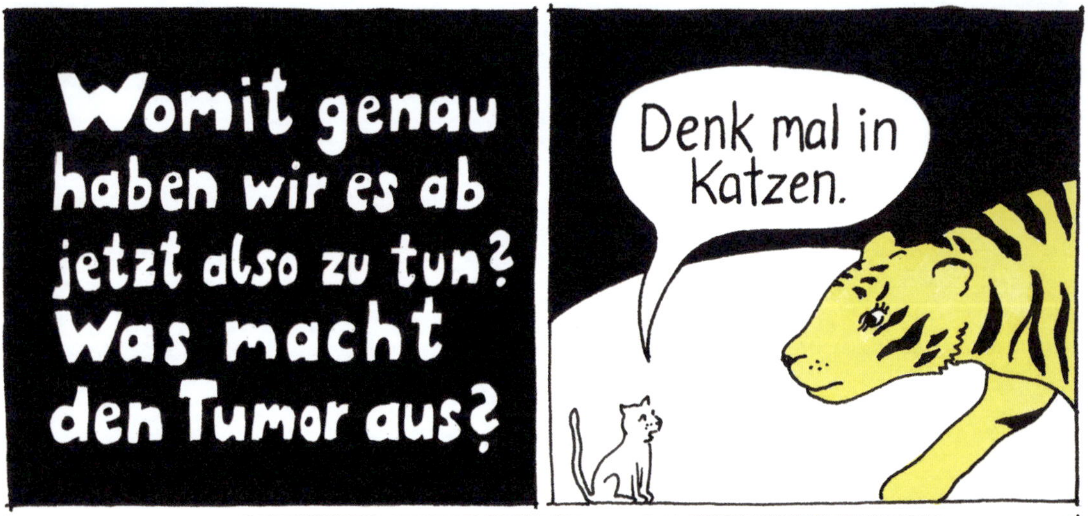
Womit genau haben wir es ab jetzt also zu tun? Was macht den Tumor aus?
Denk mal in Katzen.

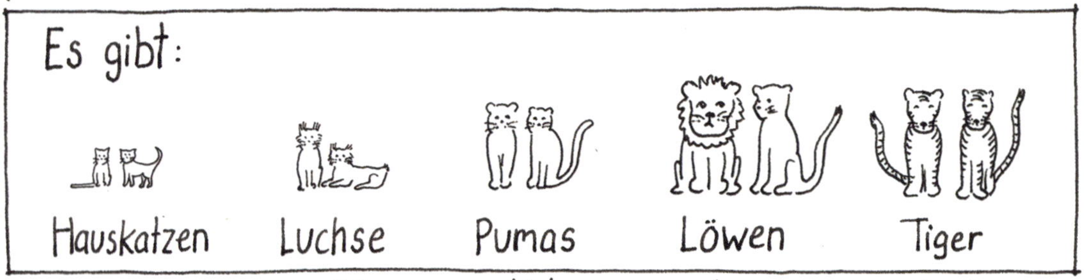
Es gibt:
Hauskatzen
Luchse
Pumas
Löwen
Tiger

Sie gehören alle der Familie der Katzen an, unterscheiden sich aber in ihrer Art, haben unterschiedliche Charaktere und sind unterschiedlich gefährlich. Größe, Krallen und Zähne werden je nach Art genutzt und eingesetzt.

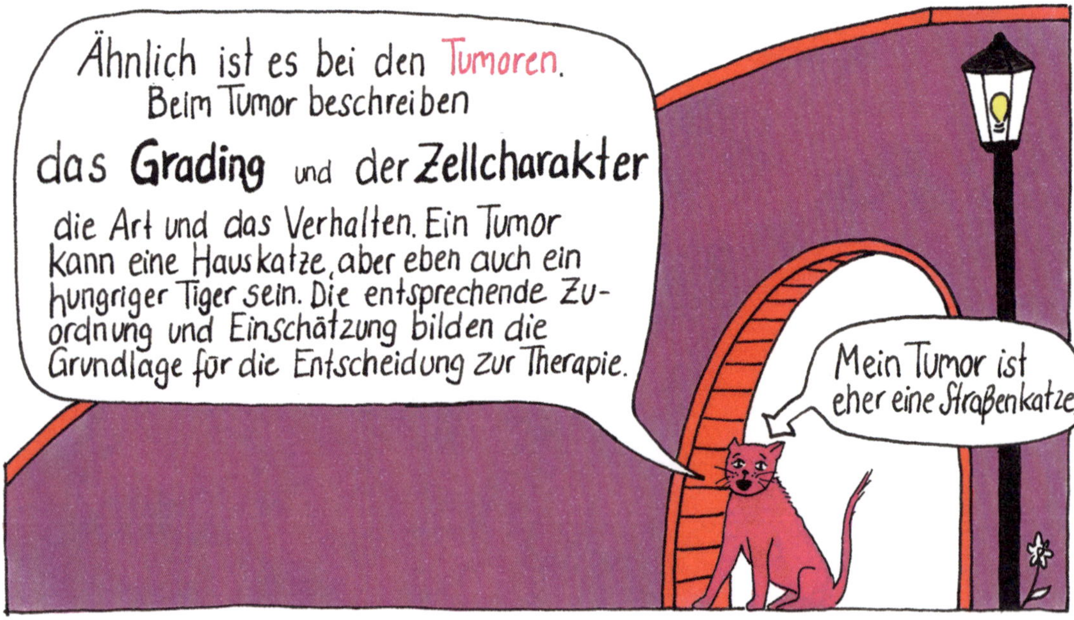
Ähnlich ist es bei den Tumoren. Beim Tumor beschreiben das Grading und der Zellcharakter die Art und das Verhalten. Ein Tumor kann eine Hauskatze, aber eben auch ein hungriger Tiger sein. Die entsprechende Zuordnung und Einschätzung bilden die Grundlage für die Entscheidung zur Therapie.
Mein Tumor ist eher eine Straßenkatze.

DAS GRADING

Das Grading beschreibt, inwieweit die untersuchten Tumorzellen von den gesunden Normzellen abweichen. Die Zellen können dabei in G1–G3 unterteilt werden. Tumorzellen entstehen aus ursprünglich gesunden Zellen und sind diesen in der Struktur entweder sehr ähnlich oder weichen stark davon ab.

Stell dir Krebszellen mal kurz als Popcorn vor:

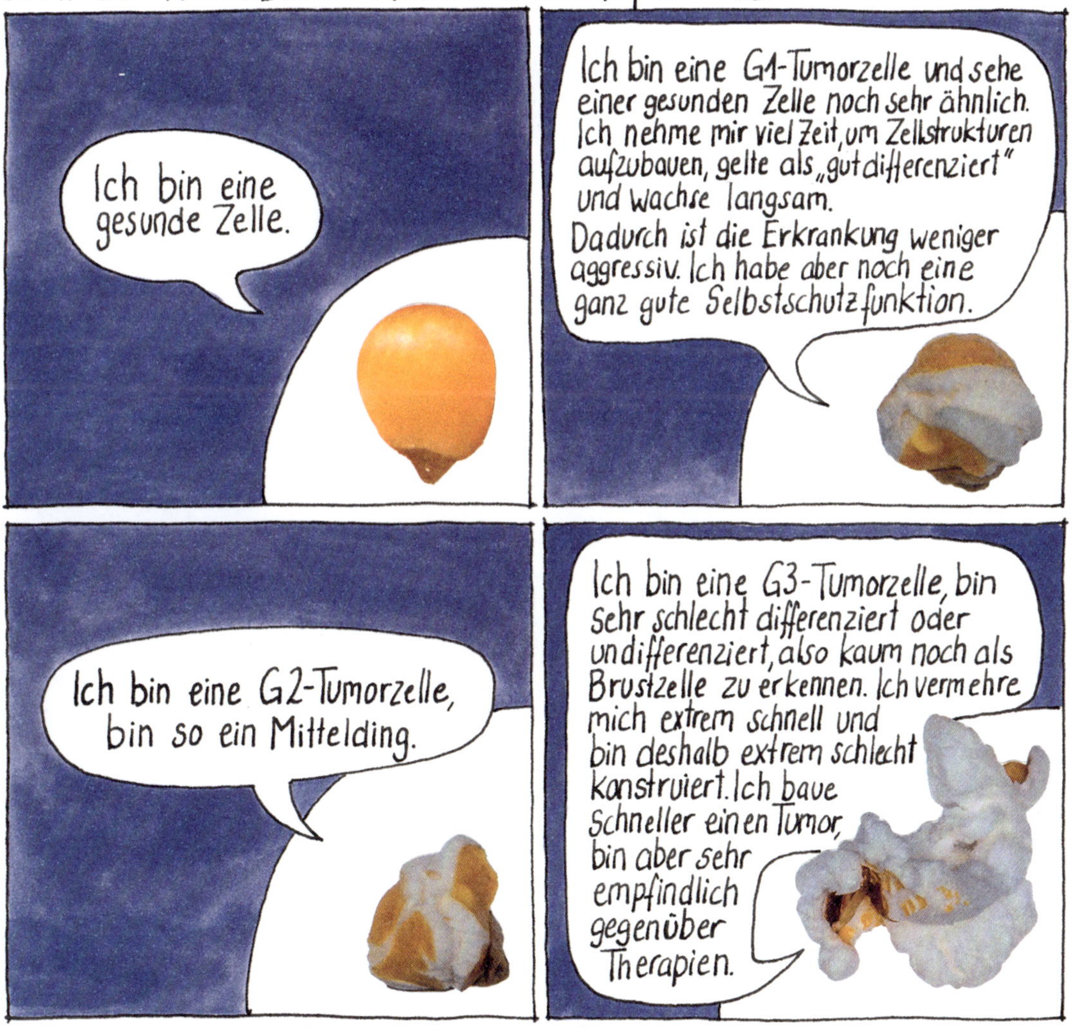
Ich bin eine gesunde Zelle.
Ich bin eine G1-Tumorzelle und sehe einer gesunden Zelle noch sehr ähnlich. Ich nehme mir viel Zeit, um Zellstrukturen aufzubauen, gelte als „gut differenziert" und wachse langsam. Dadurch ist die Erkrankung weniger aggressiv. Ich habe aber noch eine ganz gute Selbstschutzfunktion.
Ich bin eine G2-Tumorzelle, bin so ein Mittelding.
Ich bin eine G3-Tumorzelle, bin sehr schlecht differenziert oder undifferenziert, also kaum noch als Brustzelle zu erkennen. Ich vermehre mich extrem schnell und bin deshalb extrem schlecht konstruiert. Ich baue schneller einen Tumor, bin aber sehr empfindlich gegenüber Therapien.

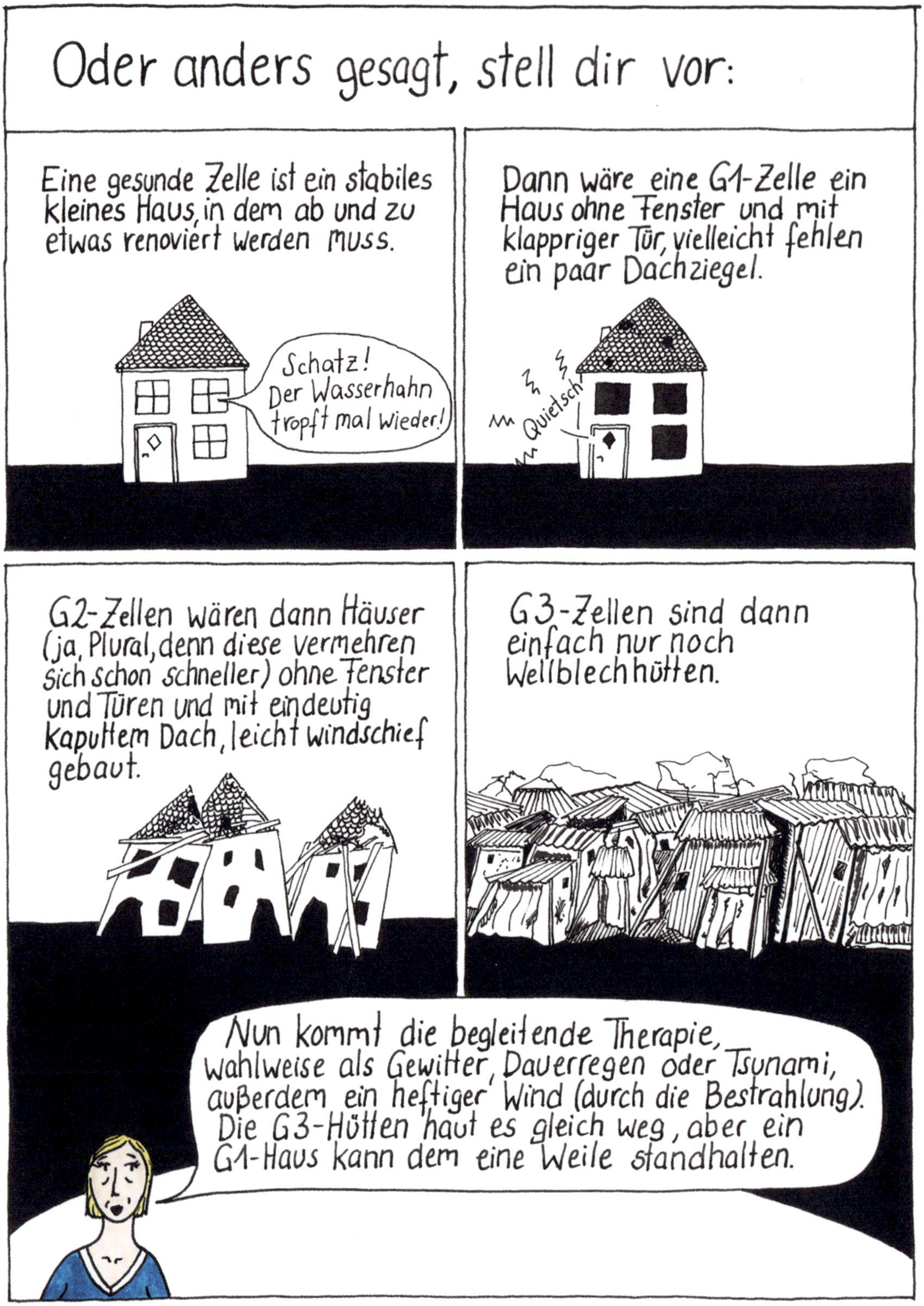
Oder anders gesagt, stell dir vor:
Eine gesunde Zelle ist ein stabiles kleines Haus, in dem ab und zu etwas renoviert werden muss.
Schatz! Der Wasserhahn tropft mal wieder!
Dann wäre eine G1-Zelle ein Haus ohne Fenster und mit klappriger Tür, vielleicht fehlen ein paar Dachziegel.
Quietsch
G2-Zellen wären dann Häuser (ja, Plural, denn diese vermehren sich schon schneller) ohne Fenster und Türen und mit eindeutig kaputtem Dach, leicht windschief gebaut.
G3-Zellen sind dann einfach nur noch Wellblechhütten.
Nun kommt die begleitende Therapie, wahlweise als Gewitter, Dauerregen oder Tsunami, außerdem ein heftiger Wind (durch die Bestrahlung). Die G3-Hütten haut es gleich weg, aber ein G1-Haus kann dem eine Weile standhalten.

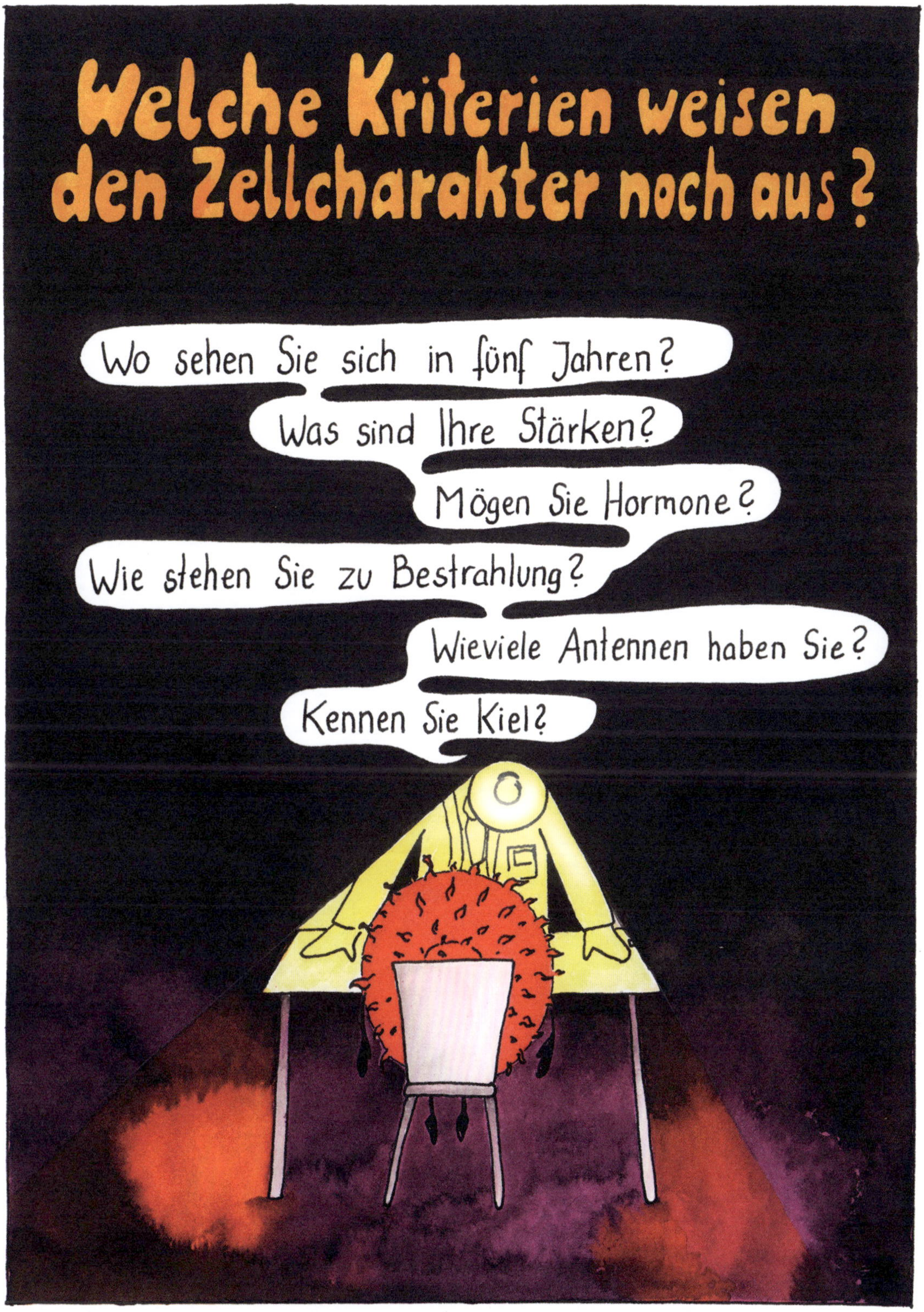
Welche Kriterien weisen den Zellcharakter noch aus?
Wo sehen Sie sich in fünf Jahren?
Was sind Ihre Stärken?
Mögen Sie Hormone?
Wie stehen Sie zu Bestrahlung?
Wieviele Antennen haben Sie?
Kennen Sie Kiel?

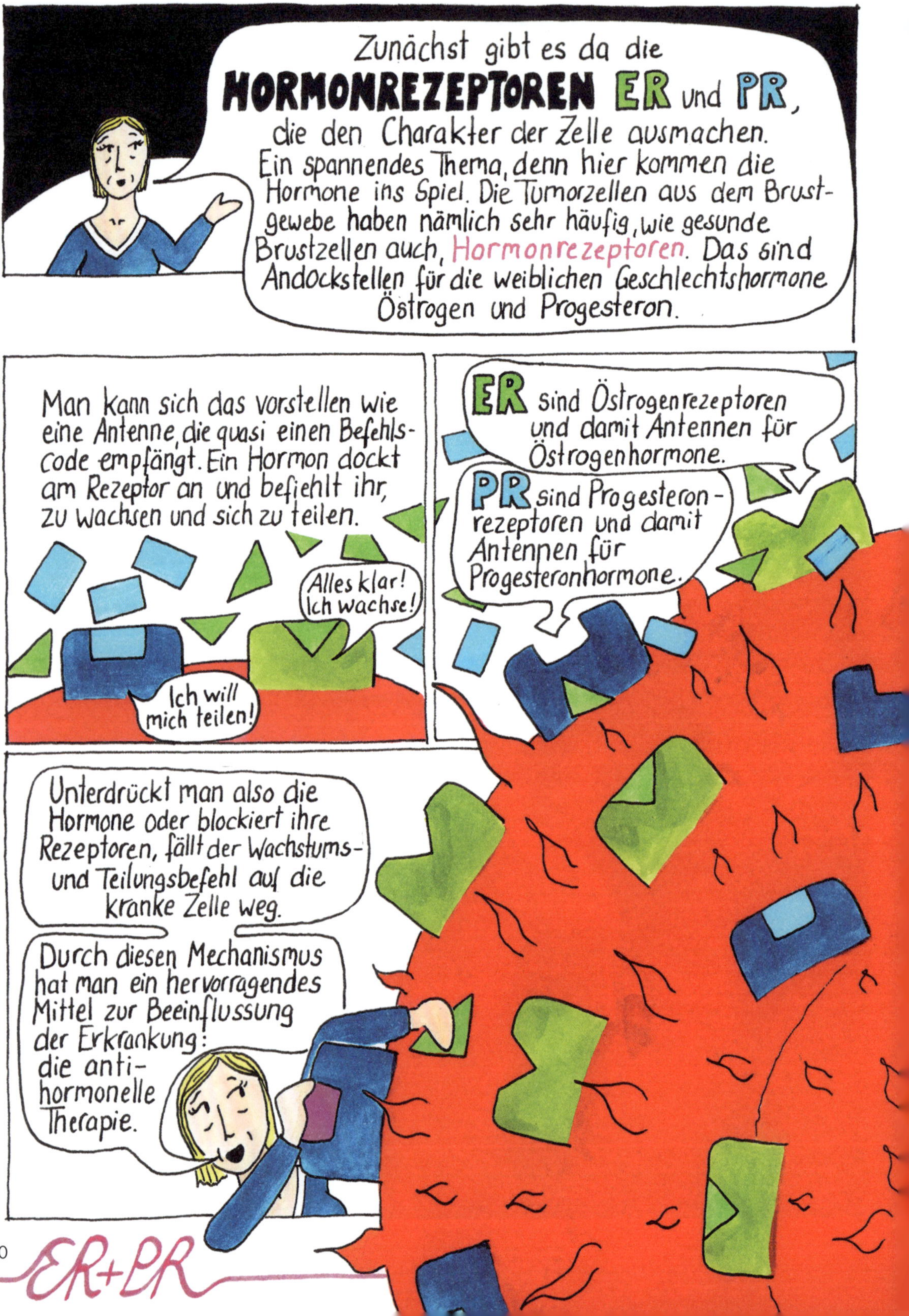

Zunächst gibt es da die HORMONREZEPTOREN ER und PR, die den Charakter der Zelle ausmachen. Ein spannendes Thema, denn hier kommen die Hormone ins Spiel. Die Tumorzellen aus dem Brustgewebe haben nämlich sehr häufig, wie gesunde Brustzellen auch, Hormonrezeptoren. Das sind Andockstellen für die weiblichen Geschlechtshormone Östrogen und Progesteron.
Man kann sich das vorstellen wie eine Antenne, die quasi einen Befehlscode empfängt. Ein Hormon dockt am Rezeptor an und befiehlt ihr, zu wachsen und sich zu teilen.
Alles klar! Ich wachse!
Ich will mich teilen!
ER sind Östrogenrezeptoren und damit Antennen für Östrogenhormone.
PR sind Progesteronrezeptoren und damit Antennen für Progesteronhormone.
Unterdrückt man also die Hormone oder blockiert ihre Rezeptoren, fällt der Wachstums- und Teilungsbefehl auf die kranke Zelle weg.
Durch diesen Mechanismus hat man ein hervorragendes Mittel zur Beeinflussung der Erkrankung: die antihormonelle Therapie.

Eine weitere Eigenschaft von Krebszellen ist, dass sie sich gerne teilen.

Mit dem **Ki-67-Proliferationsindex** wird beschrieben, wie viele Krebszellen sich gerade im Teilungsstadium befinden. Je höher der Wert ist, desto schneller ist die Zellteilung.

Bei einem Anteil von unter 10 % ist die Prognose, also die Heilungsaussicht, günstig. Bei mehr als circa 25 % erhöht sich das Risiko für einen schweren Krankheitsverlauf. Damit steigt auch das Rückfallrisiko.

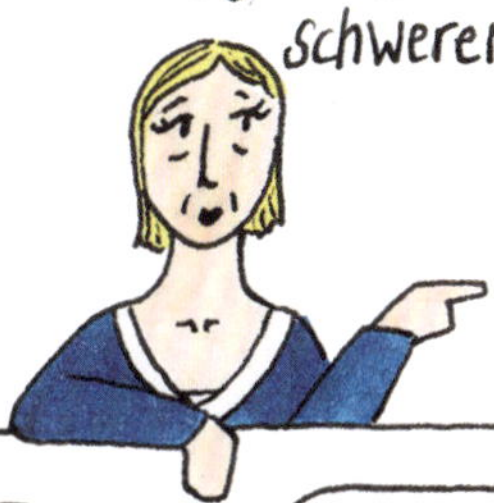

Der Name Ki-67 bezieht sich übrigens auf die Stadt Kiel, in der der deutsche Pathologe Harald Stein im Rahmen einer Versuchsreihe dieses Protein 1983 entdeckte.

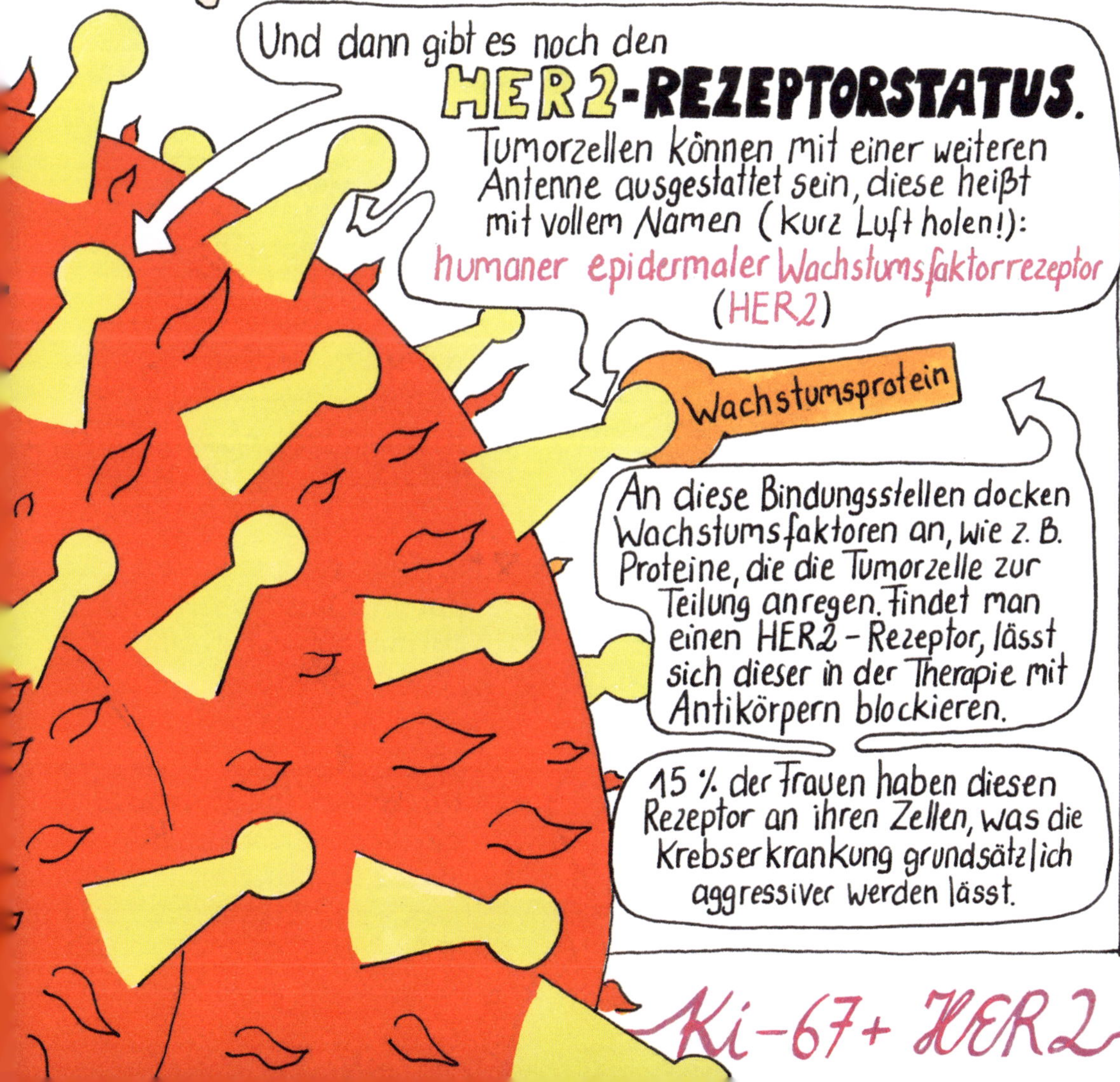
Und dann gibt es noch den HER2-REZEPTORSTATUS. Tumorzellen können mit einer weiteren Antenne ausgestattet sein, diese heißt mit vollem Namen (kurz Luft holen!): humaner epidermaler Wachstumsfaktorrezeptor (HER2)
Wachstumsprotein
An diese Bindungsstellen docken Wachstumsfaktoren an, wie z. B. Proteine, die die Tumorzelle zur Teilung anregen. Findet man einen HER2-Rezeptor, lässt sich dieser in der Therapie mit Antikörpern blockieren.
15 % der Frauen haben diesen Rezeptor an ihren Zellen, was die Krebserkrankung grundsätzlich aggressiver werden lässt.

Quelle: Arbeitsgemeinschaft Gynäkologische Onkologie (AGO)

Und noch eine Einteilung

Molekulare Eigenschaften/ intrinsische* Subtypen

*innewohnende

Zur besseren Übersicht und zur Orientierung für die anschließende Therapie wird der Tumor noch in Luminal A und B eingeteilt. Die Hormonrezeptoren ER und PR, der Ki-67-Wert und der HER2-Rezeptorstatus, also die sogenannten molekularen Eigenschaften der Zelle, bestimmen dabei die Einteilung.

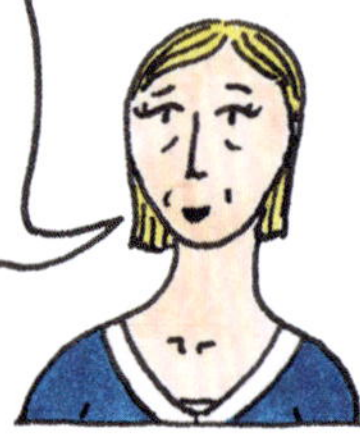

Der Tumor hat Hormonrezeptoren und wächst langsam. Das sind immerhin 40–60 % der Fälle.

Luminal A

Hormonrezeptor positiv, HER2 negativ, Ki-67 niedrig

Der Tumor hat Hormonrezeptoren und wächst etwas schneller.

Luminal B

Hormonrezeptor positiv, HER2 negativ, Ki-67 hoch

Der Tumor hat Hormonrezeptoren und hat zusätzlich HER2 übermäßig ausgebildet.

HER2 positiv/luminal

Hormonrezeptor positiv, HER2 positiv, jeder Ki-67-Wert

Der Tumor hat HER2 übermäßig ausgebildet und hat keine Hormonrezeptoren.

HER2 positiv/nicht luminal

Hormonrezeptor negativ, HER2 positiv

Der Tumor hat keine Hormonrezeptoren und keine HER2-Rezeptoren.

Triple negativ

Hormonrezeptor negativ, HER2 negativ

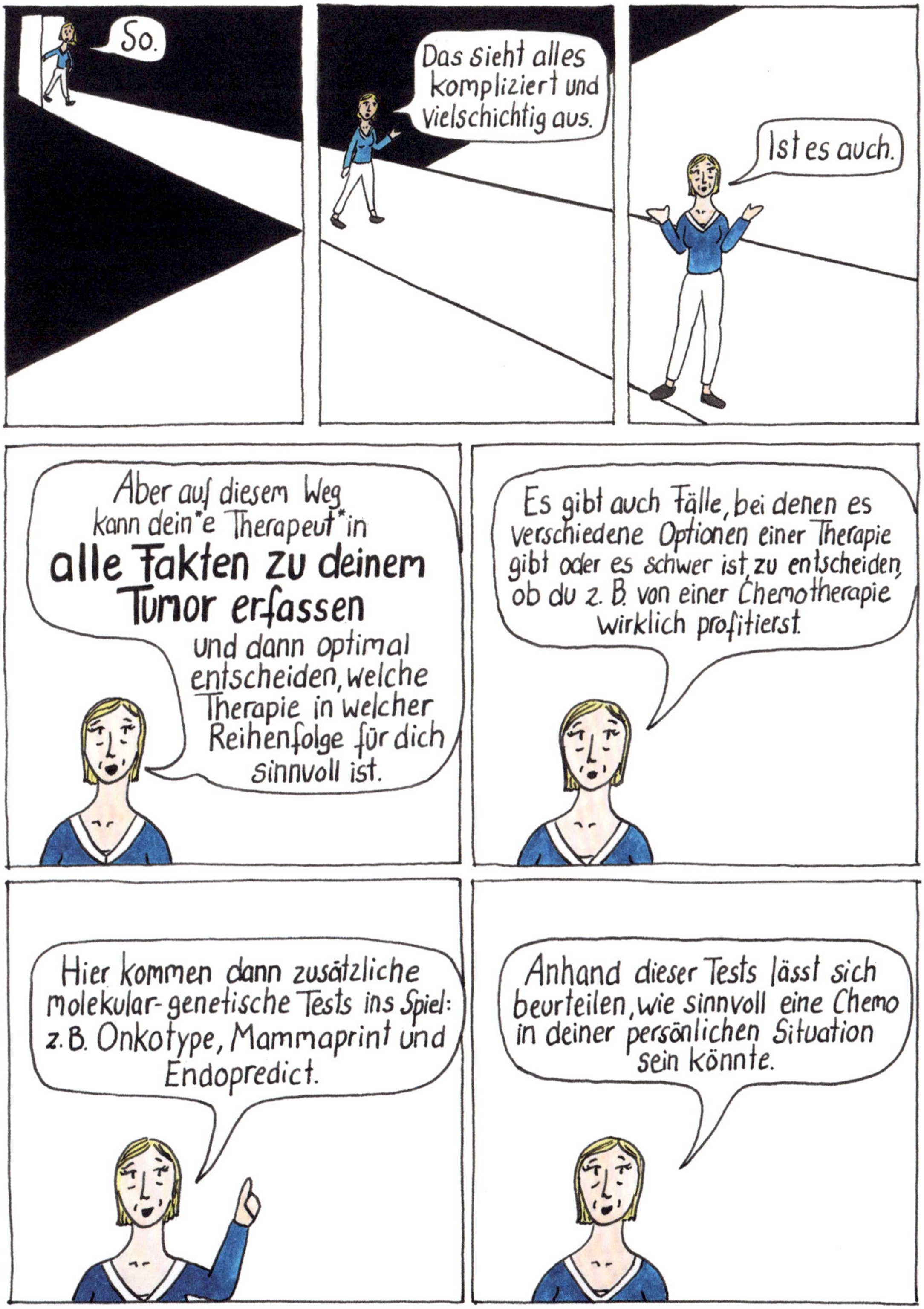
So.
Das sieht alles kompliziert und vielschichtig aus.
Ist es auch.
Aber auf diesem Weg kann dein*e Therapeut*in **alle Fakten zu deinem Tumor erfassen** und dann optimal entscheiden, welche Therapie in welcher Reihenfolge für dich sinnvoll ist.
Es gibt auch Fälle, bei denen es verschiedene Optionen einer Therapie gibt oder es schwer ist, zu entscheiden, ob du z. B. von einer Chemotherapie wirklich profitierst.
Hier kommen dann zusätzliche molekular-genetische Tests ins Spiel: z. B. Onkotype, Mammaprint und Endopredict.
Anhand dieser Tests lässt sich beurteilen, wie sinnvoll eine Chemo in deiner persönlichen Situation sein könnte.

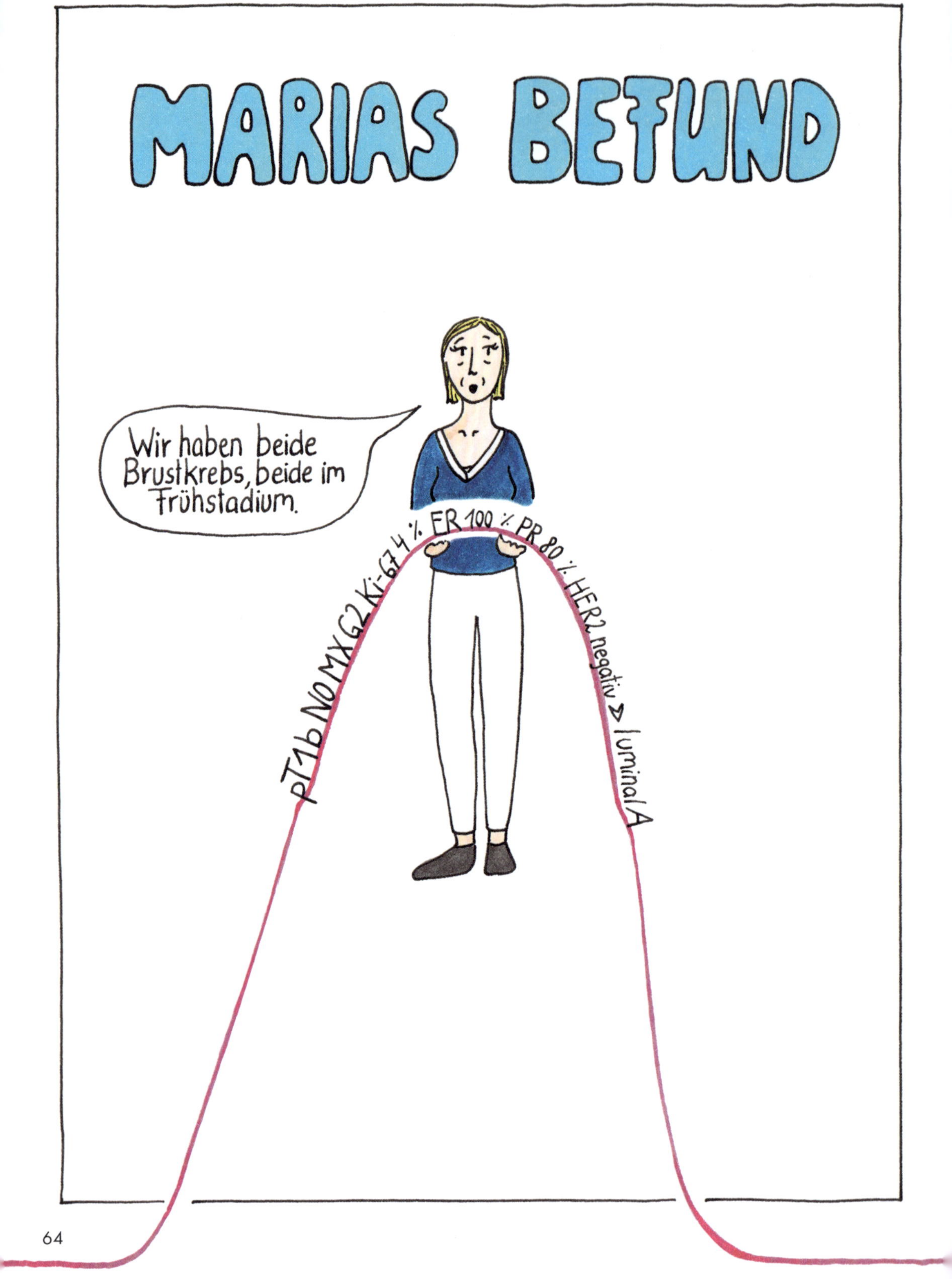
MARIAS BEFUND
Wir haben beide Brustkrebs, beide im Frühstadium.
pT1b N0 MX G2 Ki-67 4 % ER 100 % PR 80 % HER2 negativ ▷ luminal A

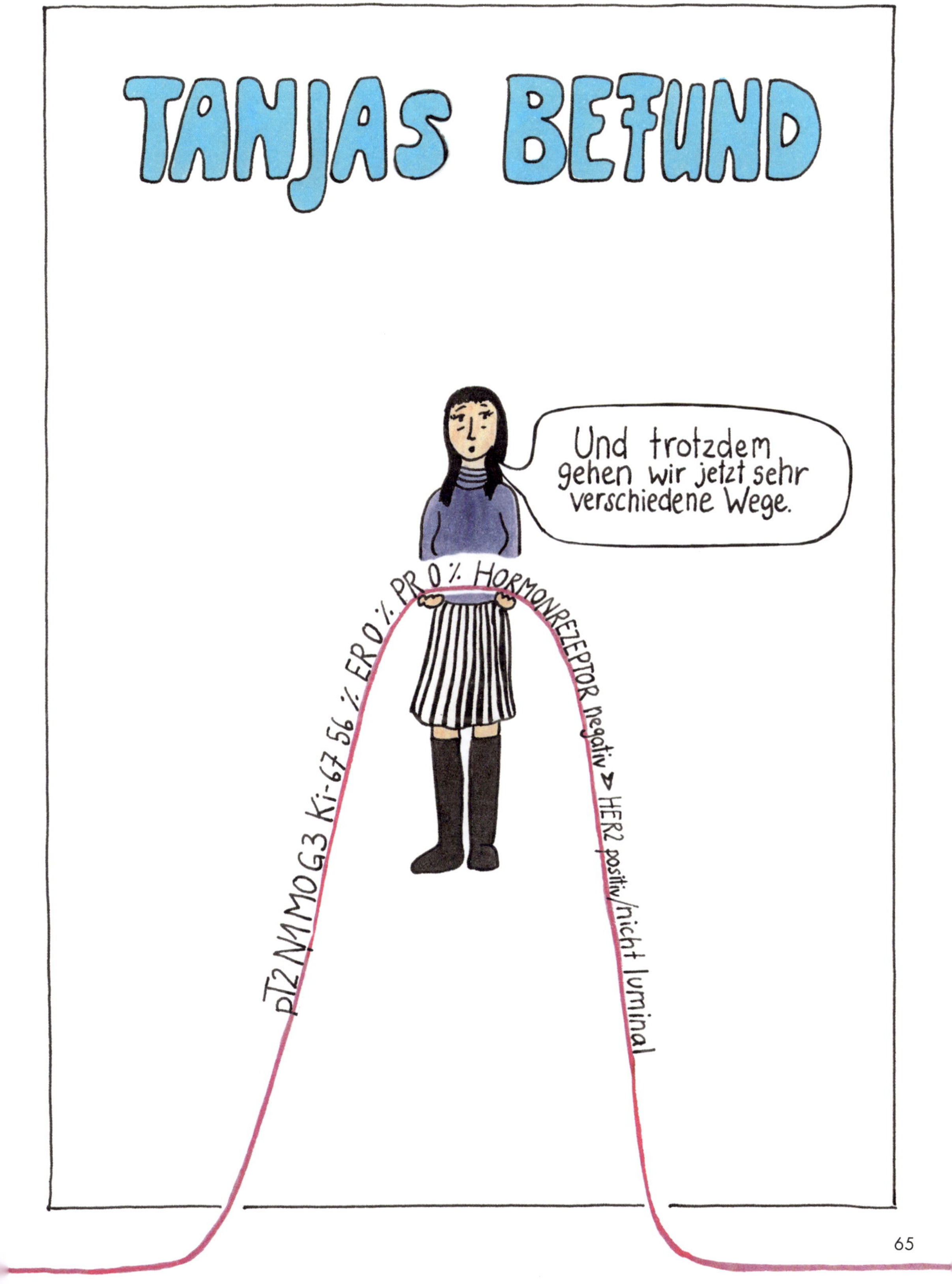
TANJAS BEFUND
Und trotzdem gehen wir jetzt sehr verschiedene Wege.
pT2 N1 M0 G3 Ki-67 56 % ER 0 % PR 0 % HORMONREZEPTOR negativ ▸ HER2 positiv/nicht luminal

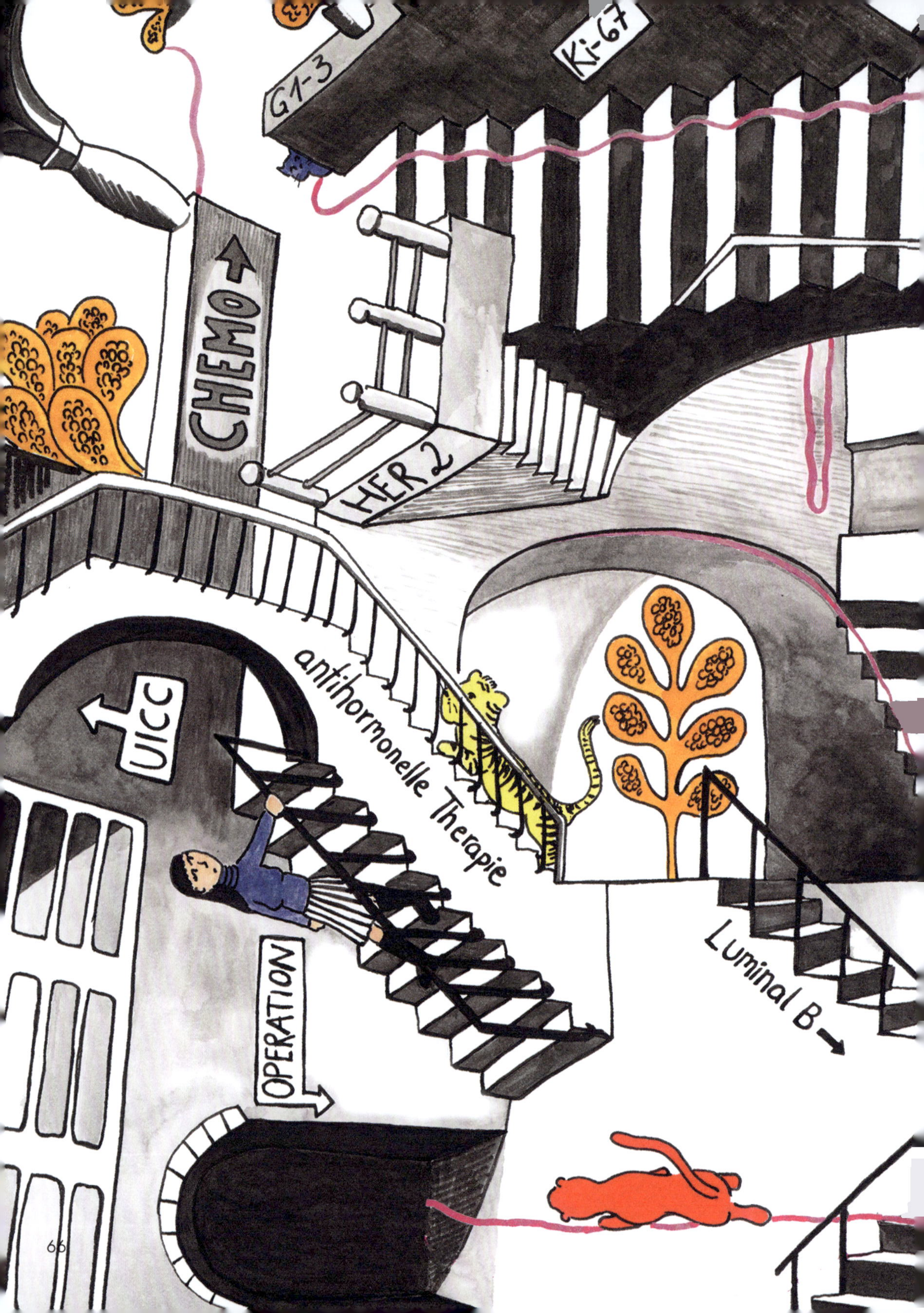
G1-3
Ki-67
CHEMO
HER 2
UICC
antihormonelle Therapie
OPERATION
Luminal B

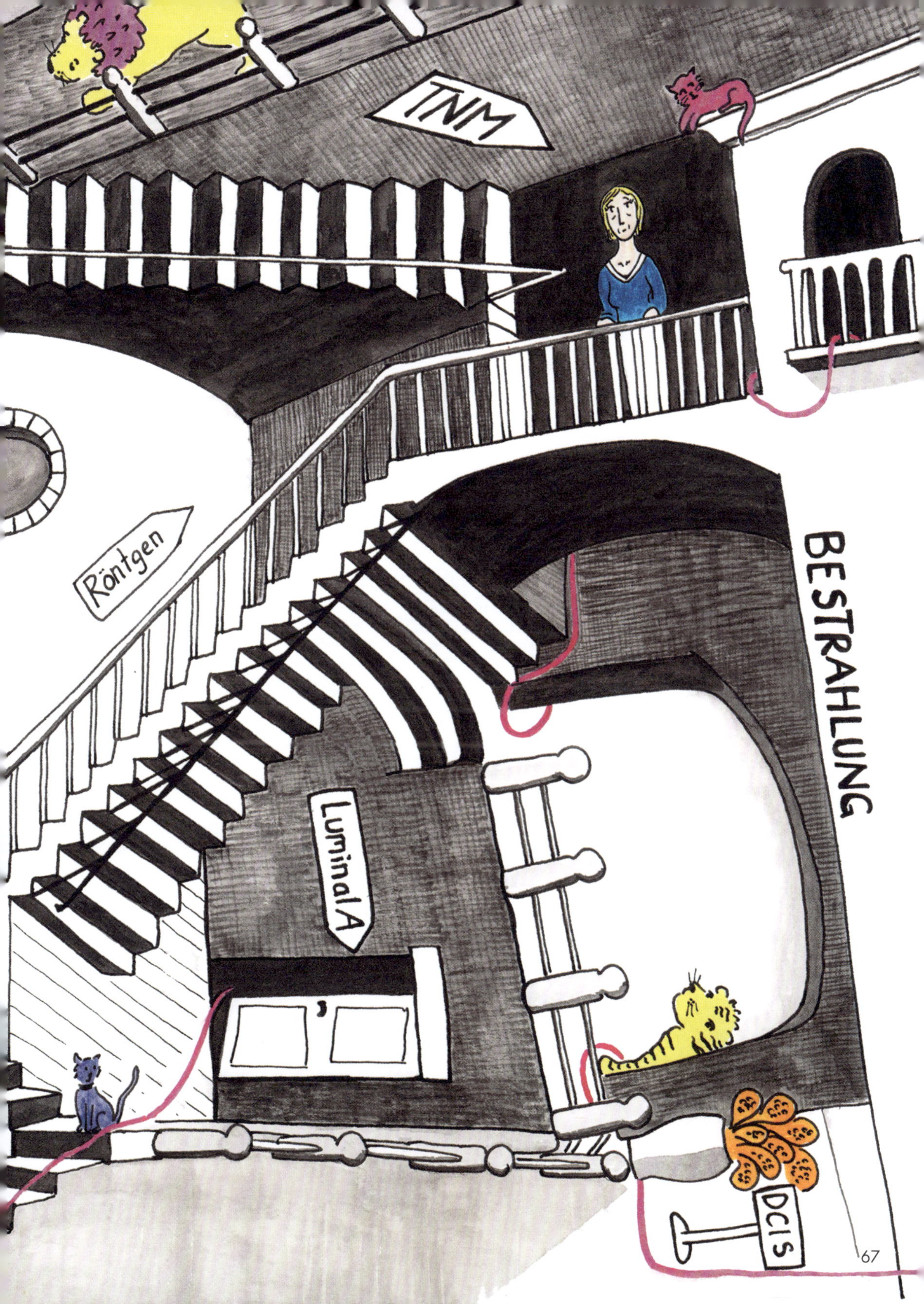
TNM
Röntgen
BESTRAHLUNG
LuminalA
DCIS

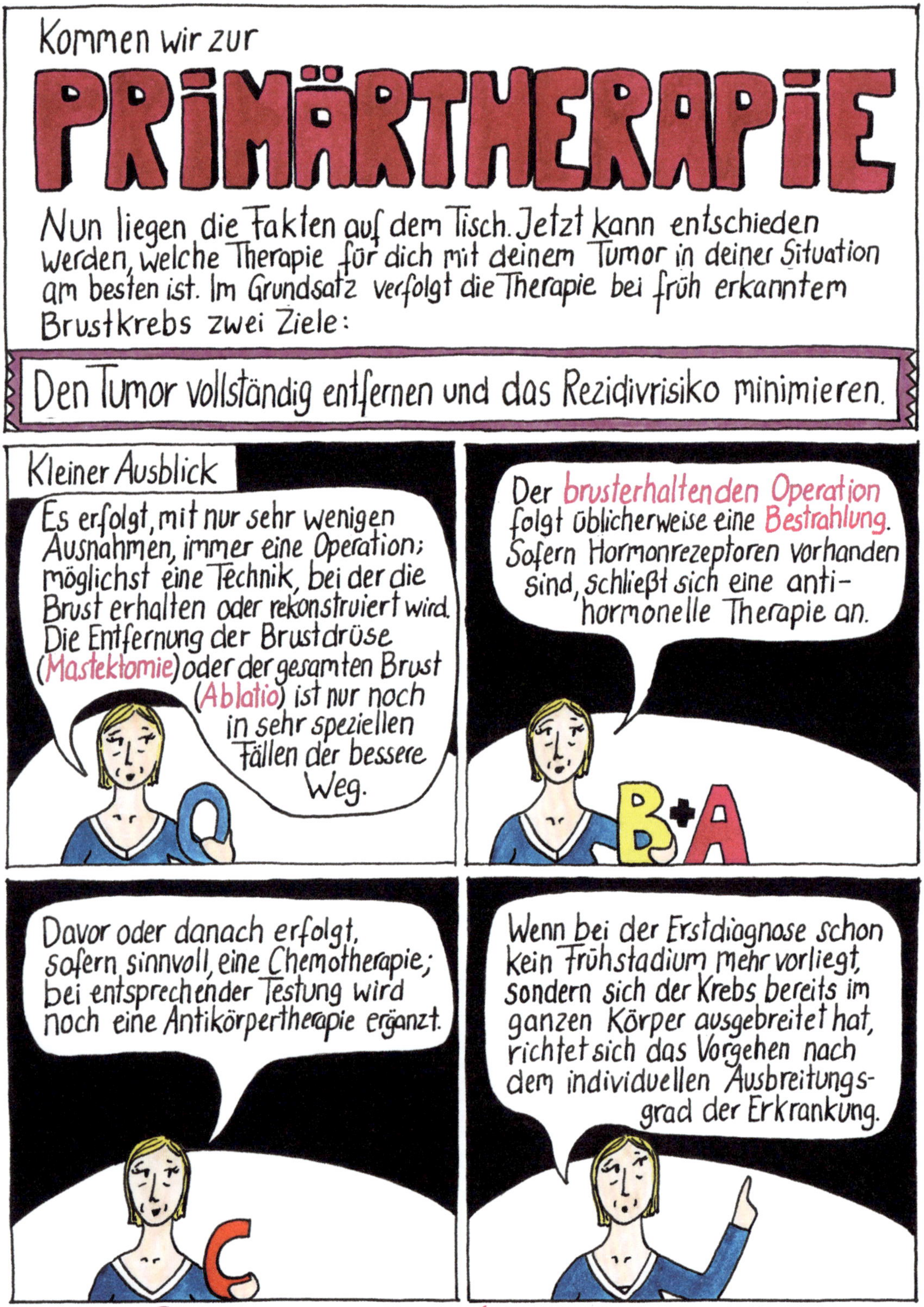
Kommen wir zur
PRIMÄRTHERAPIE
Nun liegen die Fakten auf dem Tisch. Jetzt kann entschieden werden, welche Therapie für dich mit deinem Tumor in deiner Situation am besten ist. Im Grundsatz verfolgt die Therapie bei früh erkanntem Brustkrebs zwei Ziele:
Den Tumor vollständig entfernen und das Rezidivrisiko minimieren.
Kleiner Ausblick
Es erfolgt, mit nur sehr wenigen Ausnahmen, immer eine Operation; möglichst eine Technik, bei der die Brust erhalten oder rekonstruiert wird. Die Entfernung der Brustdrüse (Mastektomie) oder der gesamten Brust (Ablatio) ist nur noch in sehr speziellen Fällen der bessere Weg.
O
Der brusterhaltenden Operation folgt üblicherweise eine Bestrahlung. Sofern Hormonrezeptoren vorhanden sind, schließt sich eine antihormonelle Therapie an.
B+A
Davor oder danach erfolgt, sofern sinnvoll, eine Chemotherapie; bei entsprechender Testung wird noch eine Antikörpertherapie ergänzt.
C
Wenn bei der Erstdiagnose schon kein Frühstadium mehr vorliegt, sondern sich der Krebs bereits im ganzen Körper ausgebreitet hat, richtet sich das Vorgehen nach dem individuellen Ausbreitungsgrad der Erkrankung.

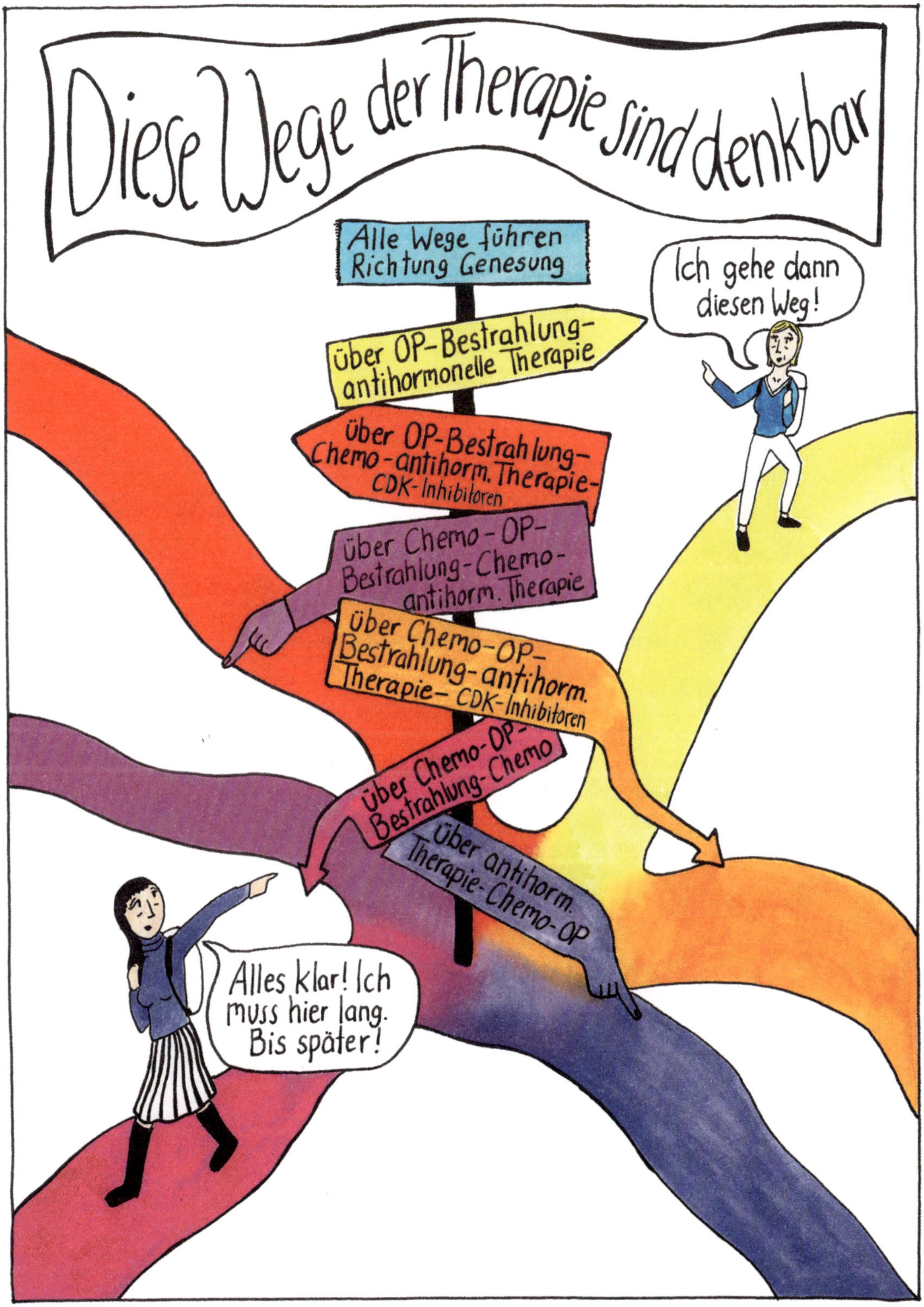

Diese Wege der Therapie sind denkbar
Alle Wege führen Richtung Genesung
über OP-Bestrahlung-antihormonelle Therapie
über OP-Bestrahlung-Chemo-antihorm. Therapie-CDK-Inhibitoren
über Chemo-OP-Bestrahlung-Chemo-antihorm. Therapie
über Chemo-OP-Bestrahlung-antihorm. Therapie-CDK-Inhibitoren
über Chemo-OP-Bestrahlung-Chemo
über antihorm. Therapie-Chemo-OP
Ich gehe dann diesen Weg!
Alles klar! Ich muss hier lang. Bis später!

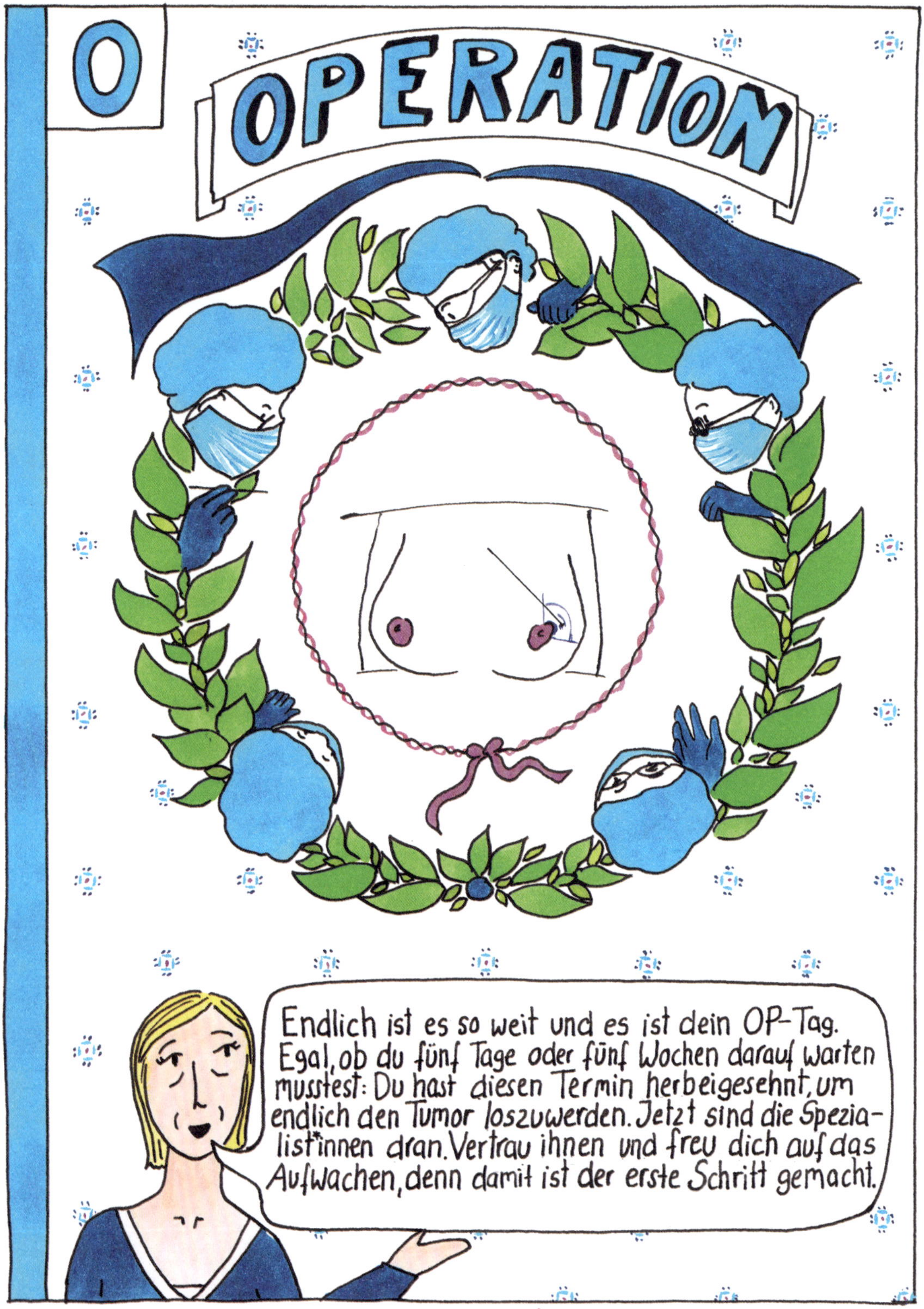
O
OPERATION
Endlich ist es so weit und es ist dein OP-Tag. Egal, ob du fünf Tage oder fünf Wochen darauf warten musstest: Du hast diesen Termin herbeigesehnt, um endlich den Tumor loszuwerden. Jetzt sind die Spezialist*innen dran. Vertrau ihnen und freu dich auf das Aufwachen, denn damit ist der erste Schritt gemacht.

Operation

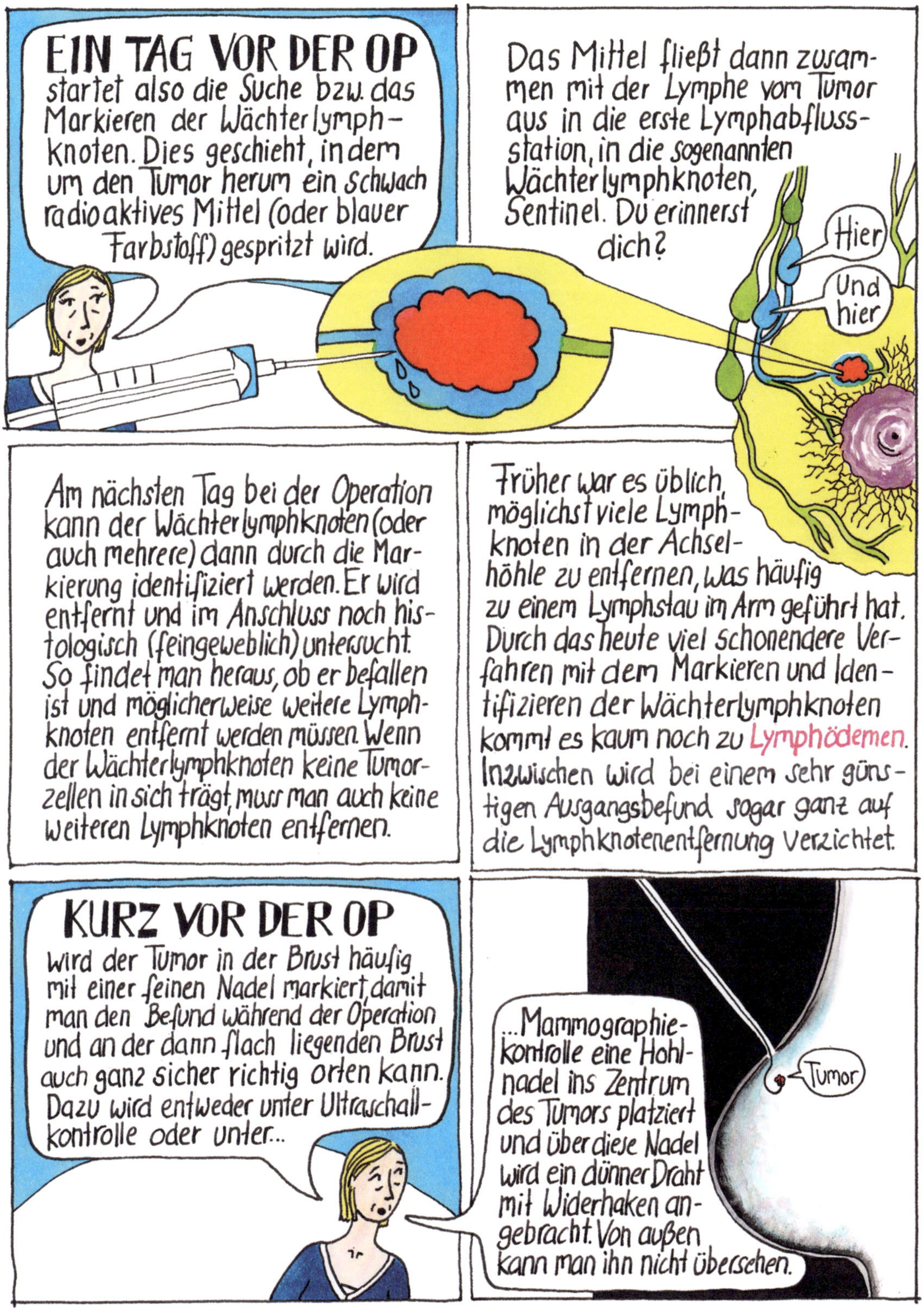
EIN TAG VOR DER OP startet also die Suche bzw. das Markieren der Wächterlymphknoten. Dies geschieht, indem um den Tumor herum ein schwach radioaktives Mittel (oder blauer Farbstoff) gespritzt wird.
Das Mittel fließt dann zusammen mit der Lymphe vom Tumor aus in die erste Lymphabflussstation, in die sogenannten Wächterlymphknoten, Sentinel. Du erinnerst dich?
Hier
Und hier
Am nächsten Tag bei der Operation kann der Wächterlymphknoten (oder auch mehrere) dann durch die Markierung identifiziert werden. Er wird entfernt und im Anschluss noch histologisch (feingeweblich) untersucht. So findet man heraus, ob er befallen ist und möglicherweise weitere Lymphknoten entfernt werden müssen. Wenn der Wächterlymphknoten keine Tumorzellen in sich trägt, muss man auch keine weiteren Lymphknoten entfernen.
Früher war es üblich, möglichst viele Lymphknoten in der Achselhöhle zu entfernen, was häufig zu einem Lymphstau im Arm geführt hat. Durch das heute viel schonendere Verfahren mit dem Markieren und Identifizieren der Wächterlymphknoten kommt es kaum noch zu Lymphödemen. Inzwischen wird bei einem sehr günstigen Ausgangsbefund sogar ganz auf die Lymphknotenentfernung verzichtet.
KURZ VOR DER OP wird der Tumor in der Brust häufig mit einer feinen Nadel markiert, damit man den Befund während der Operation und an der dann flach liegenden Brust auch ganz sicher richtig orten kann. Dazu wird entweder unter Ultraschallkontrolle oder unter...
...Mammographiekontrolle eine Hohlnadel ins Zentrum des Tumors platziert und über diese Nadel wird ein dünner Draht mit Widerhaken angebracht. Von außen kann man ihn nicht übersehen.
Tumor

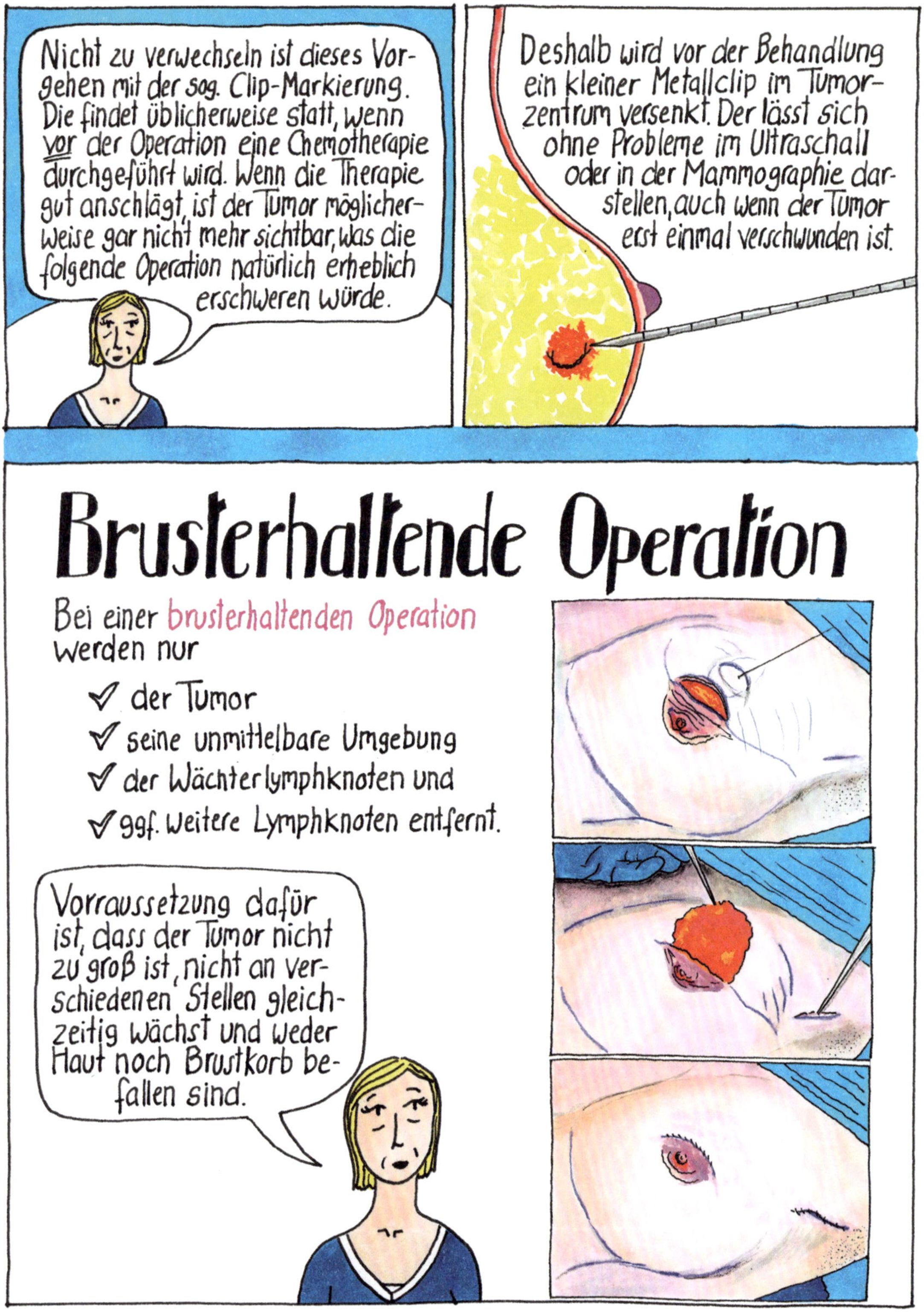
Nicht zu verwechseln ist dieses Vorgehen mit der sog. Clip-Markierung. Die findet üblicherweise statt, wenn vor der Operation eine Chemotherapie durchgeführt wird. Wenn die Therapie gut anschlägt, ist der Tumor möglicherweise gar nicht mehr sichtbar, was die folgende Operation natürlich erheblich erschweren würde.
Deshalb wird vor der Behandlung ein kleiner Metallclip im Tumorzentrum versenkt. Der lässt sich ohne Probleme im Ultraschall oder in der Mammographie darstellen, auch wenn der Tumor erst einmal verschwunden ist.
Brusterhaltende Operation
Bei einer brusterhaltenden Operation werden nur
✓ der Tumor
✓ seine unmittelbare Umgebung
✓ der Wächterlymphknoten und
✓ ggf. weitere Lymphknoten entfernt.
Vorraussetzung dafür ist, dass der Tumor nicht zu groß ist, nicht an verschiedenen Stellen gleichzeitig wächst und weder Haut noch Brustkorb befallen sind.

Das optische Ergebnis einer solchen Operation kann sehr verschieden ausfallen. Die Brüste können manchmal unterschiedlich groß sein. Außerdem kann es zu narbigen Einziehungen oder Wulstnarben kommen – unabhängig davon, wie begabt der*die Operateur*in ist. Kosmetisch günstig liegen Tumore, die sich oberhalb der Brustwarze befinden.

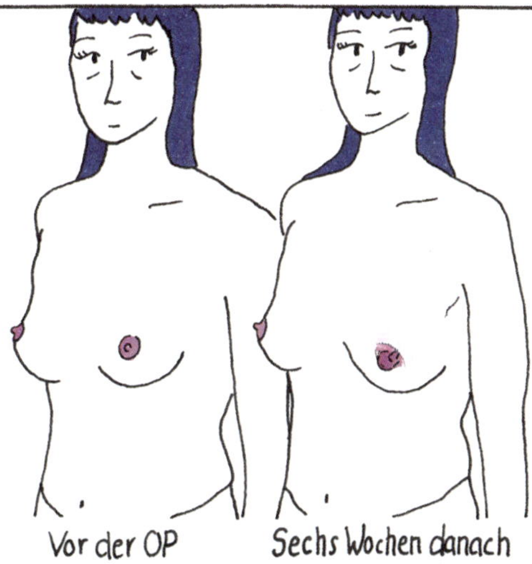

Ablatio oder auch Mastektomie

In seltenen Fällen ist eine brusterhaltende Operation nicht möglich. Zum Beispiel, wenn der Tumor groß und die Brust klein ist. Dann muss eine Ablatio oder auch Mastektomie durchgeführt werden. Das bedeutet eine komplette Entfernung der Brustdrüse mit Bindegewebe und Haut einschließlich Lymphknoten.

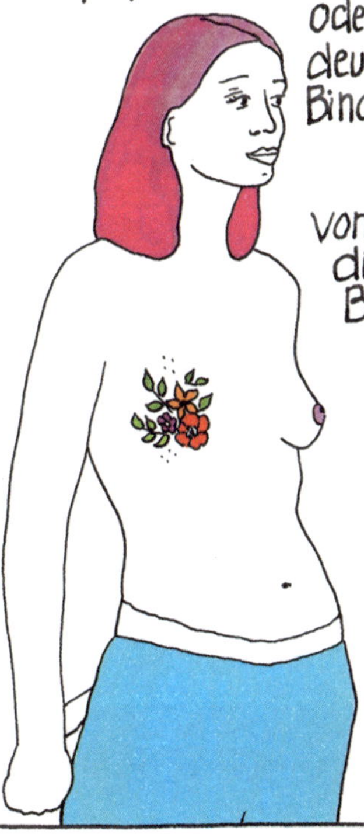

Die so entstehende Asymmetrie wird von vielen Frauen als störend empfunden. Man kann die Situation durch Prothesen kaschieren, die bei Bedarf auf die Haut aufgeklebt werden, oder entsprechende Kleidung mit Einlage tragen.

Viele Frauen entscheiden sich auch für eine Brustrekonstruktion, entweder mit einem Implantat oder aus körpereigenem Gewebe vom Bauch oder vom Rücken.

Die meisten Frauen gewöhnen sich aber an das neue Körperbild und kommen in ihrer eigenen Zeit und ihrem eigenem Tempo gut mit der neuen Situation zurecht.

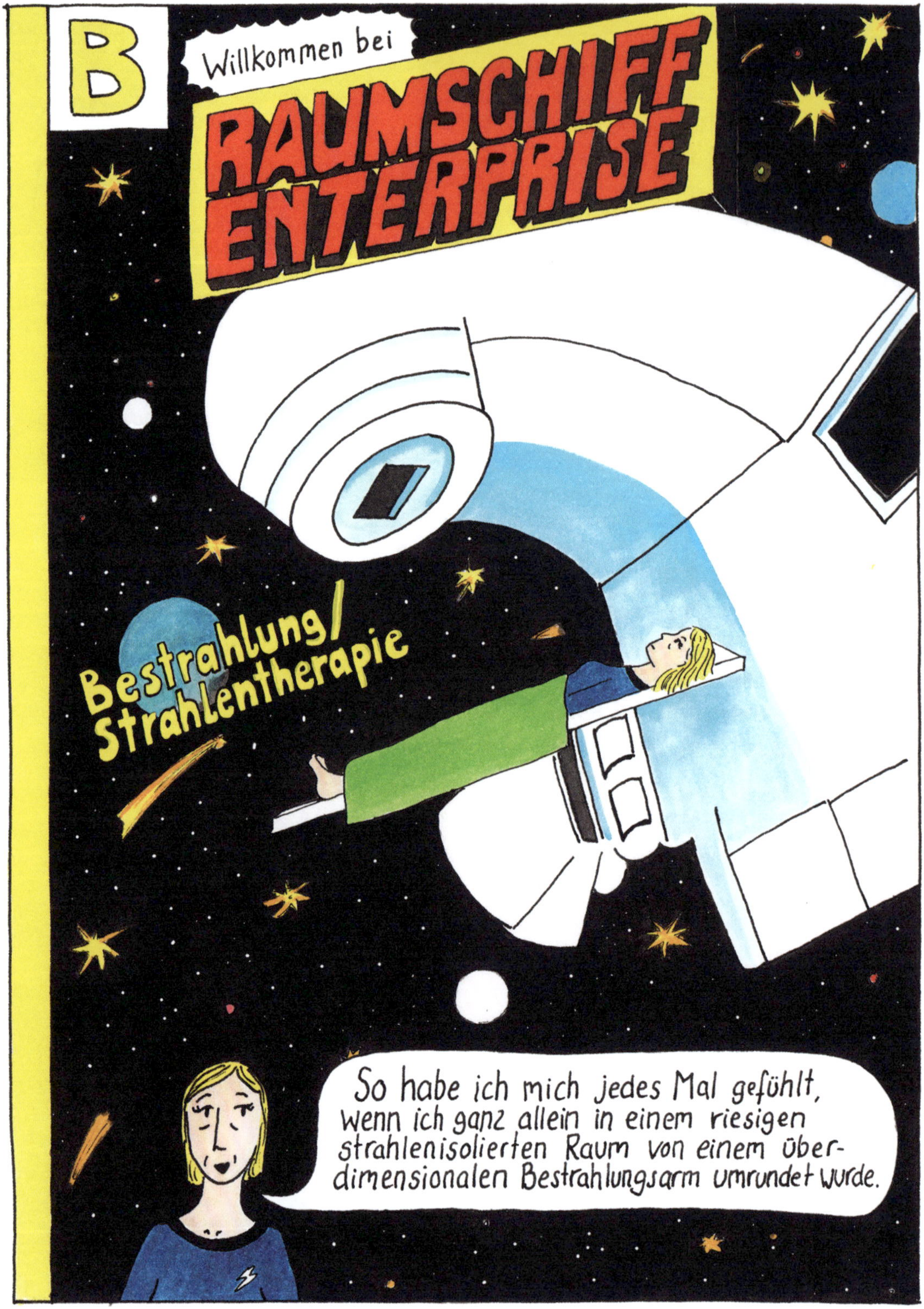

B
Willkommen bei
RAUMSCHIFF ENTERPRISE
Bestrahlung/
Strahlentherapie
So habe ich mich jedes Mal gefühlt, wenn ich ganz allein in einem riesigen strahlenisolierten Raum von einem überdimensionalen Bestrahlungsarm umrundet wurde.

Ziel einer Bestrahlung (auch Strahlentherapie genannt) ist es, nach der Operation möglicherweise übriggebliebene Tumorzellen im Umfeld der operierten Stelle und der Lymphstationen oder auch kleinste Metastasen zu beseitigen.

Die Behandlung setzt sich also im mikroskopisch kleinen Umfeld, nämlich der Krebszelle selbst, fort.

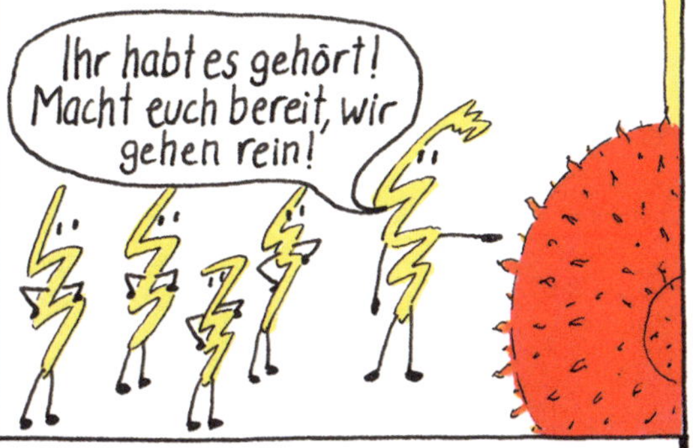
Ihr habt es gehört! Macht euch bereit, wir gehen rein!

Eine Strahlentherapie kommt immer nach einer brusterhaltenden Operation zum Einsatz – oder wenn die Brust entfernt wurde, ein größerer Tumor vorliegt oder mehrere Lymphknoten befallen sind.

Die Bestrahlung erfolgt

entweder hypofraktioniert

Bei der hypofraktionierten Bestrahlung werden 40 Gy* aufgeteilt in 15 Einzeldosen verabreicht. Die Einzeldosis ist dann jeweils ein bisschen höher. Das Ganze dauert ca. 4 Wochen.

oder fraktioniert

Bei der klassischen, also fraktionierten, Bestrahlung wird eine Dosis von 50 Gy* verabreicht, aufgeteilt auf 25 Einzeldosen, die täglich gegeben werden.
Das dauert dann 5-6 Wochen.

Vertraue der Entscheidung für deine individuelle Strahlentherapie.

*Gy = Gray: Maßeinheit für die Bestrahlungsdosis, benannt nach L. Gray (Physiker).

Quelle: Krebsinformationsdienst/ S3- Leitlinie Version 4.0

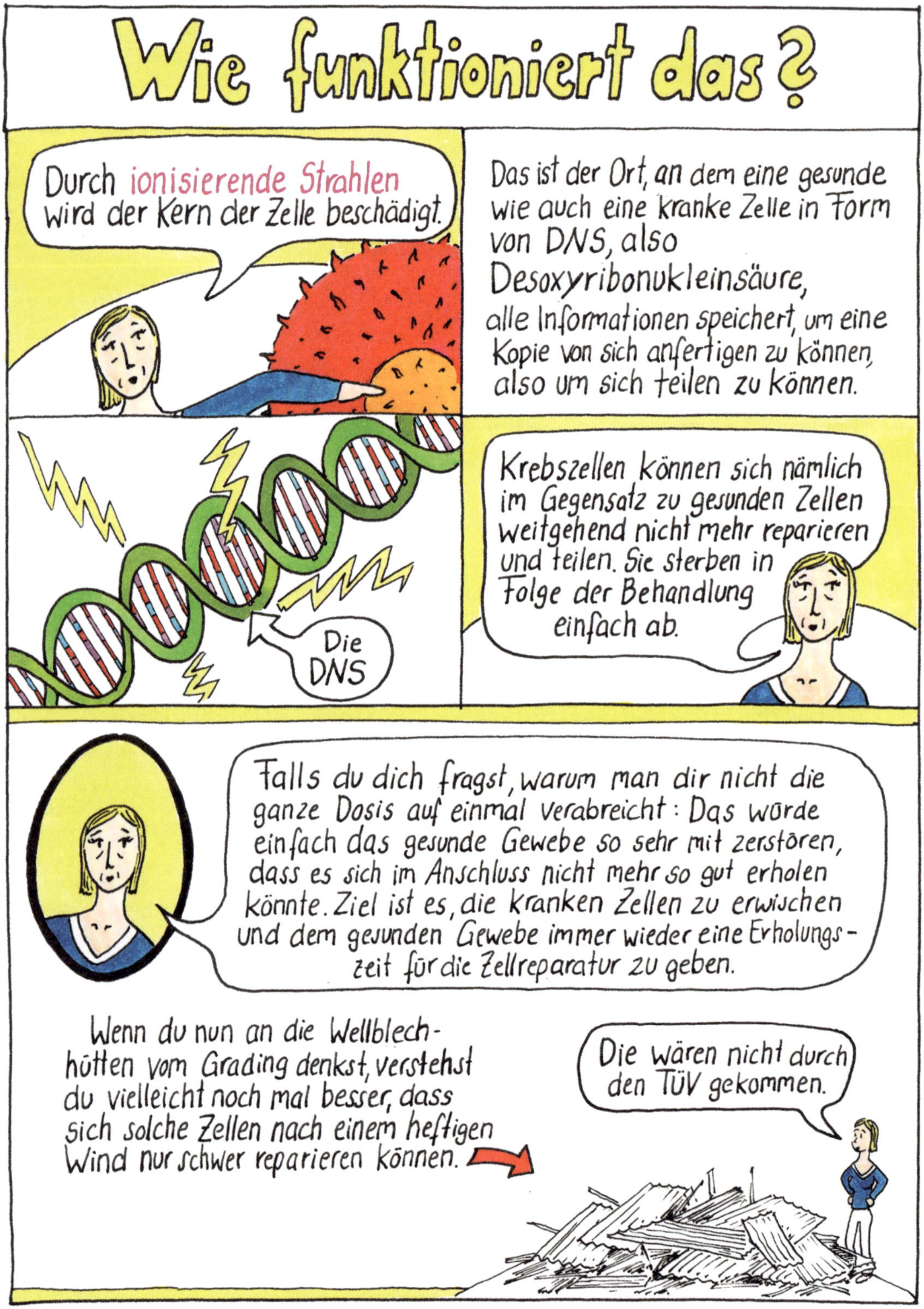
Wie funktioniert das?
Durch ionisierende Strahlen wird der Kern der Zelle beschädigt.
Das ist der Ort, an dem eine gesunde wie auch eine kranke Zelle in Form von DNS, also Desoxyribonukleinsäure, alle Informationen speichert, um eine Kopie von sich anfertigen zu können, also um sich teilen zu können.
Die DNS
Krebszellen können sich nämlich im Gegensatz zu gesunden Zellen weitgehend nicht mehr reparieren und teilen. Sie sterben in Folge der Behandlung einfach ab.
Falls du dich fragst, warum man dir nicht die ganze Dosis auf einmal verabreicht: Das würde einfach das gesunde Gewebe so sehr mit zerstören, dass es sich im Anschluss nicht mehr so gut erholen könnte. Ziel ist es, die kranken Zellen zu erwischen und dem gesunden Gewebe immer wieder eine Erholungs-zeit für die Zellreparatur zu geben.
Wenn du nun an die Wellblech-hütten vom Grading denkst, verstehst du vielleicht noch mal besser, dass sich solche Zellen nach einem heftigen Wind nur schwer reparieren können.
Die wären nicht durch den TÜV gekommen.

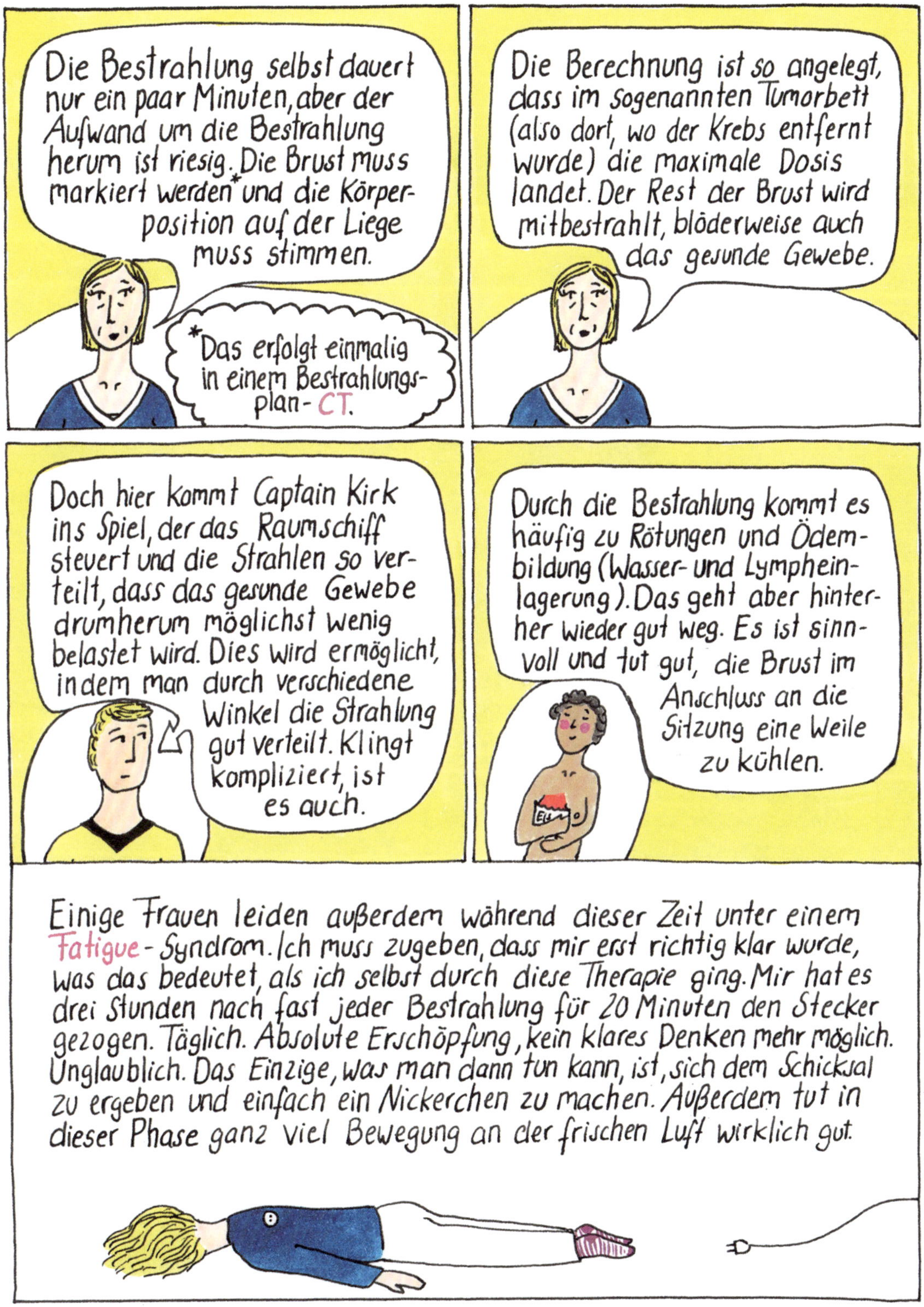

Die Bestrahlung selbst dauert nur ein paar Minuten, aber der Aufwand um die Bestrahlung herum ist riesig. Die Brust muss markiert werden* und die Körperposition auf der Liege muss stimmen.
*Das erfolgt einmalig in einem Bestrahlungsplan-CT.
Die Berechnung ist so angelegt, dass im sogenannten Tumorbett (also dort, wo der Krebs entfernt wurde) die maximale Dosis landet. Der Rest der Brust wird mitbestrahlt, blöderweise auch das gesunde Gewebe.
Doch hier kommt Captain Kirk ins Spiel, der das Raumschiff steuert und die Strahlen so verteilt, dass das gesunde Gewebe drumherum möglichst wenig belastet wird. Dies wird ermöglicht, indem man durch verschiedene Winkel die Strahlung gut verteilt. Klingt kompliziert, ist es auch.
Durch die Bestrahlung kommt es häufig zu Rötungen und Ödembildung (Wasser- und Lympheinlagerung). Das geht aber hinterher wieder gut weg. Es ist sinnvoll und tut gut, die Brust im Anschluss an die Sitzung eine Weile zu kühlen.
Eis
Einige Frauen leiden außerdem während dieser Zeit unter einem Fatigue-Syndrom. Ich muss zugeben, dass mir erst richtig klar wurde, was das bedeutet, als ich selbst durch diese Therapie ging. Mir hat es drei Stunden nach fast jeder Bestrahlung für 20 Minuten den Stecker gezogen. Täglich. Absolute Erschöpfung, kein klares Denken mehr möglich. Unglaublich. Das Einzige, was man dann tun kann, ist, sich dem Schicksal zu ergeben und einfach ein Nickerchen zu machen. Außerdem tut in dieser Phase ganz viel Bewegung an der frischen Luft wirklich gut.

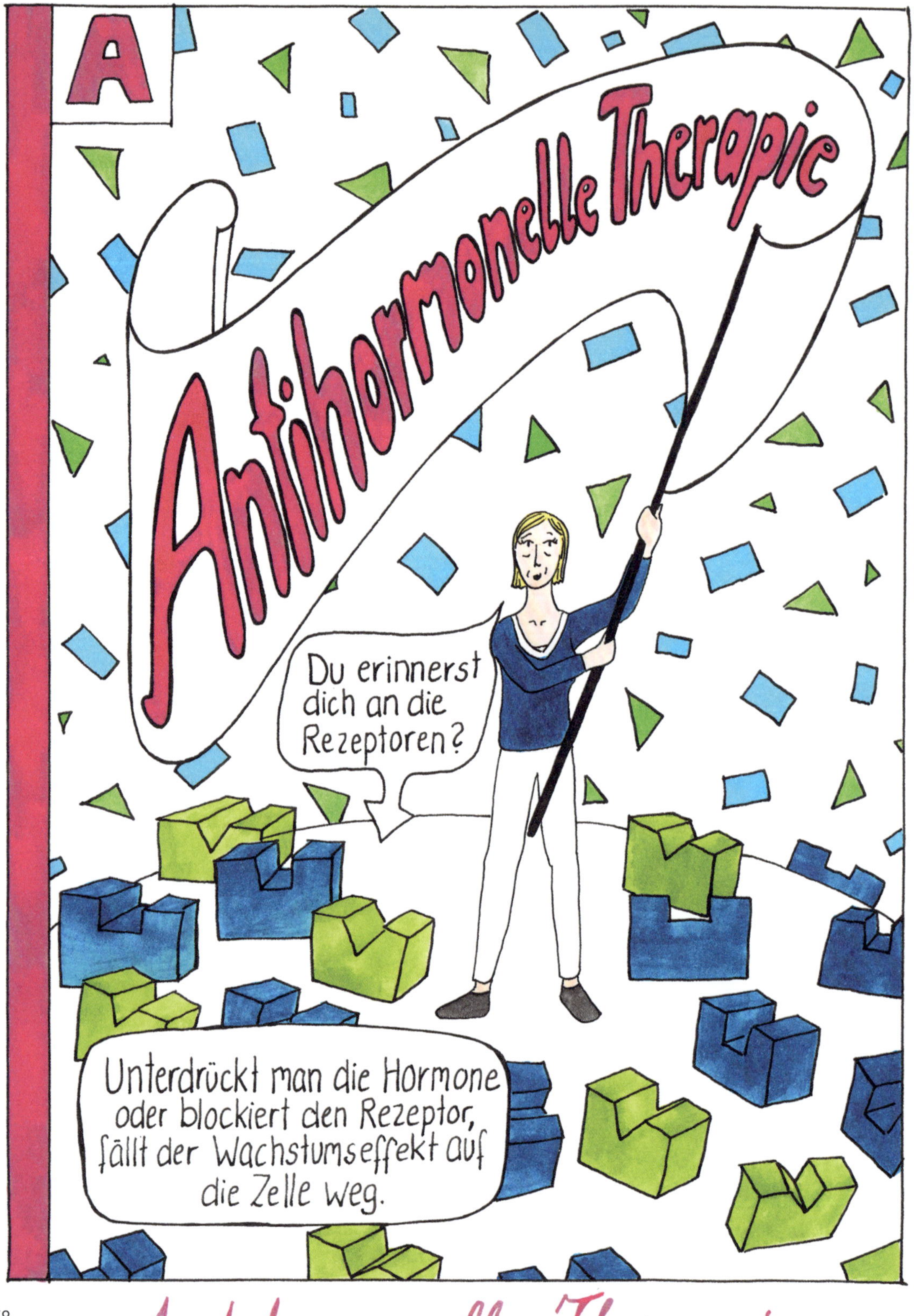
A
Antihormonelle Therapie
Du erinnerst dich an die Rezeptoren?
Unterdrückt man die Hormone oder blockiert den Rezeptor, fällt der Wachstumseffekt auf die Zelle weg.

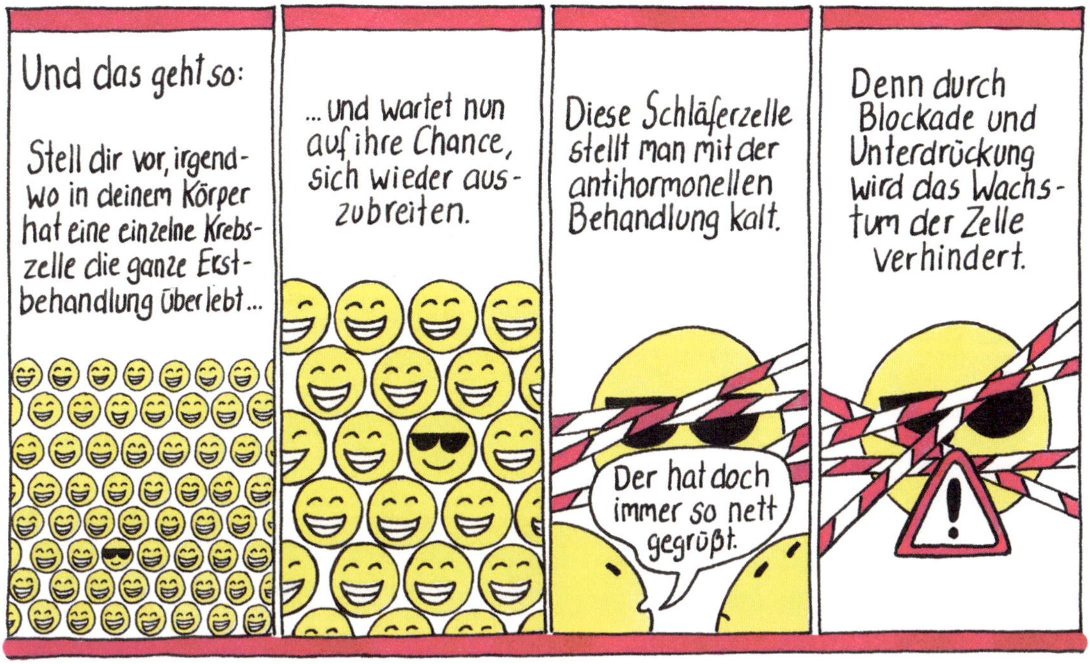
Und das geht so:
Stell dir vor, irgendwo in deinem Körper hat eine einzelne Krebszelle die ganze Erstbehandlung überlebt...
... und wartet nun auf ihre Chance, sich wieder auszubreiten.
Diese Schläferzelle stellt man mit der antihormonellen Behandlung kalt.
Der hat doch immer so nett gegrüßt.
Denn durch Blockade und Unterdrückung wird das Wachstum der Zelle verhindert.

Grundsätzlich gibt es drei antihormonelle Optionen

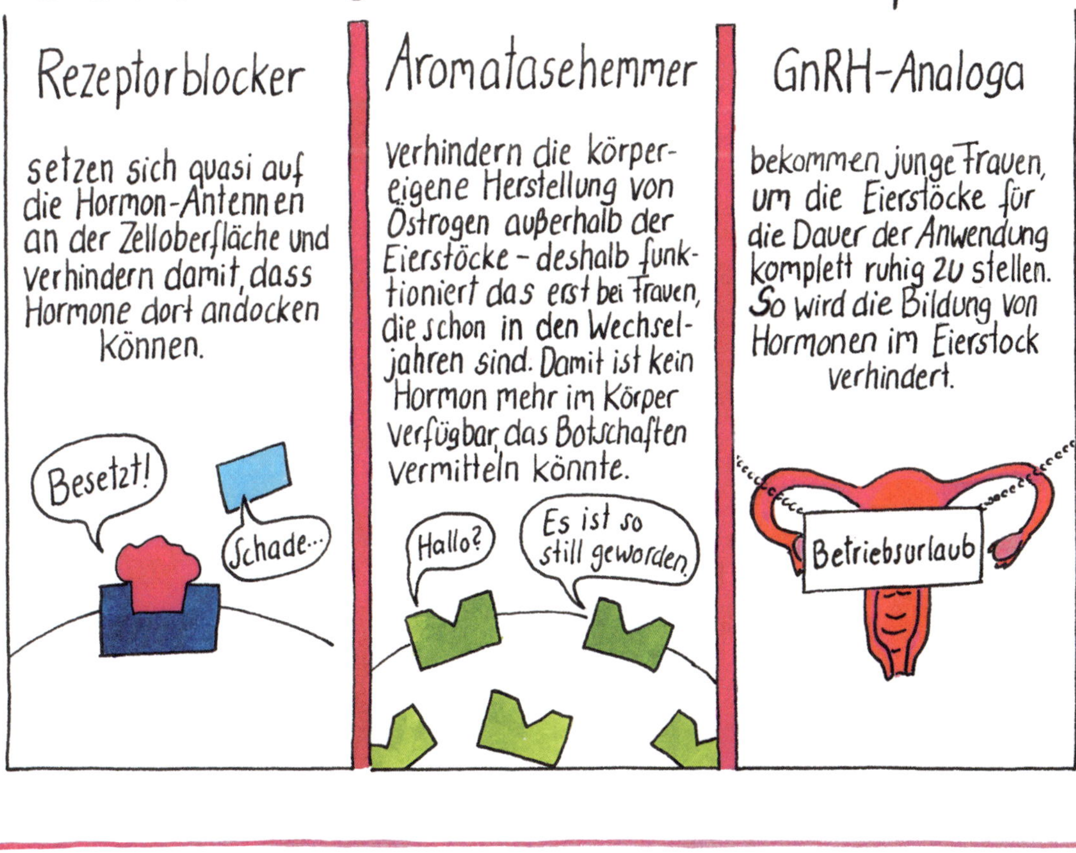

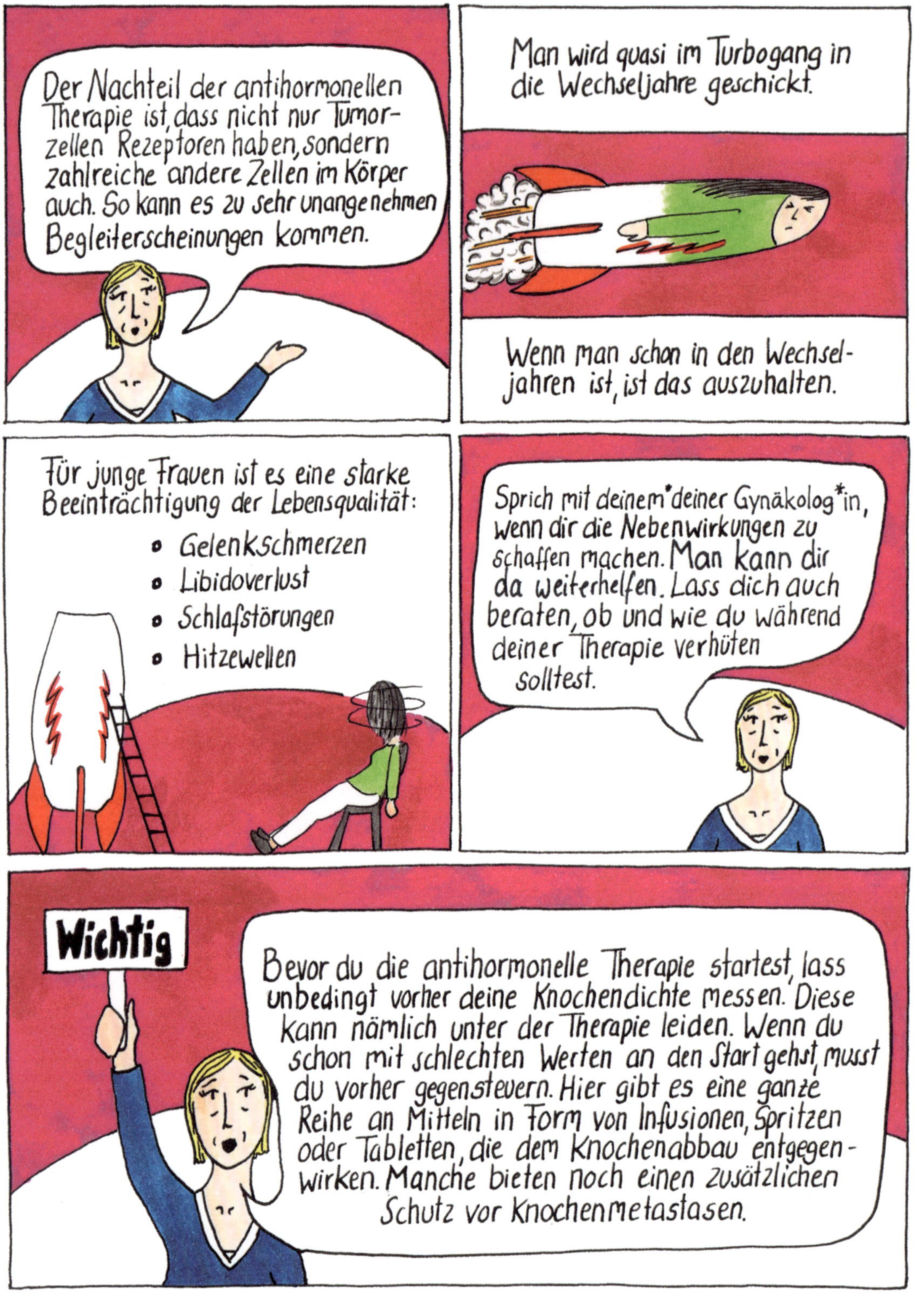
Der Nachteil der antihormonellen Therapie ist, dass nicht nur Tumorzellen Rezeptoren haben, sondern zahlreiche andere Zellen im Körper auch. So kann es zu sehr unangenehmen Begleiterscheinungen kommen.
Man wird quasi im Turbogang in die Wechseljahre geschickt.
Wenn man schon in den Wechseljahren ist, ist das auszuhalten.
Für junge Frauen ist es eine starke Beeinträchtigung der Lebensqualität:
• Gelenkschmerzen
• Libidoverlust
• Schlafstörungen
• Hitzewellen
Sprich mit deinem*deiner Gynäkolog*in, wenn dir die Nebenwirkungen zu schaffen machen. Man kann dir da weiterhelfen. Lass dich auch beraten, ob und wie du während deiner Therapie verhüten solltest.
Wichtig
Bevor du die antihormonelle Therapie startest, lass unbedingt vorher deine Knochendichte messen. Diese kann nämlich unter der Therapie leiden. Wenn du schon mit schlechten Werten an den Start gehst, musst du vorher gegensteuern. Hier gibt es eine ganze Reihe an Mitteln in Form von Infusionen, Spritzen oder Tabletten, die dem Knochenabbau entgegenwirken. Manche bieten noch einen zusätzlichen Schutz vor Knochenmetastasen.

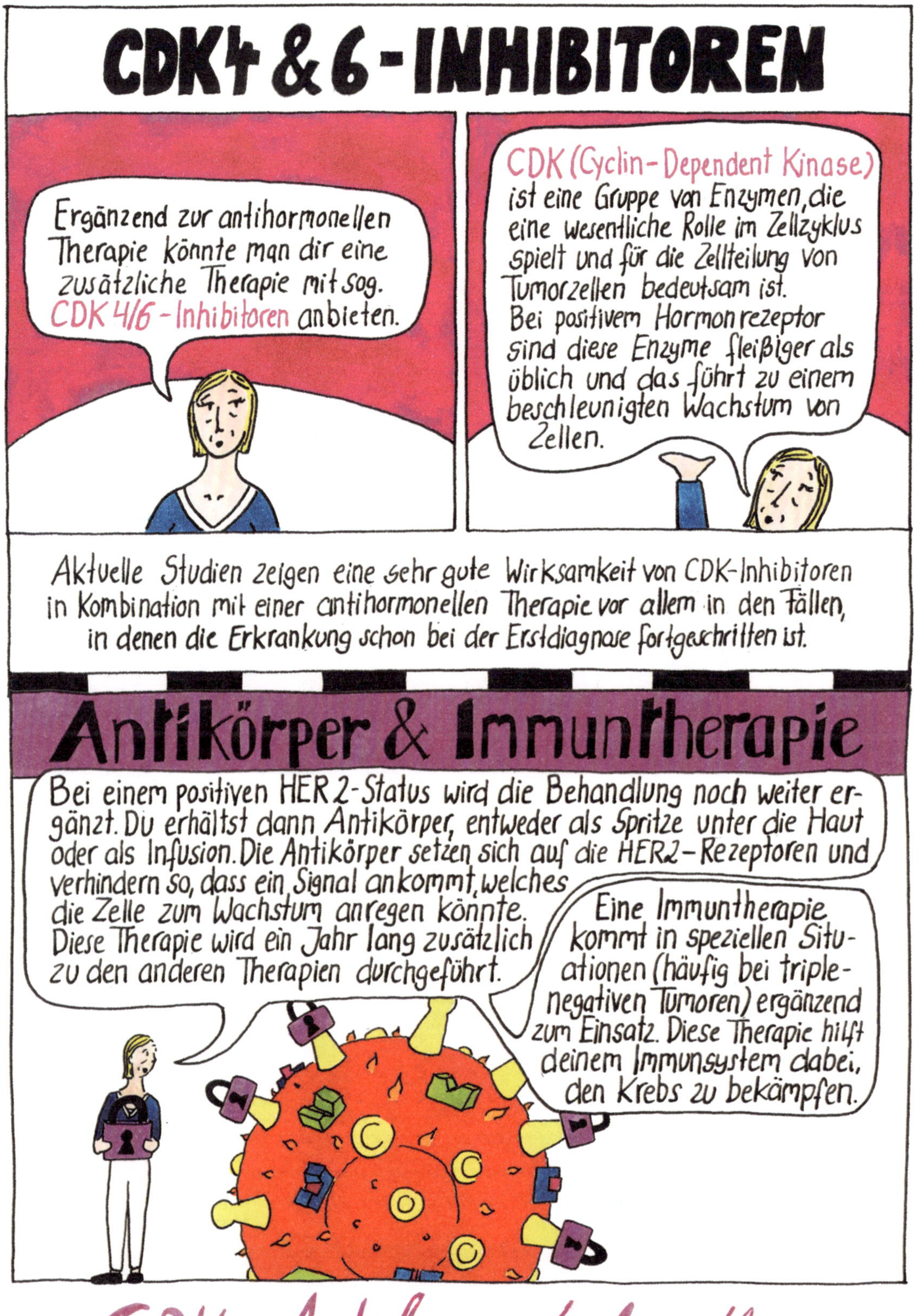
CDK4 & 6-INHIBITOREN
Ergänzend zur antihormonellen Therapie könnte man dir eine zusätzliche Therapie mit sog. CDK 4/6-Inhibitoren anbieten.
CDK (Cyclin-Dependent Kinase) ist eine Gruppe von Enzymen, die eine wesentliche Rolle im Zellzyklus spielt und für die Zellteilung von Tumorzellen bedeutsam ist. Bei positivem Hormonrezeptor sind diese Enzyme fleißiger als üblich und das führt zu einem beschleunigten Wachstum von Zellen.
Aktuelle Studien zeigen eine sehr gute Wirksamkeit von CDK-Inhibitoren in Kombination mit einer antihormonellen Therapie vor allem in den Fällen, in denen die Erkrankung schon bei der Erstdiagnose fortgeschritten ist.
Antikörper & Immuntherapie
Bei einem positiven HER2-Status wird die Behandlung noch weiter ergänzt. Du erhältst dann Antikörper, entweder als Spritze unter die Haut oder als Infusion. Die Antikörper setzen sich auf die HER2-Rezeptoren und verhindern so, dass ein Signal ankommt, welches die Zelle zum Wachstum anregen könnte. Diese Therapie wird ein Jahr lang zusätzlich zu den anderen Therapien durchgeführt.
Eine Immuntherapie kommt in speziellen Situationen (häufig bei triple-negativen Tumoren) ergänzend zum Einsatz. Diese Therapie hilft deinem Immunsystem dabei, den Krebs zu bekämpfen.

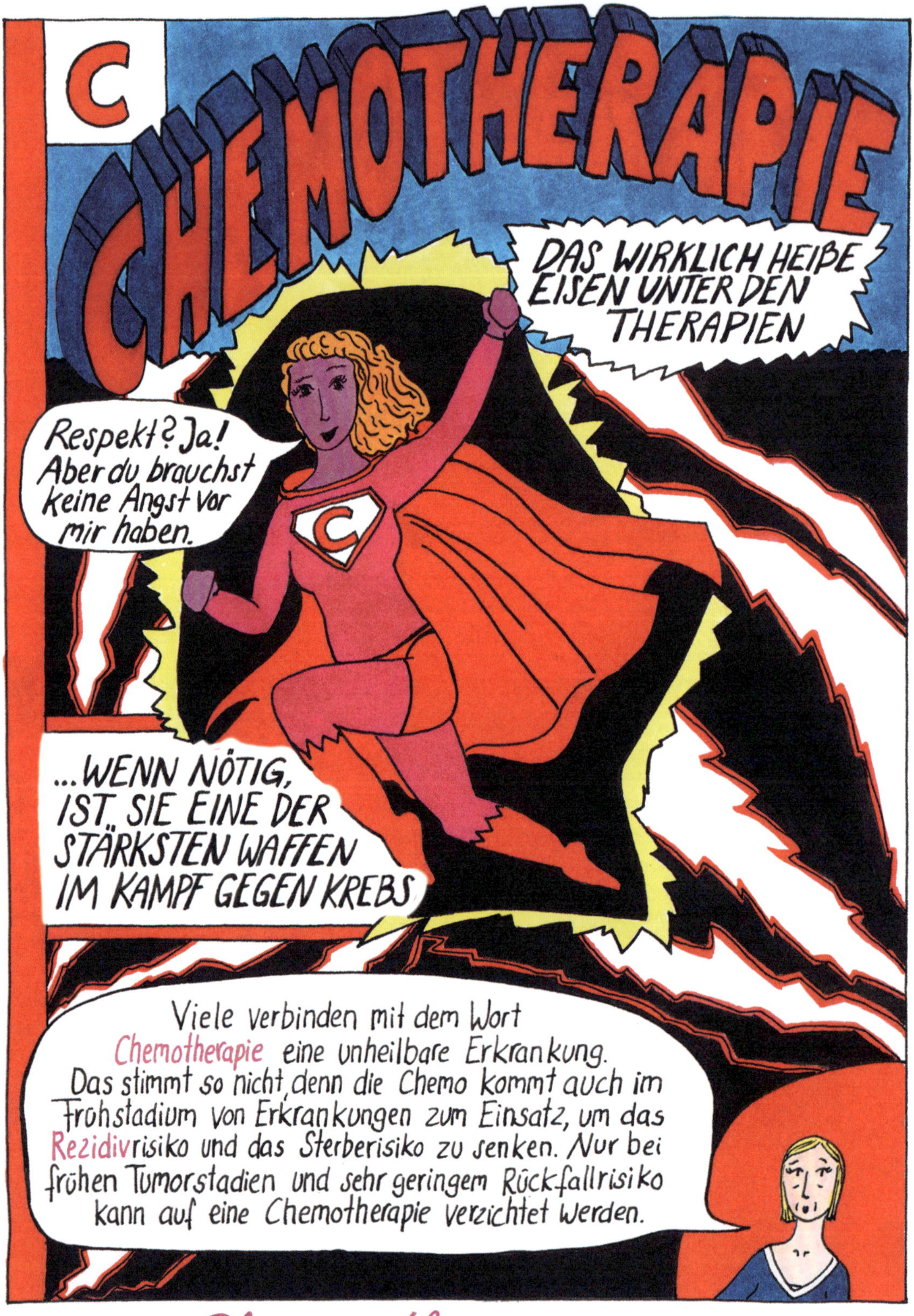
C
CHEMOTHERAPIE
DAS WIRKLICH HEIßE EISEN UNTER DEN THERAPIEN
Respekt? Ja! Aber du brauchst keine Angst vor mir haben.
...WENN NÖTIG, IST SIE EINE DER STÄRKSTEN WAFFEN IM KAMPF GEGEN KREBS
Viele verbinden mit dem Wort Chemotherapie eine unheilbare Erkrankung. Das stimmt so nicht, denn die Chemo kommt auch im Frühstadium von Erkrankungen zum Einsatz, um das Rezidivrisiko und das Sterberisiko zu senken. Nur bei frühen Tumorstadien und sehr geringem Rückfallrisiko kann auf eine Chemotherapie verzichtet werden.

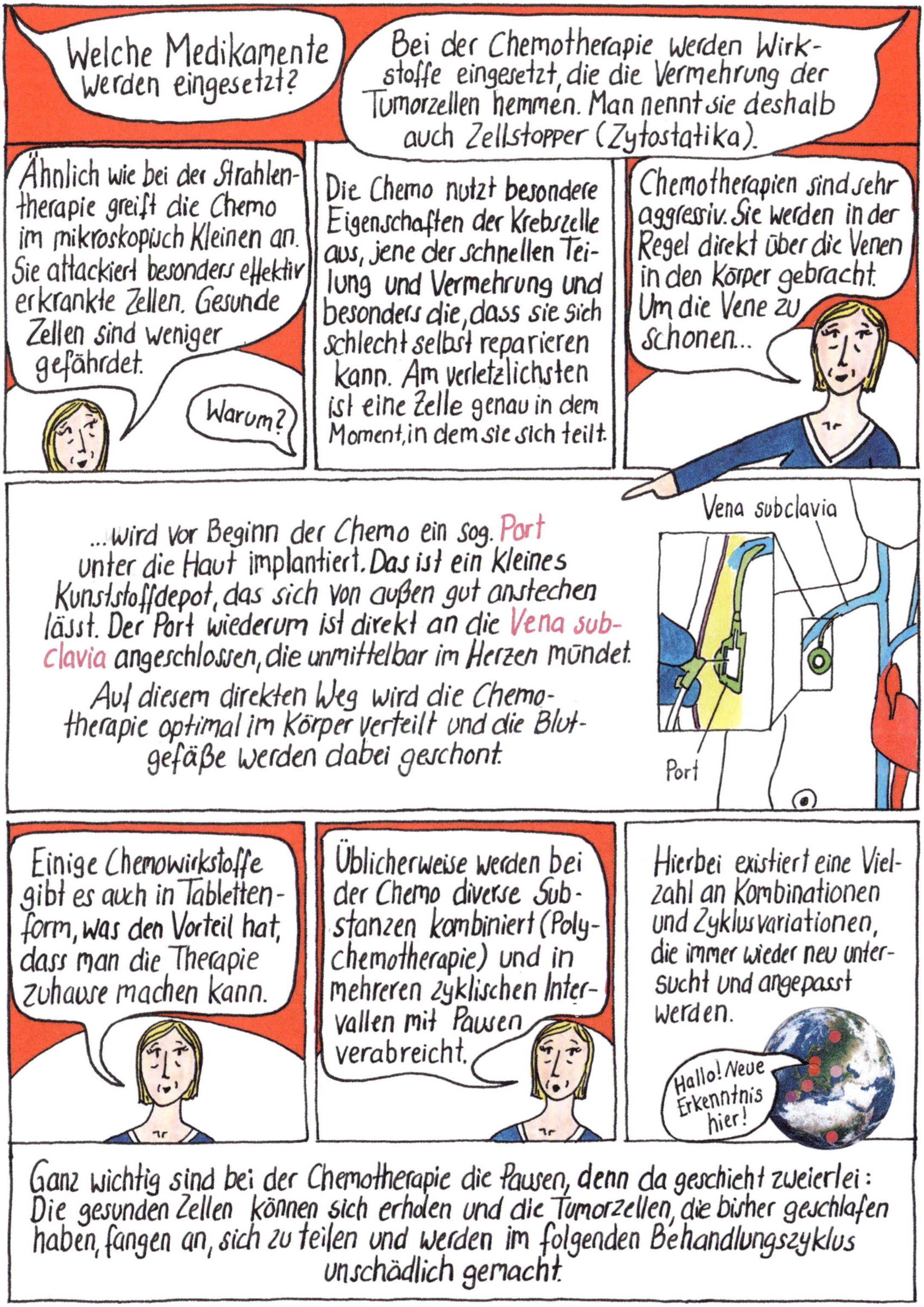
Welche Medikamente werden eingesetzt?
Bei der Chemotherapie werden Wirkstoffe eingesetzt, die die Vermehrung der Tumorzellen hemmen. Man nennt sie deshalb auch Zellstopper (Zytostatika).
Ähnlich wie bei der Strahlentherapie greift die Chemo im mikroskopisch Kleinen an. Sie attackiert besonders effektiv erkrankte Zellen. Gesunde Zellen sind weniger gefährdet.
Warum?
Die Chemo nutzt besondere Eigenschaften der Krebszelle aus, jene der schnellen Teilung und Vermehrung und besonders die, dass sie sich schlecht selbst reparieren kann. Am verletzlichsten ist eine Zelle genau in dem Moment, in dem sie sich teilt.
Chemotherapien sind sehr aggressiv. Sie werden in der Regel direkt über die Venen in den Körper gebracht. Um die Vene zu schonen...
...wird vor Beginn der Chemo ein sog. Port unter die Haut implantiert. Das ist ein kleines Kunststoffdepot, das sich von außen gut anstechen lässt. Der Port wiederum ist direkt an die Vena subclavia angeschlossen, die unmittelbar im Herzen mündet.
Auf diesem direkten Weg wird die Chemotherapie optimal im Körper verteilt und die Blutgefäße werden dabei geschont.
Vena subclavia
Port
Einige Chemowirkstoffe gibt es auch in Tablettenform, was den Vorteil hat, dass man die Therapie zuhause machen kann.
Üblicherweise werden bei der Chemo diverse Substanzen kombiniert (Polychemotherapie) und in mehreren zyklischen Intervallen mit Pausen verabreicht.
Hierbei existiert eine Vielzahl an Kombinationen und Zyklusvariationen, die immer wieder neu untersucht und angepasst werden.
Hallo! Neue Erkenntnis hier!
Ganz wichtig sind bei der Chemotherapie die Pausen, denn da geschieht zweierlei: Die gesunden Zellen können sich erholen und die Tumorzellen, die bisher geschlafen haben, fangen an, sich zu teilen und werden im folgenden Behandlungszyklus unschädlich gemacht.

Wenn du kein Risiko eingehen willst, dass die Erkrankung wiederkommt, oder du zumindest alles dafür tun möchtest, dann musst du da durch.

Eine Chemotherapie wird empfohlen, wenn:

- dein Brustkrebs nicht auf Hormone reagiert.
- dein Brustkrebs HER2 positiv oder triple-negativ ist.
- dein Brustkrebs ein hohes Grading hat (G3) oder der Ki-67-Wert hoch ist.
- dein Brustkrebs inflammatorisch wächst – das bedeutet: Deine Haut ist extrem gerötet und entzündet.
- deine Lymphknoten befallen sind bei ungünstiger Ausgangskonstellation.
- dein Rückfallrisiko aus sonstigen Gründen extrem hoch ist.

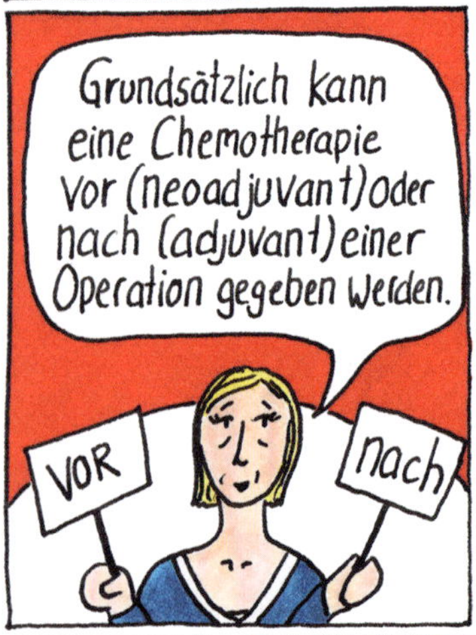
Grundsätzlich kann eine Chemotherapie vor (neoadjuvant) oder nach (adjuvant) einer Operation gegeben werden.
VOR
nach

Ein Vorteil der neoadjuvanten Therapie ist, dass man die Wirksamkeit schon während der Behandlung beobachten kann: Der Tumor fängt an zu schrumpfen.

In 75 % der Fälle wird sogar eine komplette Vernichtung aller Tumorzellen erreicht.

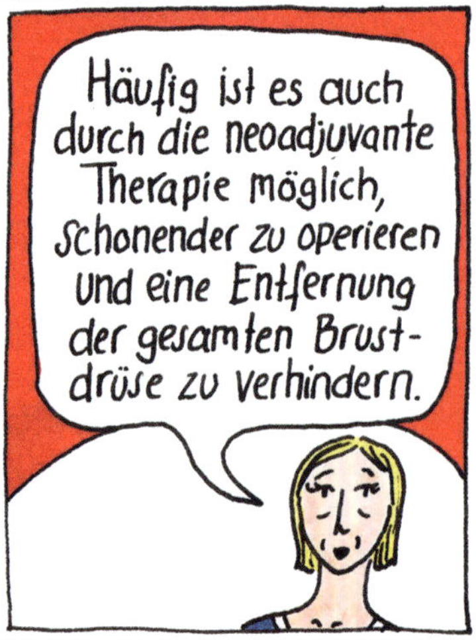
Häufig ist es auch durch die neoadjuvante Therapie möglich, schonender zu operieren und eine Entfernung der gesamten Brustdrüse zu verhindern.

Auch bei fortgeschrittenem Brustkrebs kommen Chemotherapien zum Einsatz.

Zum Beispiel, wenn:

- die Erkrankung schnell fortschreitet.
- deutliche Symptome in Folge der Metastasen und/oder ein Organversagen drohen.
- der Tumor hormonrezeptor-negativ ist.
- keine speziellen Tumoreigenschaften vorliegen, die eine andere Therapie ermöglichen würden.
- eine antihormonelle Therapie bei einem hormonrezeptor-positiven Krebs nicht mehr wirkt.

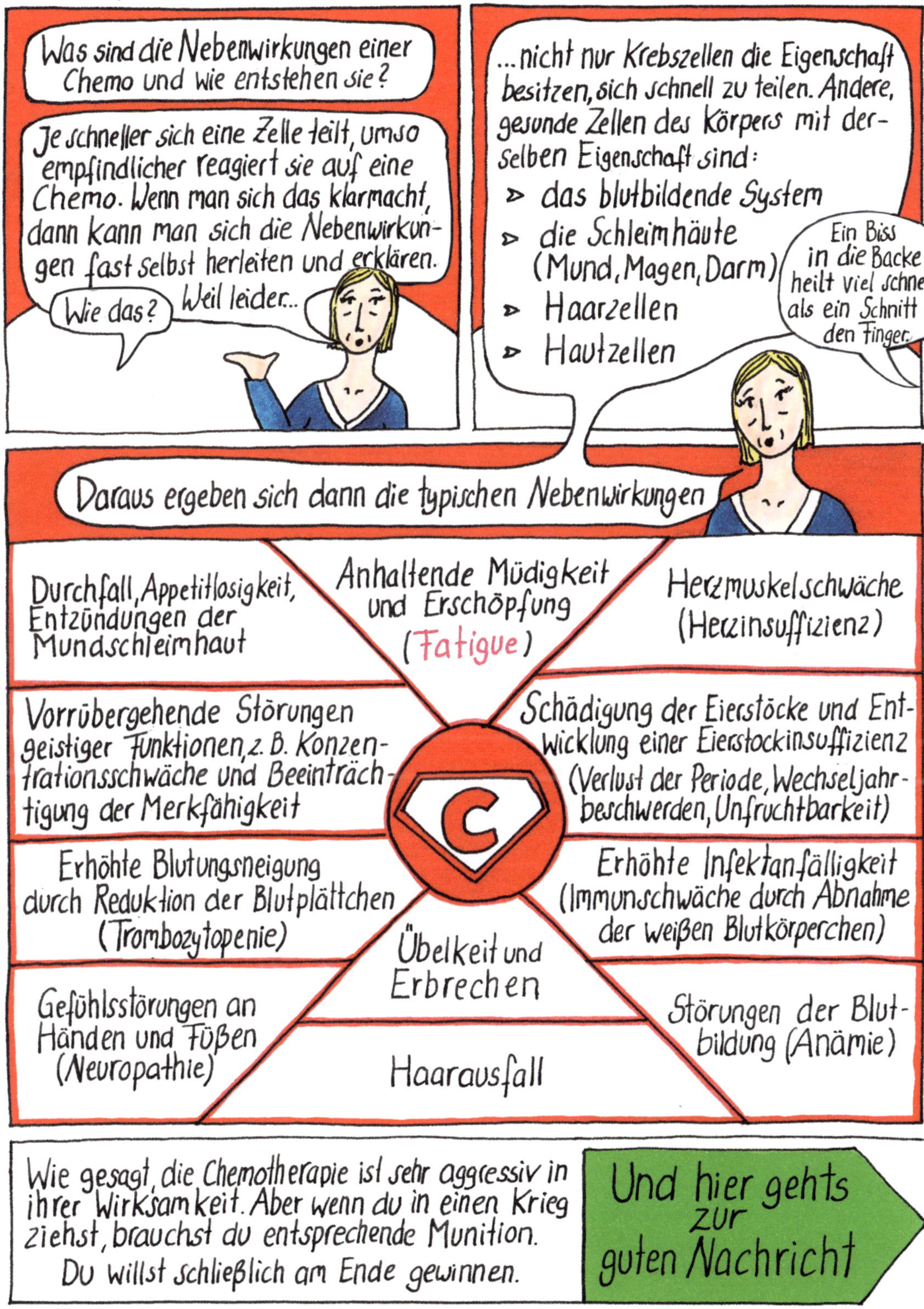

Was sind die Nebenwirkungen einer Chemo und wie entstehen sie?
Je schneller sich eine Zelle teilt, umso empfindlicher reagiert sie auf eine Chemo. Wenn man sich das klarmacht, dann kann man sich die Nebenwirkungen fast selbst herleiten und erklären.
Wie das?
Weil leider...
...nicht nur Krebszellen die Eigenschaft besitzen, sich schnell zu teilen. Andere, gesunde Zellen des Körpers mit derselben Eigenschaft sind:
▹ das blutbildende System
▹ die Schleimhäute (Mund, Magen, Darm)
▹ Haarzellen
▹ Hautzellen
Ein Biss in die Backe heilt viel schneller als ein Schnitt in den Finger.
Daraus ergeben sich dann die typischen Nebenwirkungen
Durchfall, Appetitlosigkeit, Entzündungen der Mundschleimhaut
Anhaltende Müdigkeit und Erschöpfung (Fatigue)
Herzmuskelschwäche (Herzinsuffizienz)
Vorrübergehende Störungen geistiger Funktionen, z. B. Konzentrationsschwäche und Beeinträchtigung der Merkfähigkeit
C
Schädigung der Eierstöcke und Entwicklung einer Eierstockinsuffizienz (Verlust der Periode, Wechseljahrbeschwerden, Unfruchtbarkeit)
Erhöhte Blutungsneigung durch Reduktion der Blutplättchen (Trombozytopenie)
Erhöhte Infektanfälligkeit (Immunschwäche durch Abnahme der weißen Blutkörperchen)
Übelkeit und Erbrechen
Gefühlsstörungen an Händen und Füßen (Neuropathie)
Störungen der Blutbildung (Anämie)
Haarausfall
Wie gesagt, die Chemotherapie ist sehr aggressiv in ihrer Wirksamkeit. Aber wenn du in einen Krieg ziehst, brauchst du entsprechende Munition. Du willst schließlich am Ende gewinnen.
Und hier gehts zur guten Nachricht

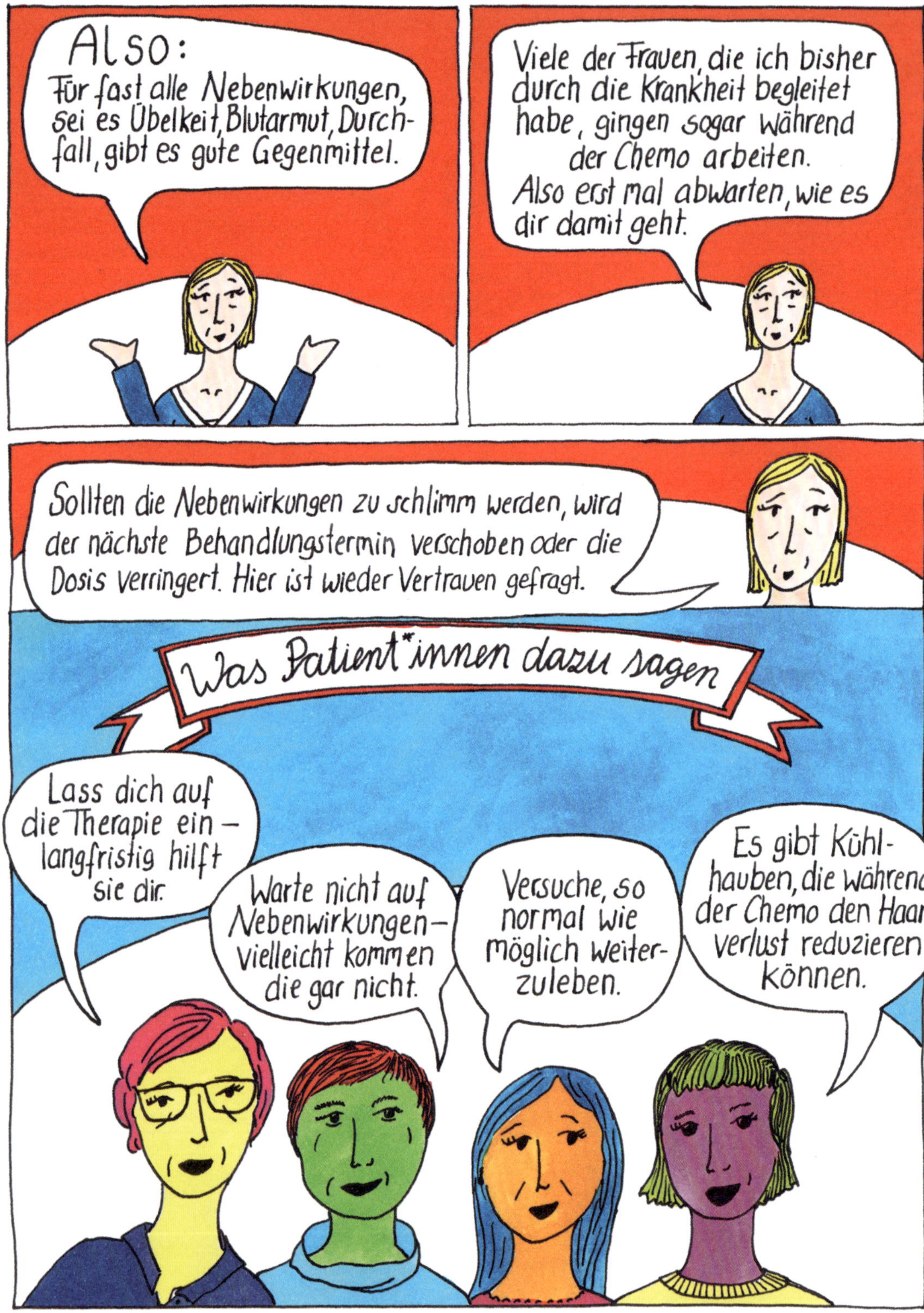

Also:
Für fast alle Nebenwirkungen, sei es Übelkeit, Blutarmut, Durchfall, gibt es gute Gegenmittel.
Viele der Frauen, die ich bisher durch die Krankheit begleitet habe, gingen sogar während der Chemo arbeiten.
Also erst mal abwarten, wie es dir damit geht.
Sollten die Nebenwirkungen zu schlimm werden, wird der nächste Behandlungstermin verschoben oder die Dosis verringert. Hier ist wieder Vertrauen gefragt.
Was Patient*innen dazu sagen
Lass dich auf die Therapie ein – langfristig hilft sie dir.
Warte nicht auf Nebenwirkungen – vielleicht kommen die gar nicht.
Versuche, so normal wie möglich weiterzuleben.
Es gibt Kühlhauben, die während der Chemo den Haarverlust reduzieren können.

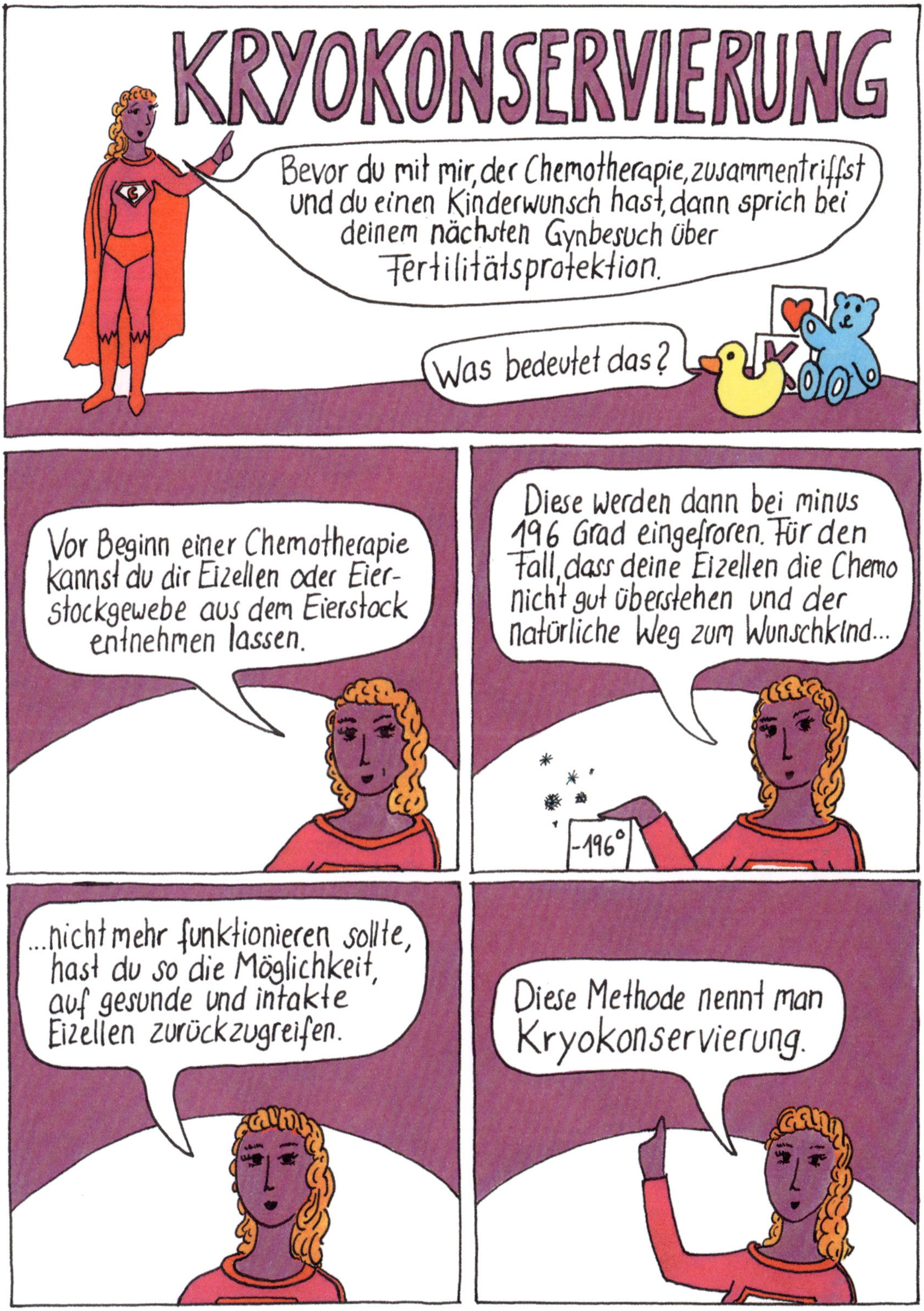
KRYOKONSERVIERUNG
Bevor du mit mir, der Chemotherapie, zusammentriffst und du einen Kinderwunsch hast, dann sprich bei deinem nächsten Gynbesuch über Fertilitätsprotektion.
Was bedeutet das?
Vor Beginn einer Chemotherapie kannst du dir Eizellen oder Eierstockgewebe aus dem Eierstock entnehmen lassen.
Diese werden dann bei minus 196 Grad eingefroren. Für den Fall, dass deine Eizellen die Chemo nicht gut überstehen und der natürliche Weg zum Wunschkind...
-196°
...nicht mehr funktionieren sollte, hast du so die Möglichkeit, auf gesunde und intakte Eizellen zurückzugreifen.
Diese Methode nennt man Kryokonservierung.

Kryokonservierung

KOM-PLE-MEN-TÄR medizin

oder: Was kann ich sonst noch tun?

Im Gegensatz zur Alternativmedizin versteht sich die Komplementärmedizin als Ergänzung zur schulmedizinischen Behandlung.

Von einer alternativmedizinischen Behandlung ist bei Krebs sowieso dringend abzuraten! Es gibt beispielsweise keine „Krebsdiät", die den Krebs „aushungert".

Du hast es mit einer aggressiven und potenziell lebensbedrohlichen Erkrankung zu tun. Ein Tumor ist einfach nicht rücksichtsvoll oder achtsam. Entsprechend radikal musst du ihm dann auch begegnen.

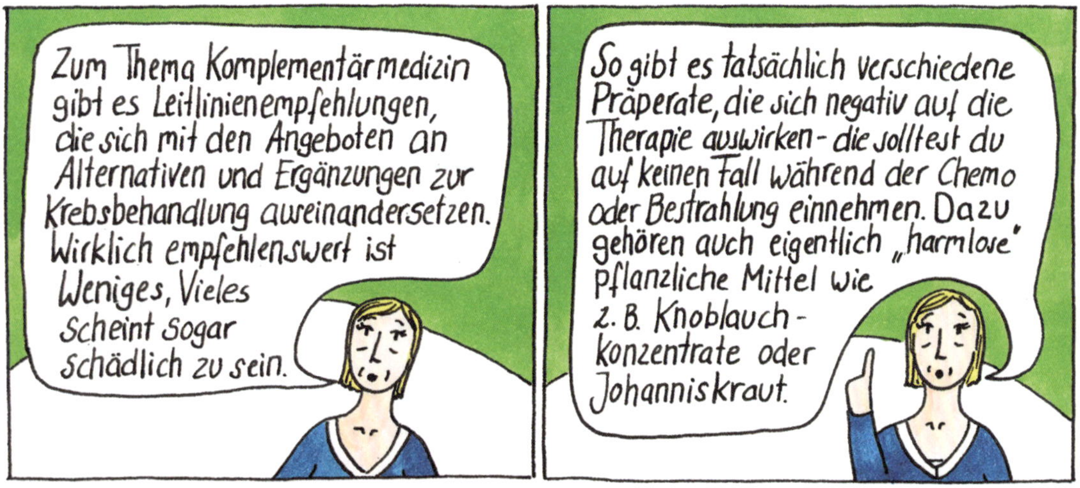
Zum Thema Komplementärmedizin gibt es Leitlinienempfehlungen, die sich mit den Angeboten an Alternativen und Ergänzungen zur Krebsbehandlung auseinandersetzen. Wirklich empfehlenswert ist Weniges, Vieles scheint sogar schädlich zu sein.
So gibt es tatsächlich verschiedene Präperate, die sich negativ auf die Therapie auswirken - die solltest du auf keinen Fall während der Chemo oder Bestrahlung einnehmen. Dazu gehören auch eigentlich „harmlose" pflanzliche Mittel wie z. B. Knoblauch-konzentrate oder Johanniskraut.

HALTE ALSO UNBEDINGT RÜCKSPRACHE, BEVOR DU ETWAS IN EIGENREGIE EINNIMMST!

Von den Leitlinienverfasser*innen empfohlen wird im Wesentlichen alles, was mit Bewegung und Entspannung zu tun hat, also ganz simpel:

Joggen, Yoga, Walken, Meditation, Spazieren, Qigong, Tai Chi usw.

Nach meinen Erfahrungen hilft außerdem ...

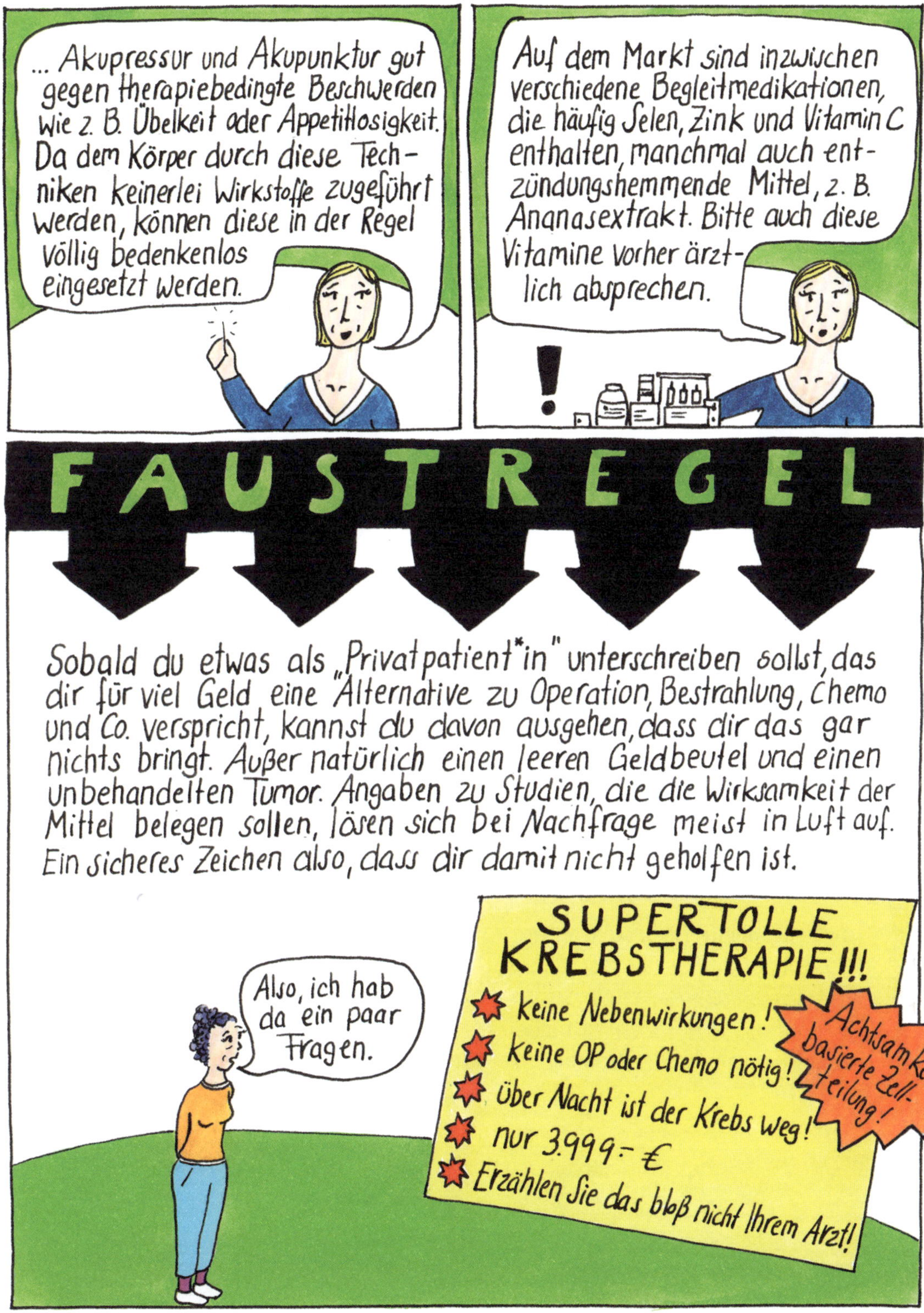
... Akupressur und Akupunktur gut gegen therapiebedingte Beschwerden wie z. B. Übelkeit oder Appetitlosigkeit. Da dem Körper durch diese Tech-niken keinerlei Wirkstoffe zugeführt werden, können diese in der Regel völlig bedenkenlos eingesetzt werden.
Auf dem Markt sind inzwischen verschiedene Begleitmedikationen, die häufig Selen, Zink und Vitamin C enthalten, manchmal auch ent-zündungshemmende Mittel, z. B. Ananasextrakt. Bitte auch diese Vitamine vorher ärzt-lich absprechen.
!
FAUSTREGEL
Sobald du etwas als „Privatpatient*in" unterschreiben sollst, das dir für viel Geld eine "Alternative zu Operation, Bestrahlung, Chemo und Co. verspricht, kannst du davon ausgehen, dass dir das gar nichts bringt. Außer natürlich einen leeren Geldbeutel und einen unbehandelten Tumor. Angaben zu Studien, die die Wirksamkeit der Mittel belegen sollen, lösen sich bei Nachfrage meist in Luft auf. Ein sicheres Zeichen also, dass dir damit nicht geholfen ist.
Also, ich hab da ein paar Fragen.
SUPERTOLLE KREBSTHERAPIE!!!
keine Nebenwirkungen!
keine OP oder Chemo nötig!
über Nacht ist der Krebs weg!
nur 3.999,- €
Erzählen Sie das bloß nicht Ihrem Arzt!
Achtsamkeits-basierte Zell-teilung!

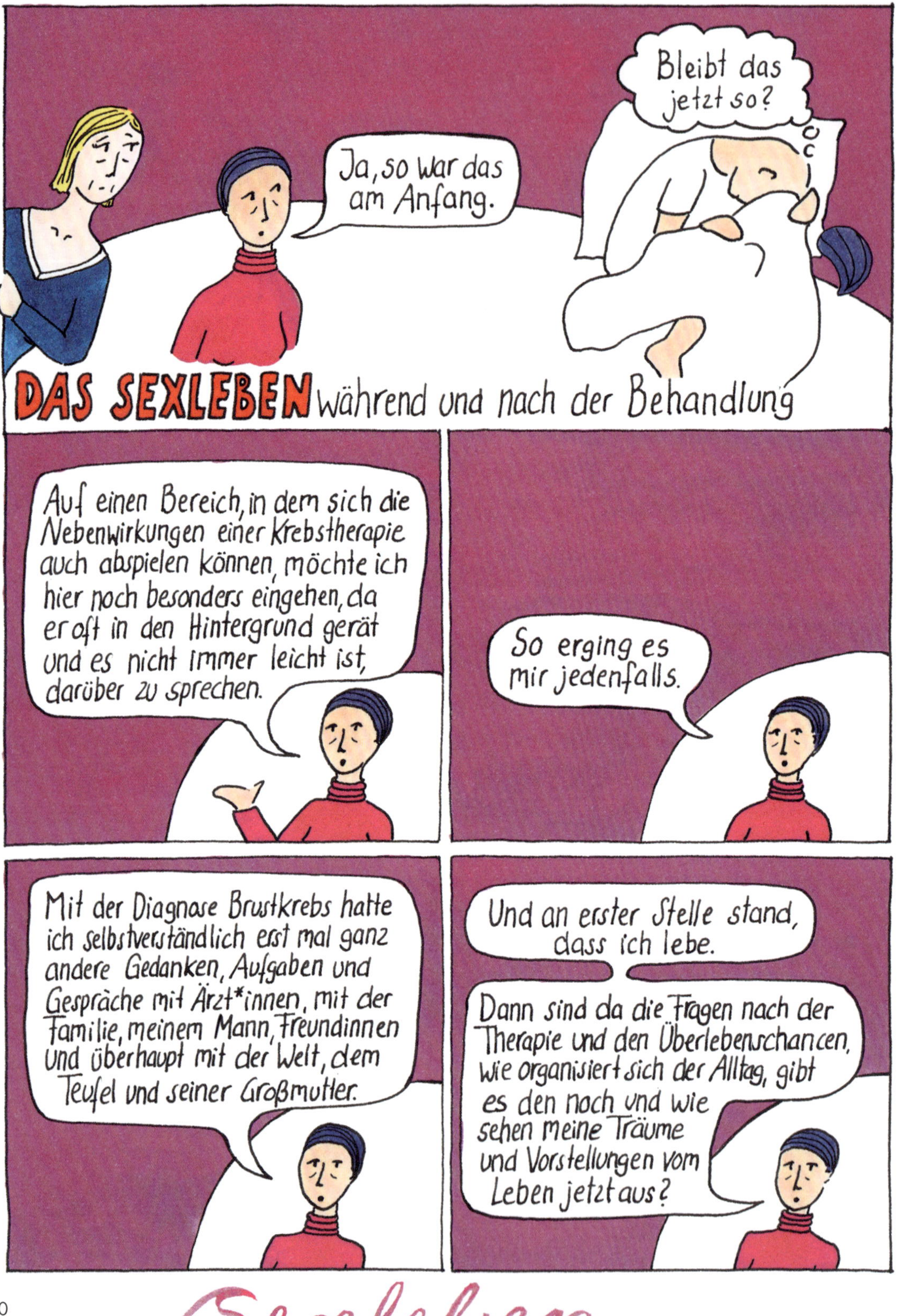
Ja, so war das am Anfang.
Bleibt das jetzt so?
DAS SEXLEBEN während und nach der Behandlung
Auf einen Bereich, in dem sich die Nebenwirkungen einer Krebstherapie auch abspielen können, möchte ich hier noch besonders eingehen, da er oft in den Hintergrund gerät und es nicht immer leicht ist, darüber zu sprechen.
So erging es mir jedenfalls.
Mit der Diagnose Brustkrebs hatte ich selbstverständlich erst mal ganz andere Gedanken, Aufgaben und Gespräche mit Ärzt*innen, mit der Familie, meinem Mann, Freundinnen und überhaupt mit der Welt, dem Teufel und seiner Großmutter.
Und an erster Stelle stand, dass ich lebe.
Dann sind da die Fragen nach der Therapie und den Überlebenschancen, wie organisiert sich der Alltag, gibt es den noch und wie sehen meine Träume und Vorstellungen vom Leben jetzt aus?

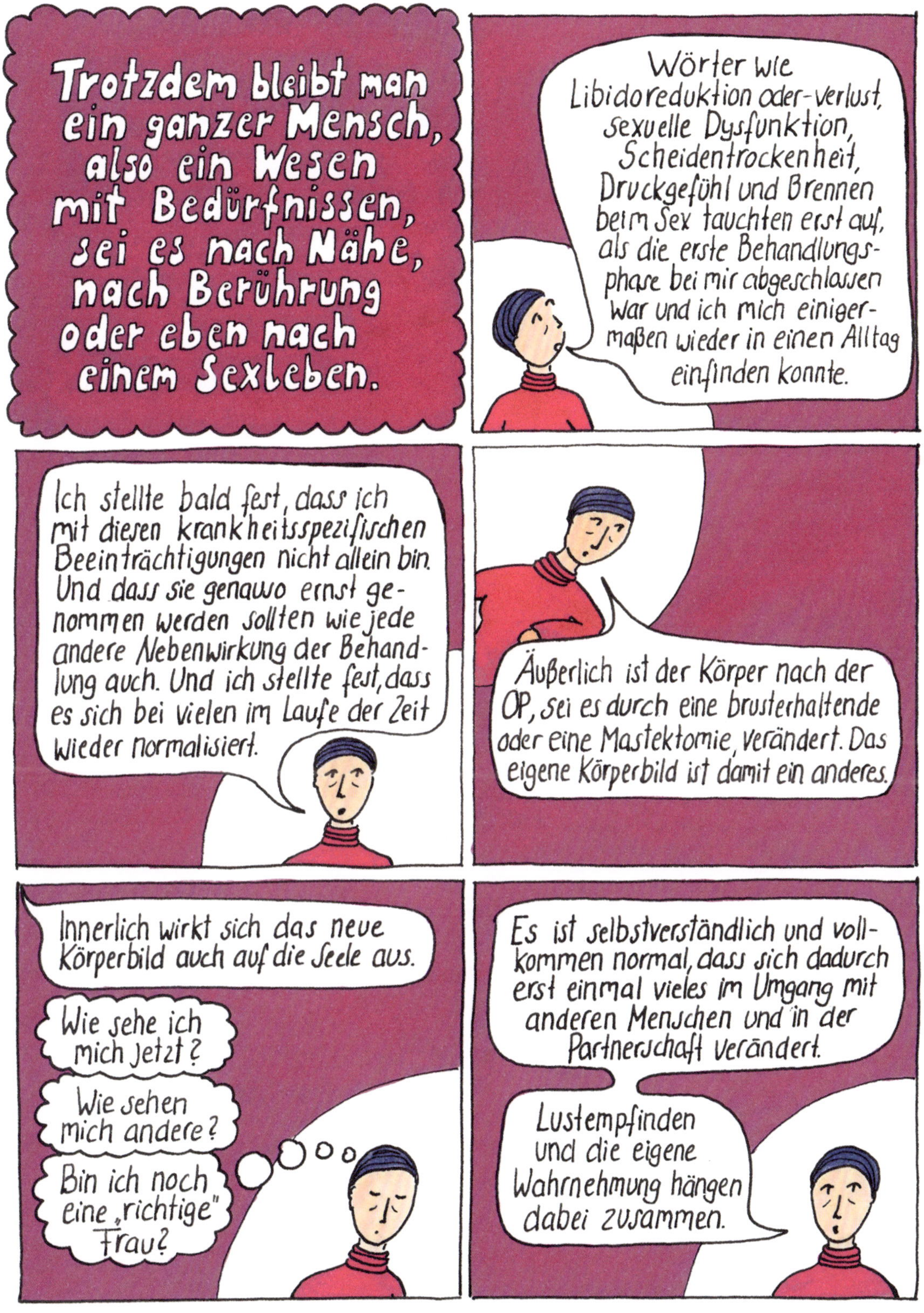
Trotzdem bleibt man ein ganzer Mensch, also ein Wesen mit Bedürfnissen, sei es nach Nähe, nach Berührung oder eben nach einem Sexleben.
Wörter wie Libidoreduktion oder-verlust, sexuelle Dysfunktion, Scheidentrockenheit, Druckgefühl und Brennen beim Sex tauchten erst auf, als die erste Behandlungsphase bei mir abgeschlossen war und ich mich einigermaßen wieder in einen Alltag einfinden konnte.
Ich stellte bald fest, dass ich mit diesen krankheitsspezifischen Beeinträchtigungen nicht allein bin. Und dass sie genauso ernst genommen werden sollten wie jede andere Nebenwirkung der Behandlung auch. Und ich stellte fest, dass es sich bei vielen im Laufe der Zeit wieder normalisiert.
Äußerlich ist der Körper nach der OP, sei es durch eine brusterhaltende oder eine Mastektomie, verändert. Das eigene Körperbild ist damit ein anderes.
Innerlich wirkt sich das neue Körperbild auch auf die Seele aus.
Wie sehe ich mich jetzt?
Wie sehen mich andere?
Bin ich noch eine „richtige" Frau?
Es ist selbstverständlich und vollkommen normal, dass sich dadurch erst einmal vieles im Umgang mit anderen Menschen und in der Partnerschaft verändert.
Lustempfinden und die eigene Wahrnehmung hängen dabei zusammen.

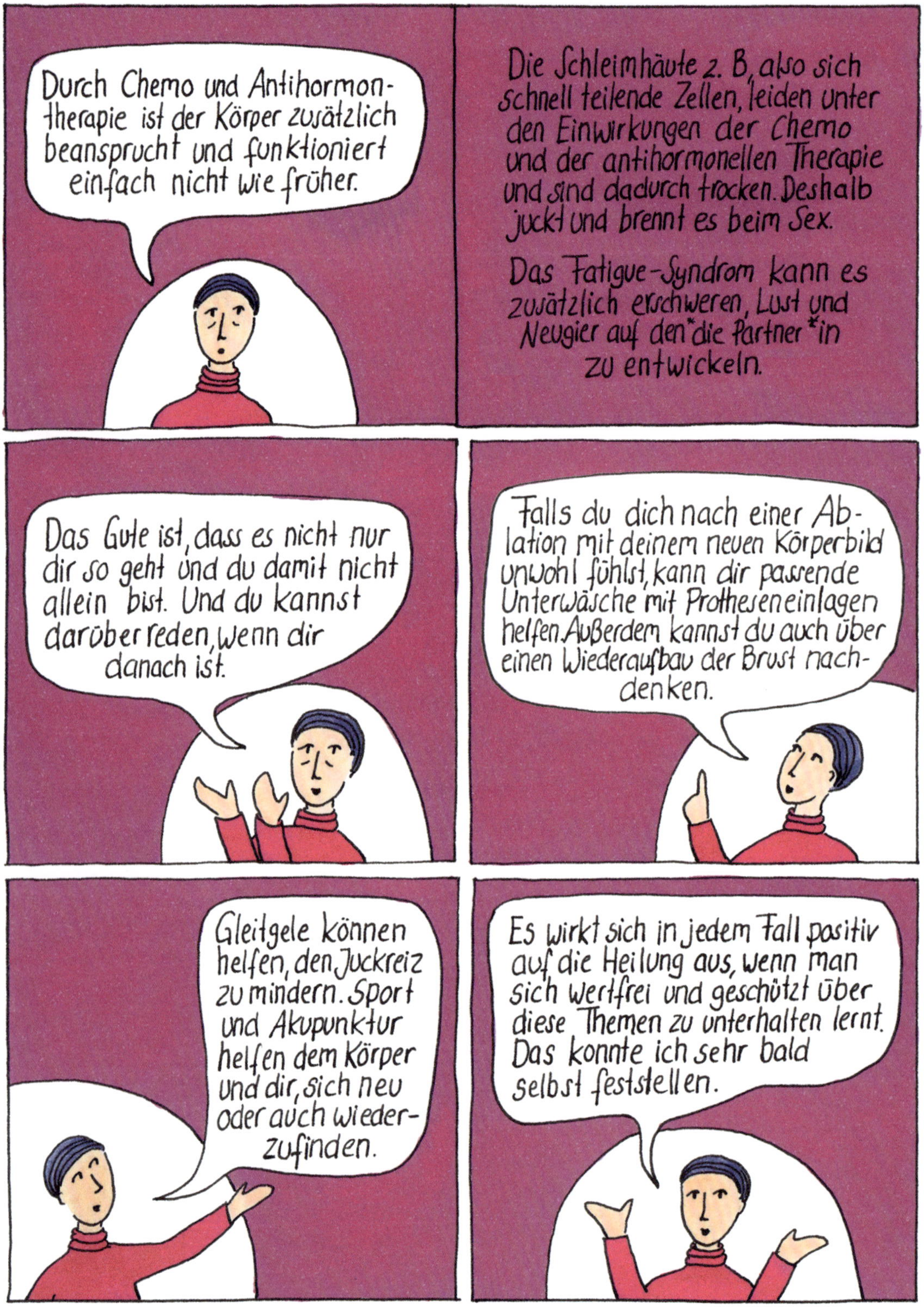
Durch Chemo und Antihormontherapie ist der Körper zusätzlich beansprucht und funktioniert einfach nicht wie früher.
Die Schleimhäute z. B, also sich schnell teilende Zellen, leiden unter den Einwirkungen der Chemo und der antihormonellen Therapie und sind dadurch trocken. Deshalb juckt und brennt es beim Sex.
Das Fatigue-Syndrom kann es zusätzlich erschweren, Lust und Neugier auf den*die Partner*in zu entwickeln.
Das Gute ist, dass es nicht nur dir so geht und du damit nicht allein bist. Und du kannst darüber reden, wenn dir danach ist.
Falls du dich nach einer Ablation mit deinem neuen Körperbild unwohl fühlst, kann dir passende Unterwäsche mit Protheseneinlagen helfen. Außerdem kannst du auch über einen Wiederaufbau der Brust nachdenken.
Gleitgele können helfen, den Juckreiz zu mindern. Sport und Akupunktur helfen dem Körper und dir, sich neu oder auch wiederzufinden.
Es wirkt sich in jedem Fall positiv auf die Heilung aus, wenn man sich wertfrei und geschützt über diese Themen zu unterhalten lernt. Das konnte ich sehr bald selbst feststellen.

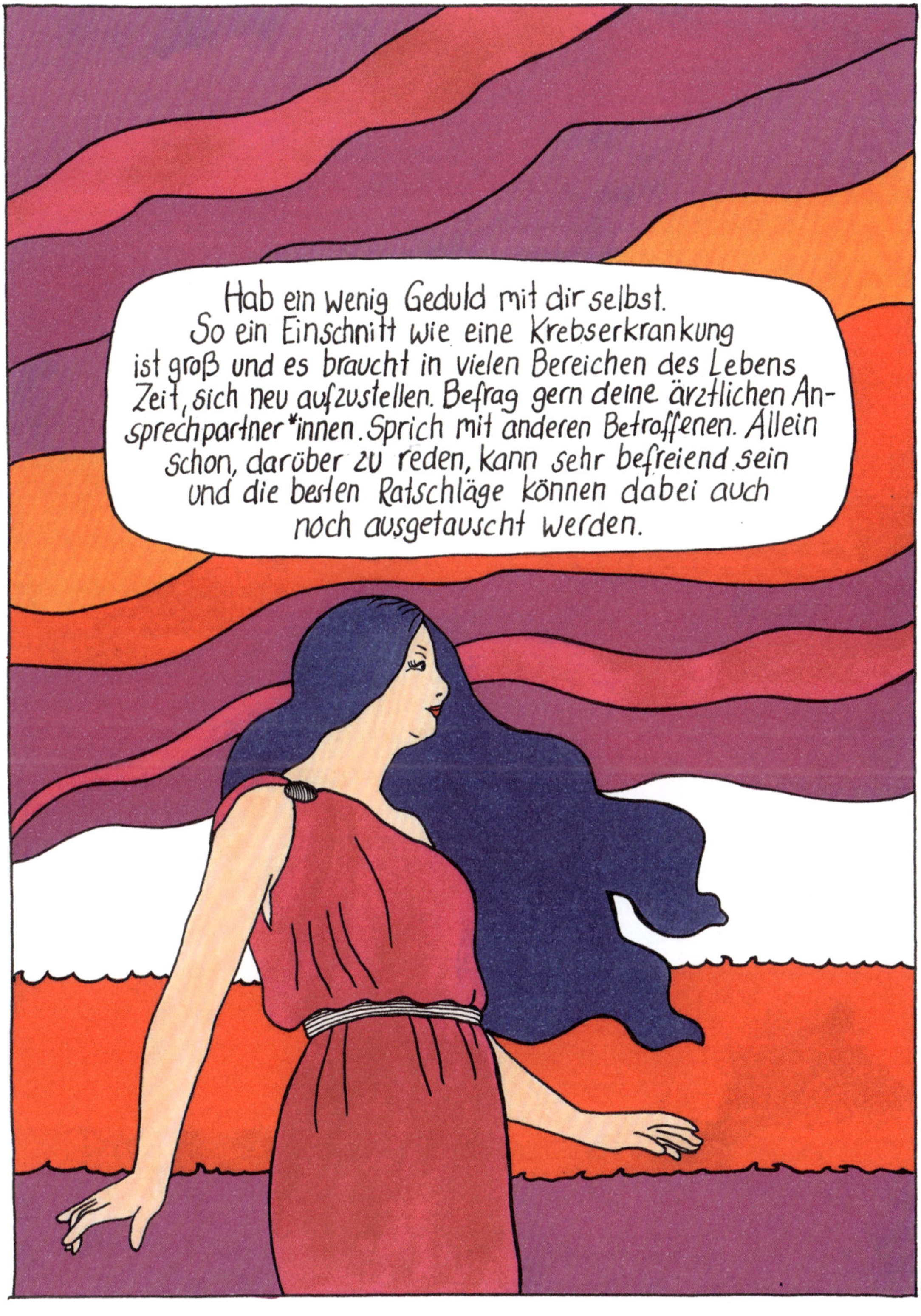
Hab ein wenig Geduld mit dir selbst. So ein Einschnitt wie eine Krebserkrankung ist groß und es braucht in vielen Bereichen des Lebens Zeit, sich neu aufzustellen. Befrag gern deine ärztlichen Ansprechpartner*innen. Sprich mit anderen Betroffenen. Allein schon, darüber zu reden, kann sehr befreiend sein und die besten Ratschläge können dabei auch noch ausgetauscht werden.

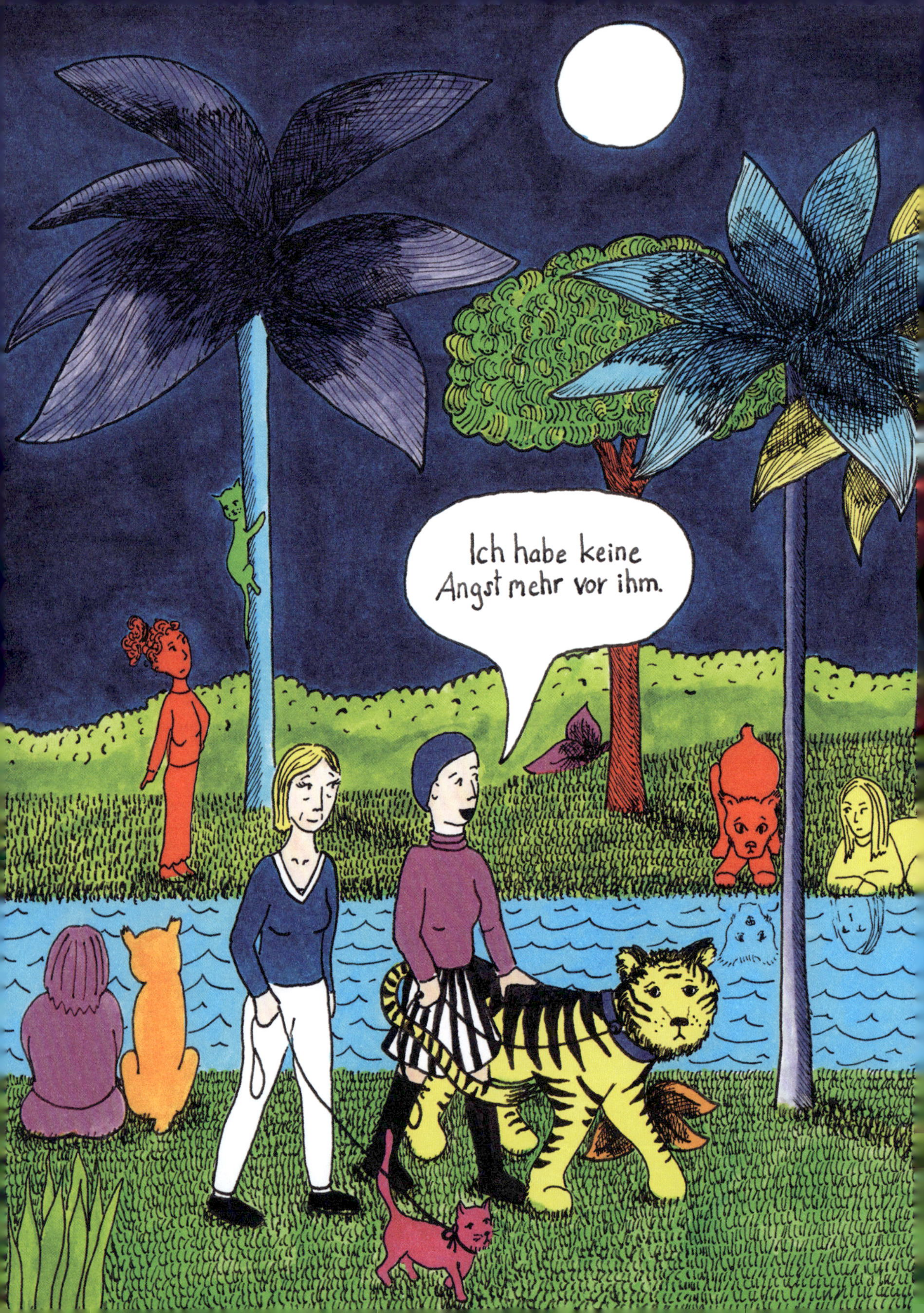
Ich habe keine Angst mehr vor ihm.

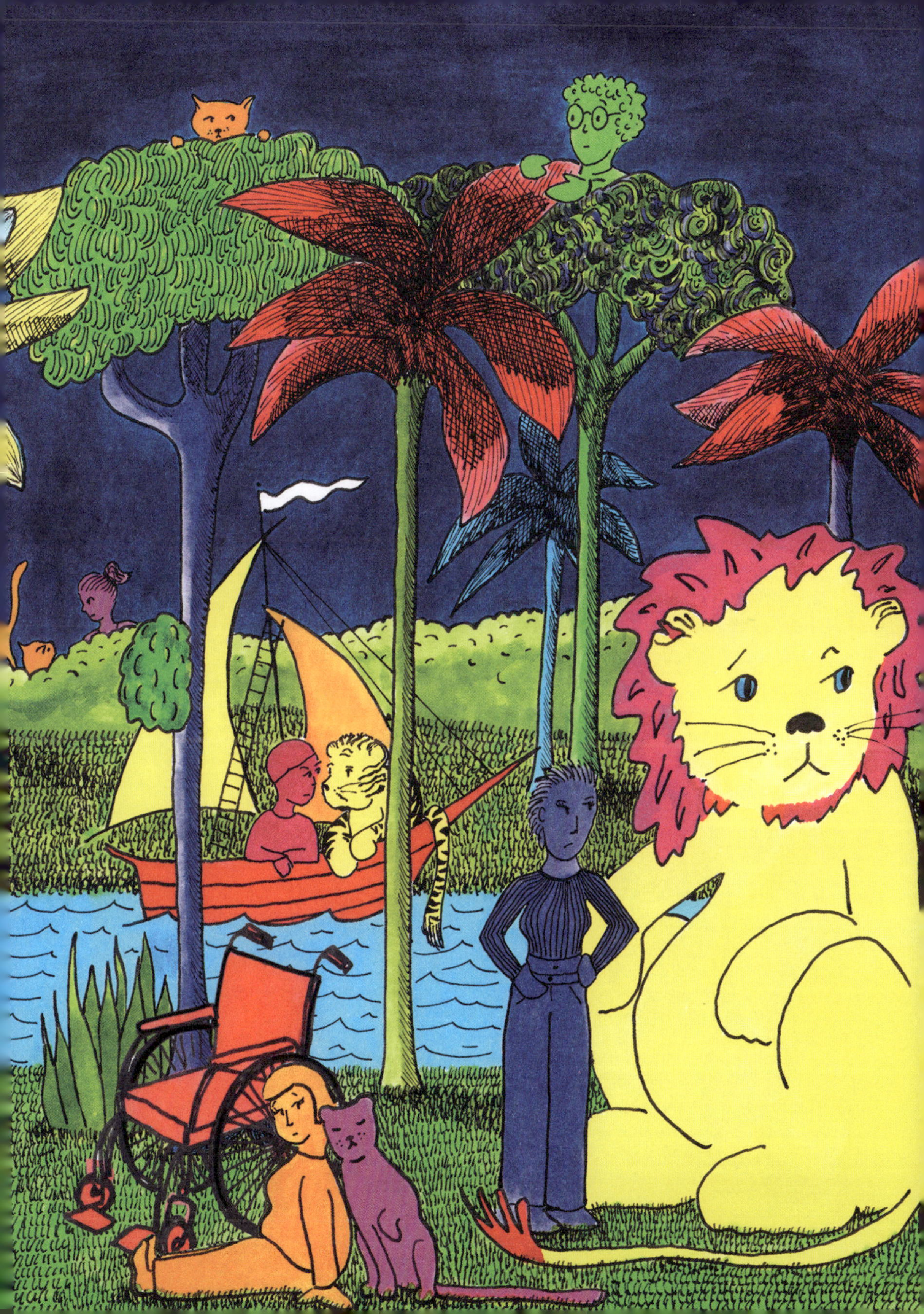

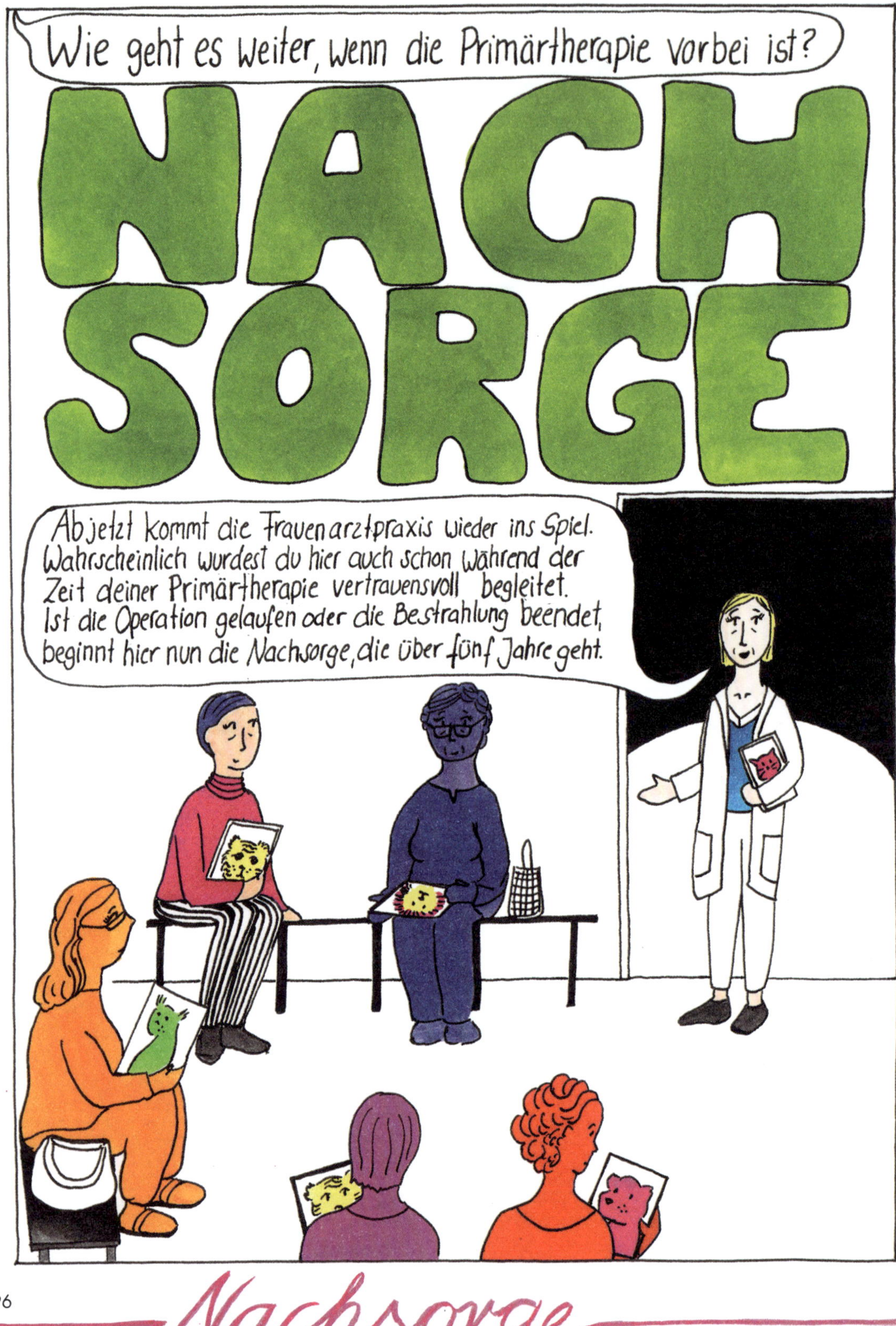
Wie geht es weiter, wenn die Primärtherapie vorbei ist?
NACH SORGE
Ab jetzt kommt die Frauenarztpraxis wieder ins Spiel. Wahrscheinlich wurdest du hier auch schon während der Zeit deiner Primärtherapie vertrauensvoll begleitet. Ist die Operation gelaufen oder die Bestrahlung beendet, beginnt hier nun die Nachsorge, die über fünf Jahre geht.

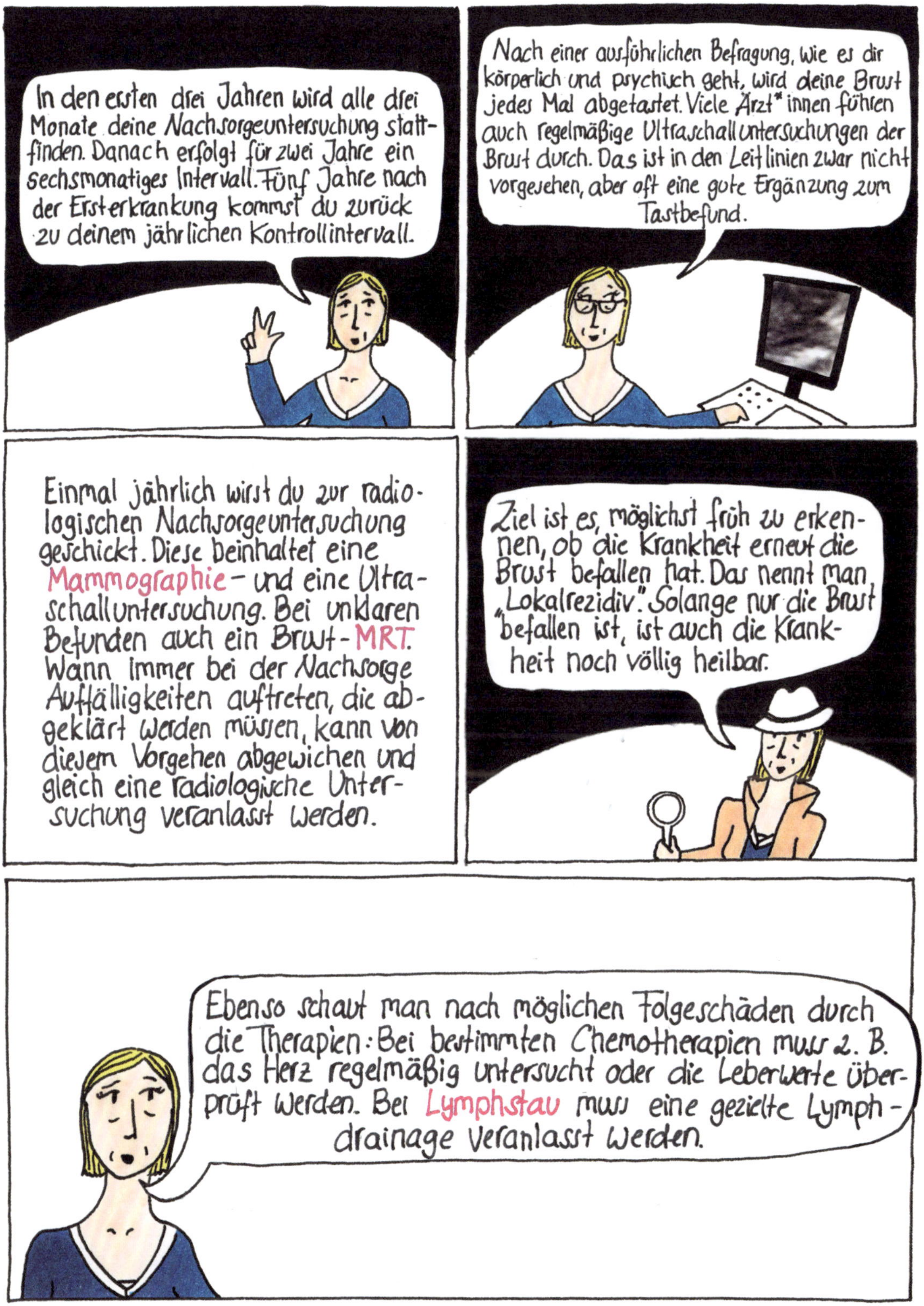
In den ersten drei Jahren wird alle drei Monate deine Nachsorgeuntersuchung stattfinden. Danach erfolgt für zwei Jahre ein sechsmonatiges Intervall. Fünf Jahre nach der Ersterkrankung kommst du zurück zu deinem jährlichen Kontrollintervall.
Nach einer ausführlichen Befragung, wie es dir körperlich und psychisch geht, wird deine Brust jedes Mal abgetastet. Viele Ärzt*innen führen auch regelmäßige Ultraschalluntersuchungen der Brust durch. Das ist in den Leitlinien zwar nicht vorgesehen, aber oft eine gute Ergänzung zum Tastbefund.
Einmal jährlich wirst du zur radiologischen Nachsorgeuntersuchung geschickt. Diese beinhaltet eine Mammographie- und eine Ultraschalluntersuchung. Bei unklaren Befunden auch ein Brust-MRT. Wann immer bei der Nachsorge Auffälligkeiten auftreten, die abgeklärt werden müssen, kann von diesem Vorgehen abgewichen und gleich eine radiologische Untersuchung veranlasst werden.
Ziel ist es, möglichst früh zu erkennen, ob die Krankheit erneut die Brust befallen hat. Das nennt man „Lokalrezidiv". Solange nur die Brust befallen ist, ist auch die Krankheit noch völlig heilbar.
Ebenso schaut man nach möglichen Folgeschäden durch die Therapien: Bei bestimmten Chemotherapien muss z. B. das Herz regelmäßig untersucht oder die Leberwerte überprüft werden. Bei Lymphstau muss eine gezielte Lymphdrainage veranlasst werden.

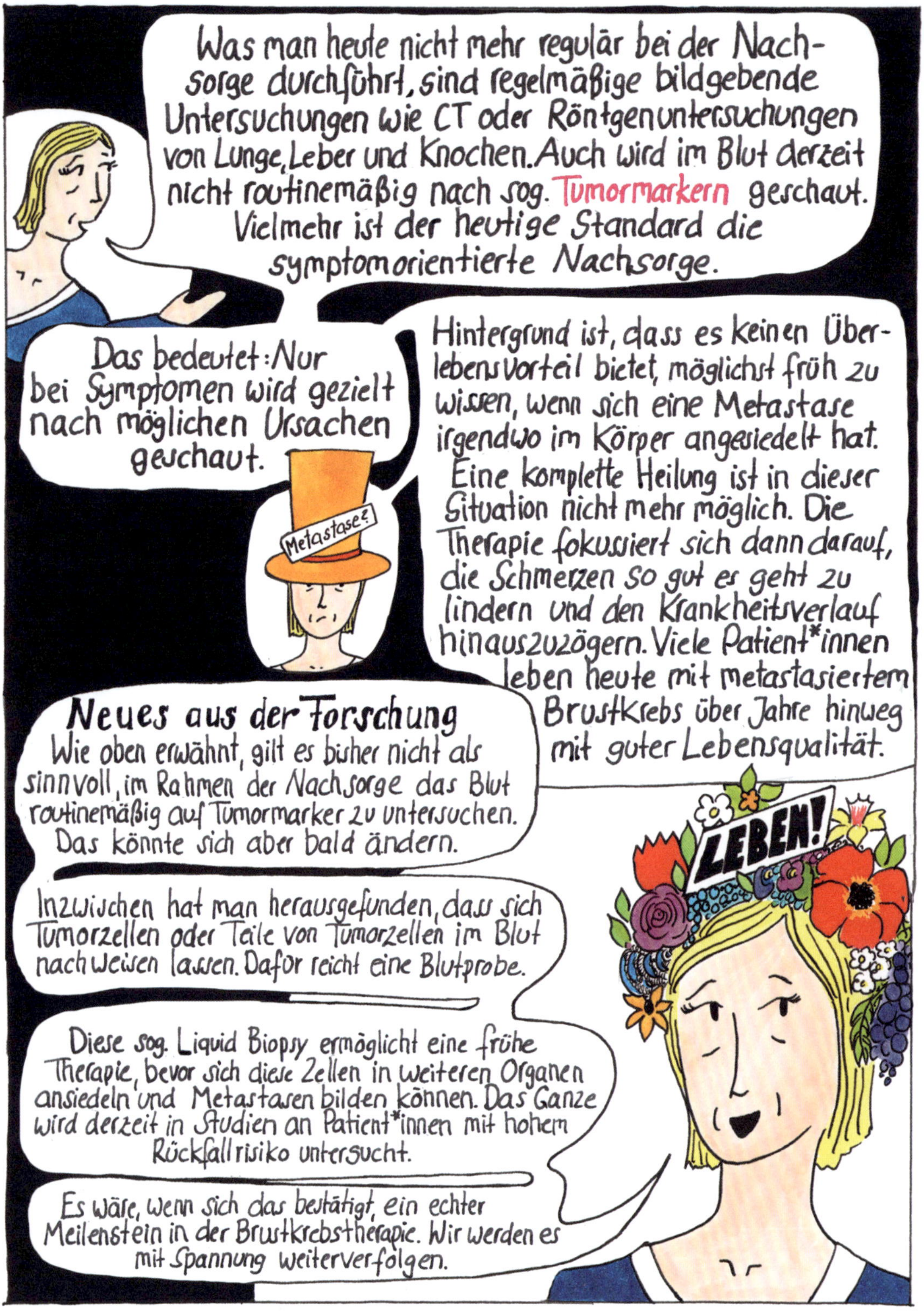
Was man heute nicht mehr regulär bei der Nachsorge durchführt, sind regelmäßige bildgebende Untersuchungen wie CT oder Röntgenuntersuchungen von Lunge, Leber und Knochen. Auch wird im Blut derzeit nicht routinemäßig nach sog. Tumormarkern geschaut. Vielmehr ist der heutige Standard die symptomorientierte Nachsorge.
Das bedeutet: Nur bei Symptomen wird gezielt nach möglichen Ursachen geschaut.
Metastase?
Hintergrund ist, dass es keinen Überlebensvorteil bietet, möglichst früh zu wissen, wenn sich eine Metastase irgendwo im Körper angesiedelt hat. Eine komplette Heilung ist in dieser Situation nicht mehr möglich. Die Therapie fokussiert sich dann darauf, die Schmerzen so gut es geht zu lindern und den Krankheitsverlauf hinauszuzögern. Viele Patient*innen leben heute mit metastasiertem Brustkrebs über Jahre hinweg mit guter Lebensqualität.
Neues aus der Forschung
Wie oben erwähnt, gilt es bisher nicht als sinnvoll, im Rahmen der Nachsorge das Blut routinemäßig auf Tumormarker zu untersuchen. Das könnte sich aber bald ändern.
Inzwischen hat man herausgefunden, dass sich Tumorzellen oder Teile von Tumorzellen im Blut nachweisen lassen. Dafür reicht eine Blutprobe.
Diese sog. Liquid Biopsy ermöglicht eine frühe Therapie, bevor sich diese Zellen in weiteren Organen ansiedeln und Metastasen bilden können. Das Ganze wird derzeit in Studien an Patient*innen mit hohem Rückfallrisiko untersucht.
Es wäre, wenn sich das bestätigt, ein echter Meilenstein in der Brustkrebstherapie. Wir werden es mit Spannung weiterverfolgen.
LEBEN!

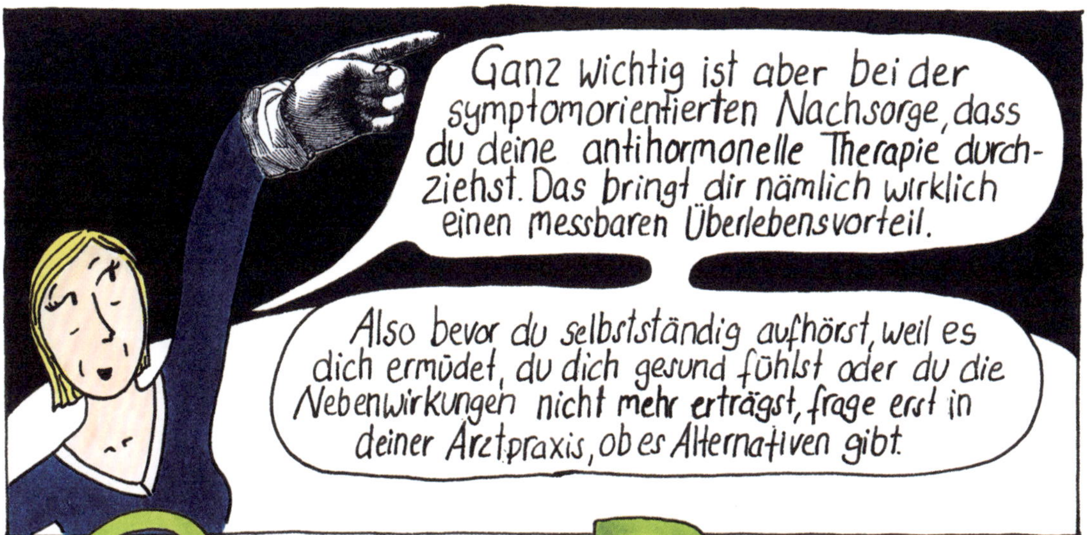

Onkologische Reha

oder auch Anschlussheilbehandlung (AHB)

Während deiner Nachsorge steht dir zweimal eine onkologische Reha zu. Überlege, ob dir das guttun würde. Für einen Teil der Patient*innen ist es eine wohltuende Auszeit mit vielen neuen Anregungen. Andere Patient*innen wollen mit dem Thema lieber erst mal abschließen und zurück in den Alltag. Die Entscheidung liegt ganz bei dir. Hilfe für den Antrag bekommst du bereits beim Sozialdienst im Krankenhaus, später auch in deiner Frauen- oder Hausarztpraxis.

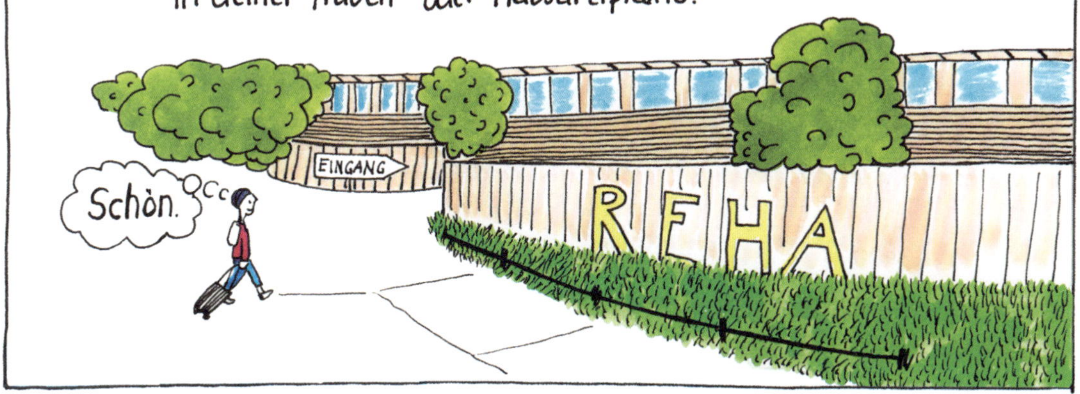

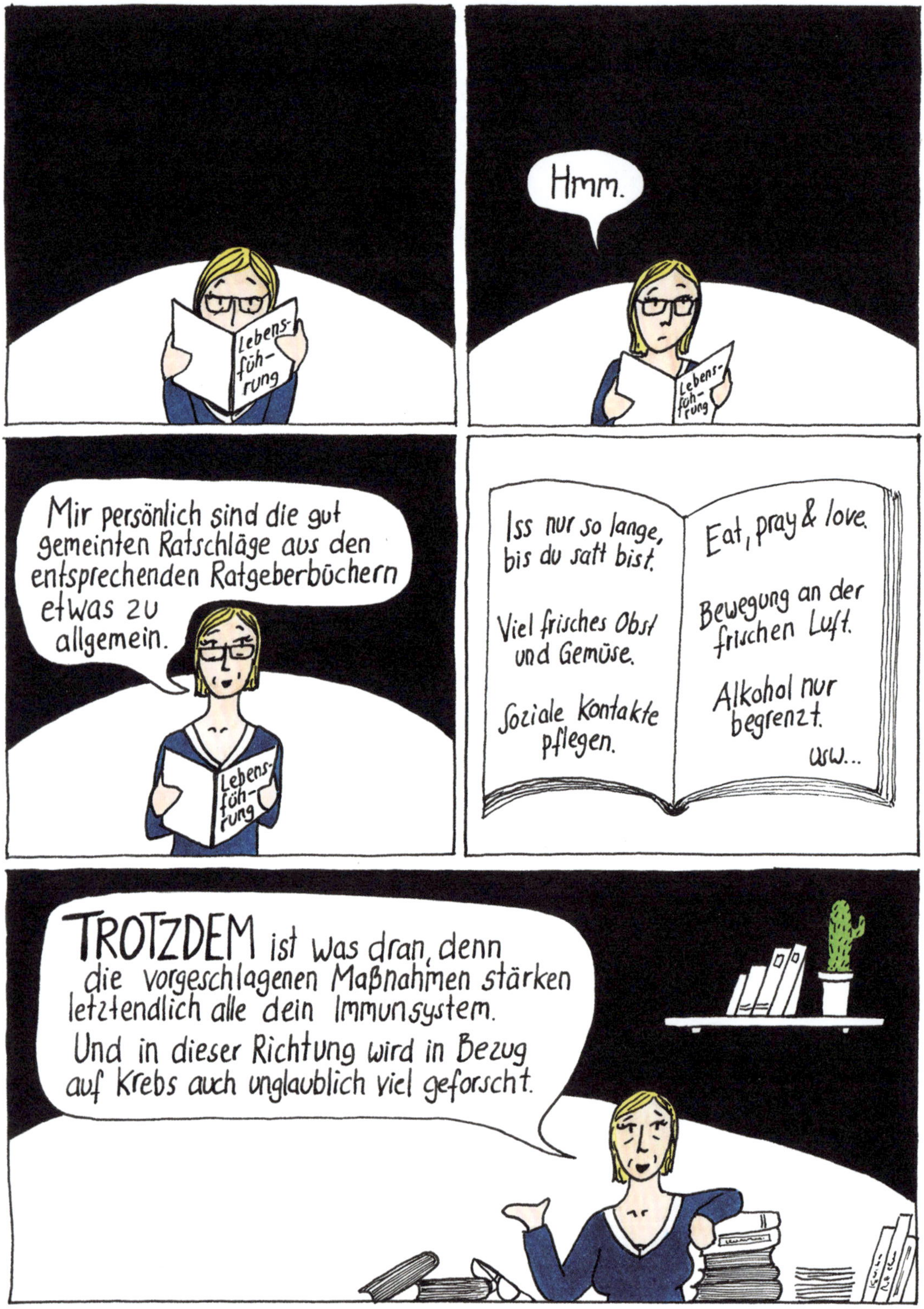
Lebens-führung
Hmm.
Lebens-führung
Mir persönlich sind die gut gemeinten Ratschläge aus den entsprechenden Ratgeberbüchern etwas zu allgemein.
Lebens-führung
Iss nur so lange, bis du satt bist.
Viel frisches Obst und Gemüse.
Soziale Kontakte pflegen.
Eat, pray & love.
Bewegung an der frischen Luft.
Alkohol nur begrenzt.
usw...
TROTZDEM ist was dran, denn die vorgeschlagenen Maßnahmen stärken letztendlich alle dein Immunsystem.
Und in dieser Richtung wird in Bezug auf Krebs auch unglaublich viel geforscht.

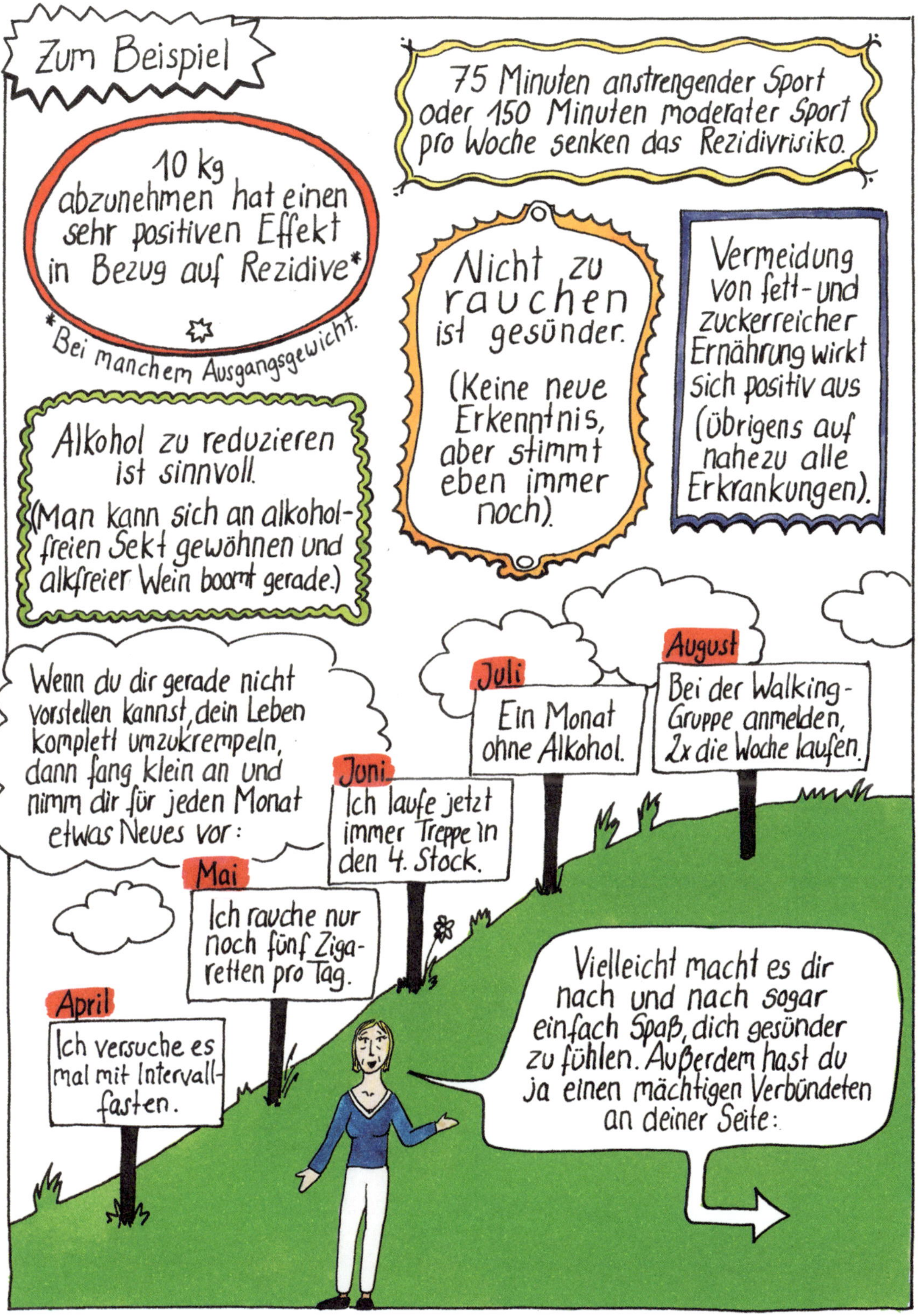

Zum Beispiel
75 Minuten anstrengender Sport oder 150 Minuten moderater Sport pro Woche senken das Rezidivrisiko.
10 kg abzunehmen hat einen sehr positiven Effekt in Bezug auf Rezidive*
* Bei manchem Ausgangsgewicht.
Nicht zu rauchen ist gesünder. (Keine neue Erkenntnis, aber stimmt eben immer noch).
Vermeidung von fett- und zuckerreicher Ernährung wirkt sich positiv aus (übrigens auf nahezu alle Erkrankungen).
Alkohol zu reduzieren ist sinnvoll. (Man kann sich an alkoholfreien Sekt gewöhnen und alkfreier Wein boomt gerade.)
Wenn du dir gerade nicht vorstellen kannst, dein Leben komplett umzukrempeln, dann fang klein an und nimm dir für jeden Monat etwas Neues vor:
April
Ich versuche es mal mit Intervallfasten.
Mai
Ich rauche nur noch fünf Zigaretten pro Tag.
Juni
Ich laufe jetzt immer Treppe in den 4. Stock.
Juli
Ein Monat ohne Alkohol.
August
Bei der Walking-Gruppe anmelden, 2x die Woche laufen.
Vielleicht macht es dir nach und nach sogar einfach Spaß, dich gesünder zu fühlen. Außerdem hast du ja einen mächtigen Verbündeten an deiner Seite:

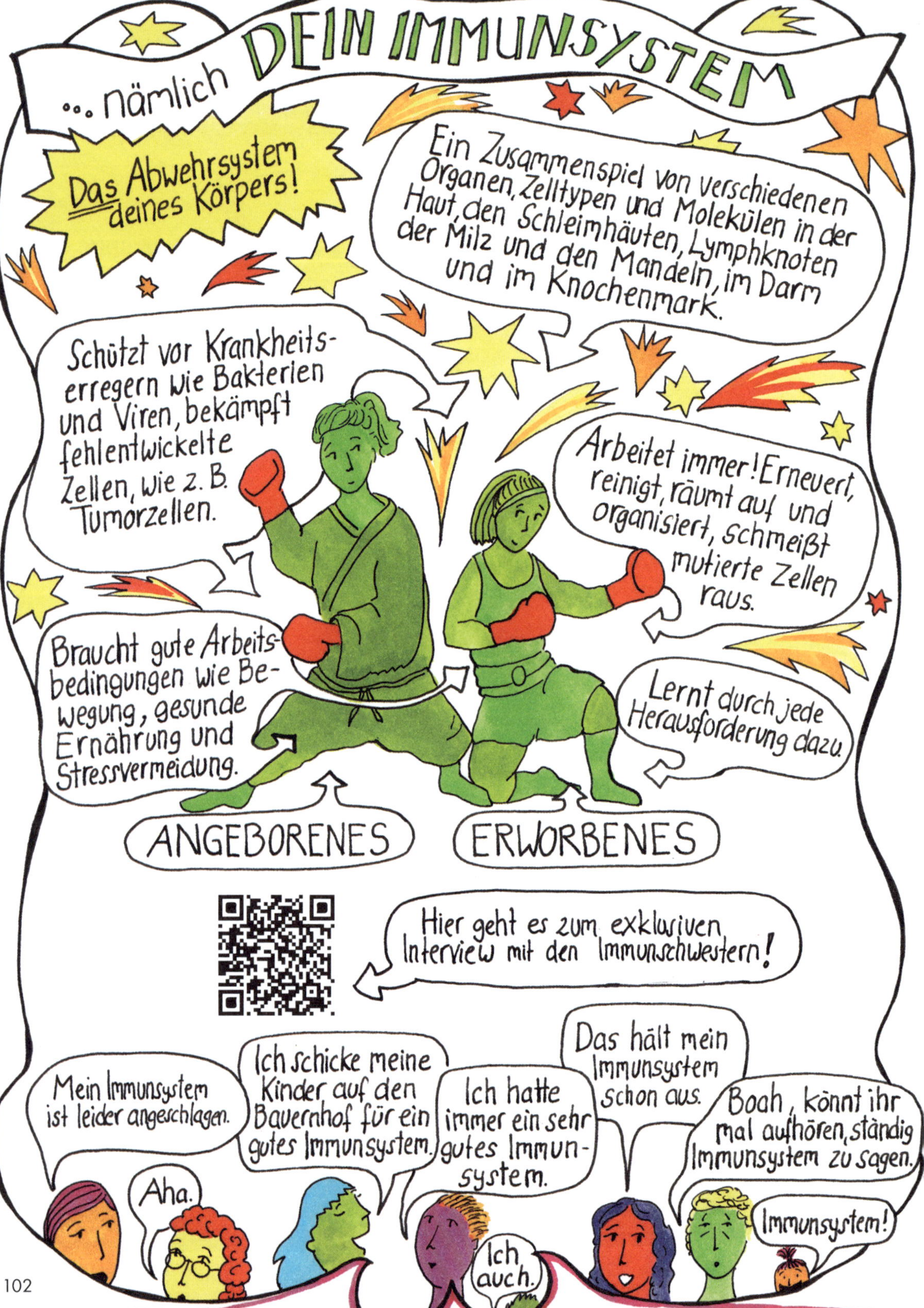

... nämlich DEIN IMMUNSYSTEM
Das Abwehrsystem deines Körpers!
Ein Zusammenspiel von verschiedenen Organen, Zelltypen und Molekülen in der Haut, den Schleimhäuten, Lymphknoten der Milz und den Mandeln, im Darm und im Knochenmark.
Schützt vor Krankheitserregern wie Bakterien und Viren, bekämpft fehlentwickelte Zellen, wie z. B. Tumorzellen.
Arbeitet immer! Erneuert, reinigt, räumt auf und organisiert, schmeißt mutierte Zellen raus.
Braucht gute Arbeitsbedingungen wie Bewegung, gesunde Ernährung und Stressvermeidung.
Lernt durch jede Herausforderung dazu.
ANGEBORENES
ERWORBENES
Hier geht es zum exklusiven Interview mit den Immunschwestern!
Mein Immunsystem ist leider angeschlagen.
Aha.
Ich schicke meine Kinder auf den Bauernhof für ein gutes Immunsystem.
Ich hatte immer ein sehr gutes Immunsystem.
Ich auch.
Das hält mein Immunsystem schon aus.
Boah, könnt ihr mal aufhören, ständig Immunsystem zu sagen.
Immunsystem!

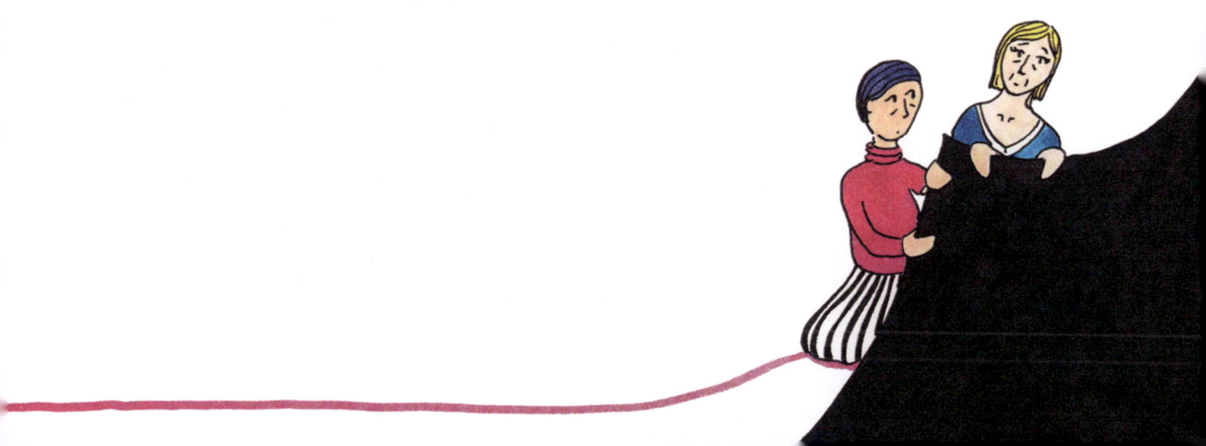

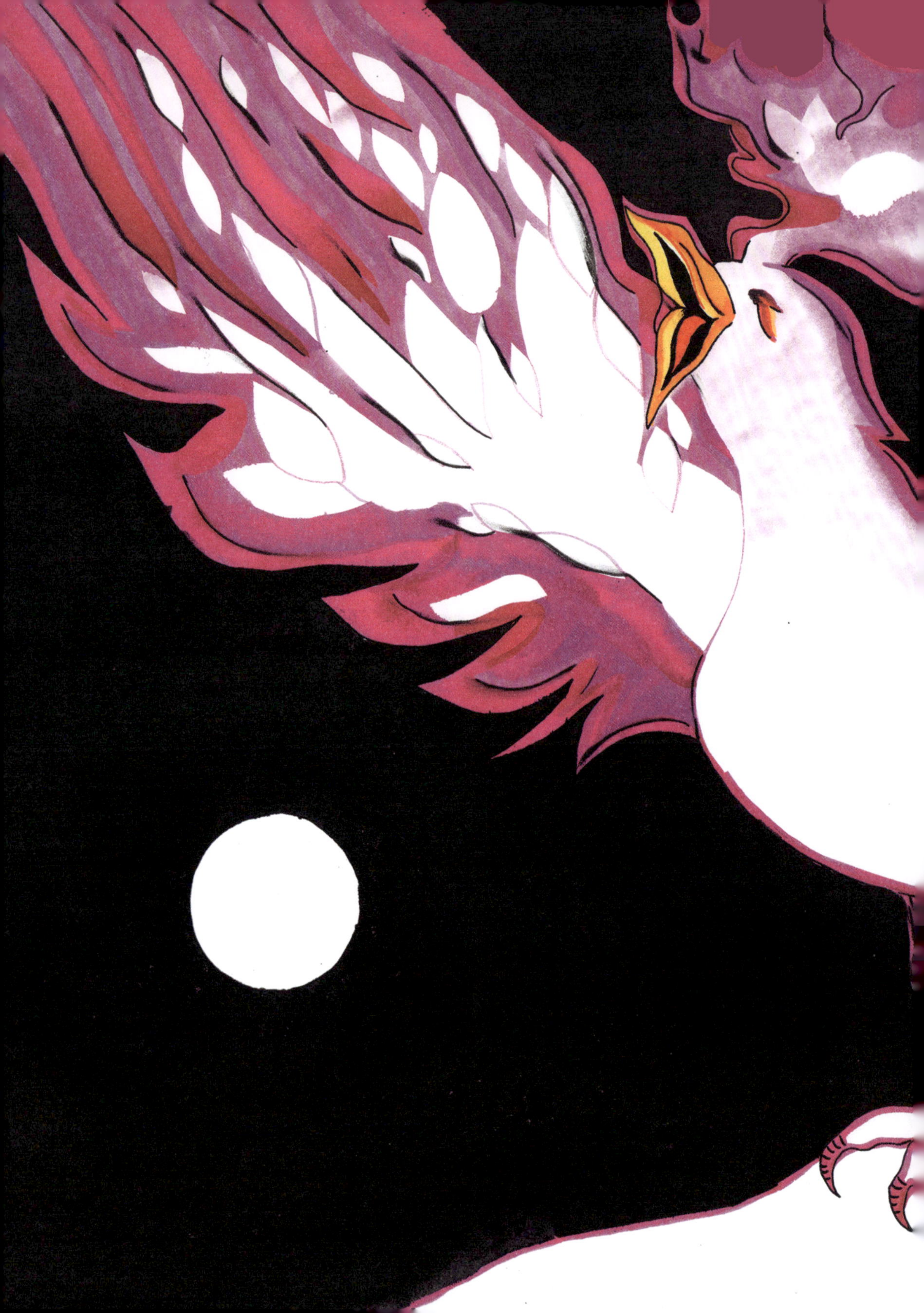

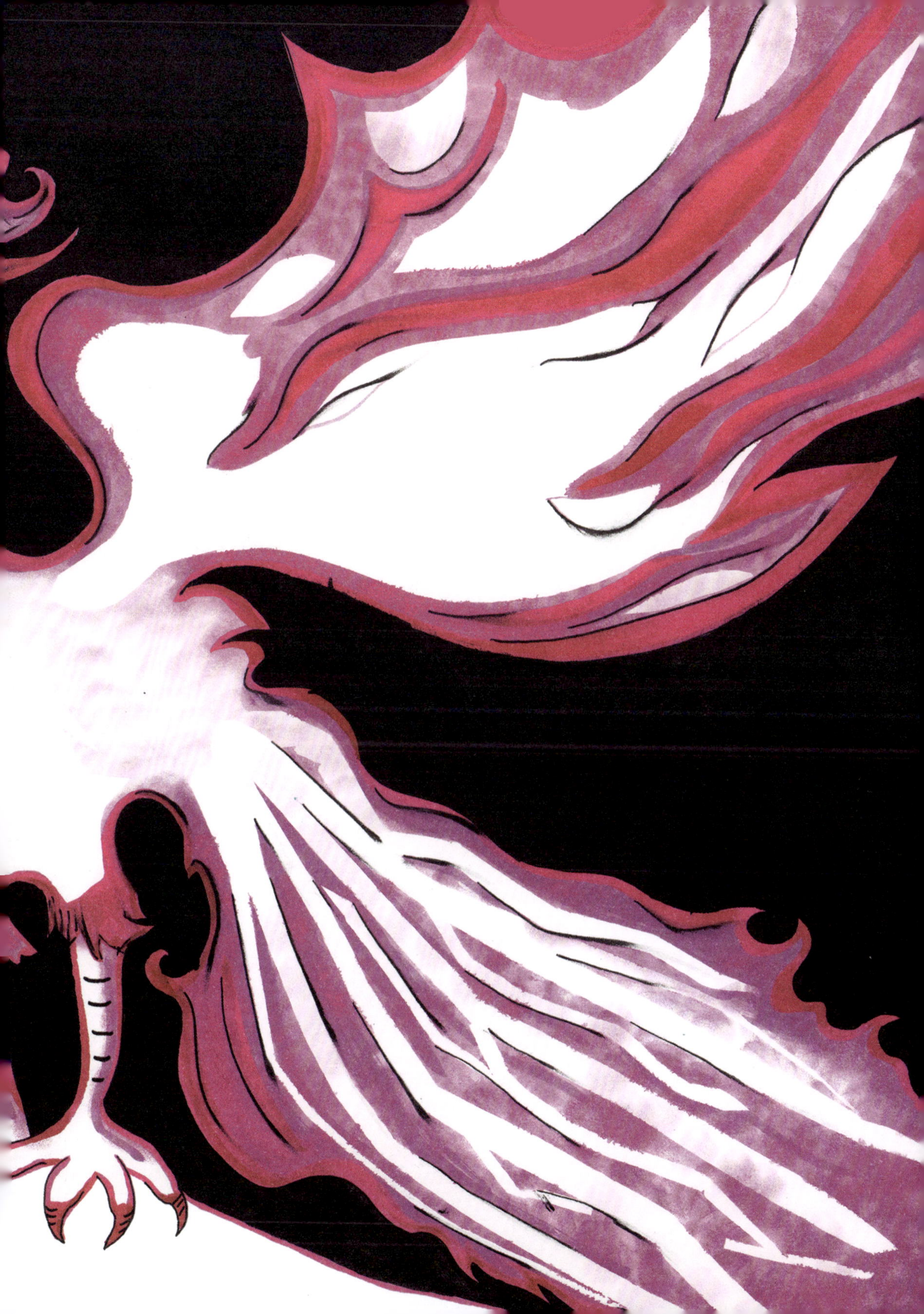

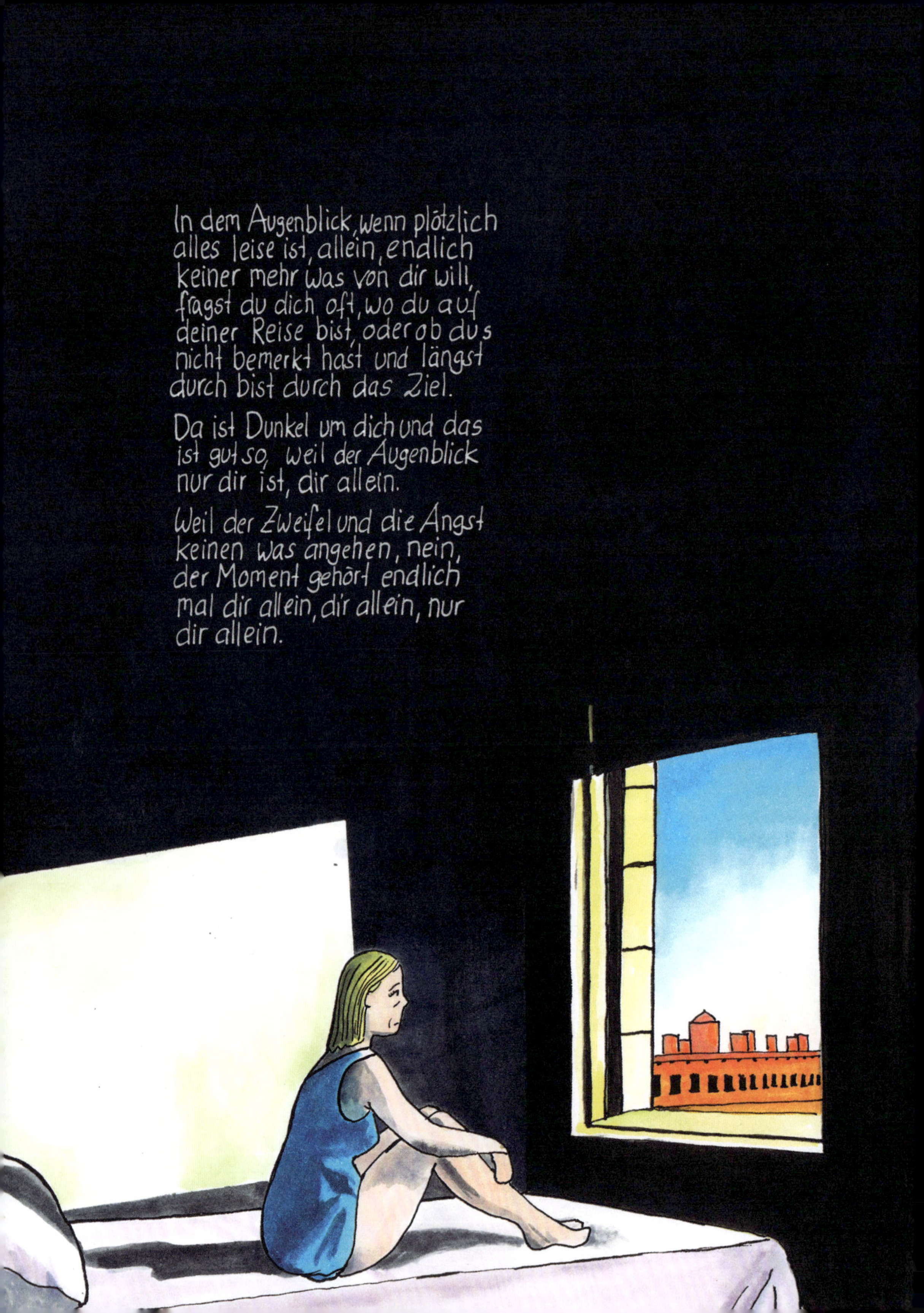
In dem Augenblick, wenn plötzlich alles leise ist, allein, endlich keiner mehr was von dir will, fragst du dich oft, wo du auf deiner Reise bist, oder ob du's nicht bemerkt hast und längst durch bist durch das Ziel.
Da ist Dunkel um dich und das ist gut so, weil der Augenblick nur dir ist, dir allein.
Weil der Zweifel und die Angst keinen was angehen, nein, der Moment gehört endlich mal dir allein, dir allein, nur dir allein.

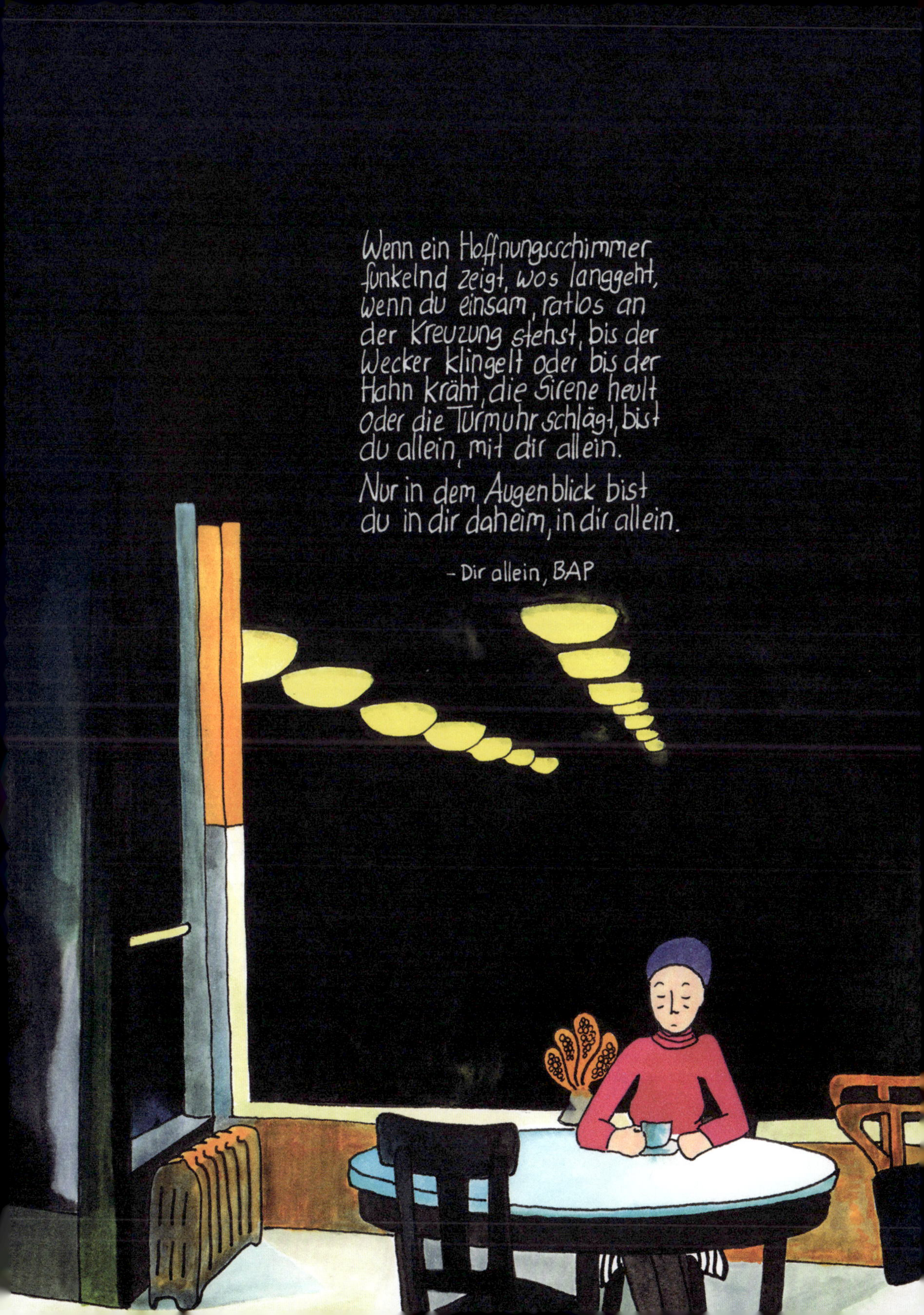
Wenn ein Hoffnungsschimmer funkelnd zeigt, wos langgeht, wenn du einsam, ratlos an der Kreuzung stehst, bis der Wecker klingelt oder bis der Hahn kräht, die Sirene heult oder die Turmuhr schlägt, bist du allein, mit dir allein.
Nur in dem Augenblick bist du in dir daheim, in dir allein.
– Dir allein, BAP

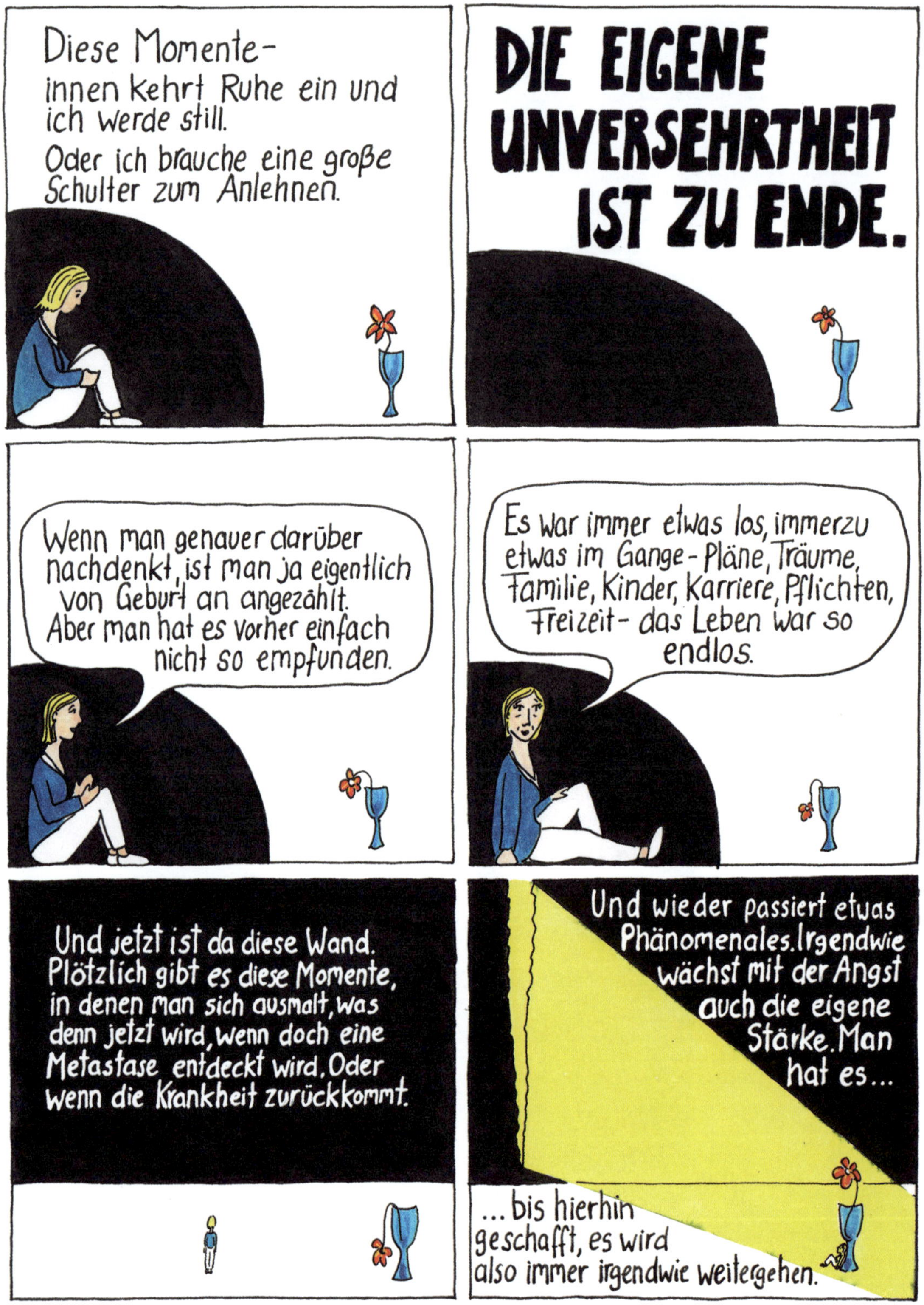
Diese Momente-
innen kehrt Ruhe ein und ich werde still.
Oder ich brauche eine große Schulter zum Anlehnen.
DIE EIGENE UNVERSEHRTHEIT IST ZU ENDE.
Wenn man genauer darüber nachdenkt, ist man ja eigentlich von Geburt an angezählt. Aber man hat es vorher einfach nicht so empfunden.
Es war immer etwas los, immerzu etwas im Gange - Pläne, Träume, Familie, Kinder, Karriere, Pflichten, Freizeit - das Leben war so endlos.
Und jetzt ist da diese Wand. Plötzlich gibt es diese Momente, in denen man sich ausmalt, was denn jetzt wird, wenn doch eine Metastase entdeckt wird. Oder wenn die Krankheit zurückkommt.
Und wieder passiert etwas Phänomenales. Irgendwie wächst mit der Angst auch die eigene Stärke. Man hat es...
... bis hierhin geschafft, es wird also immer irgendwie weitergehen.

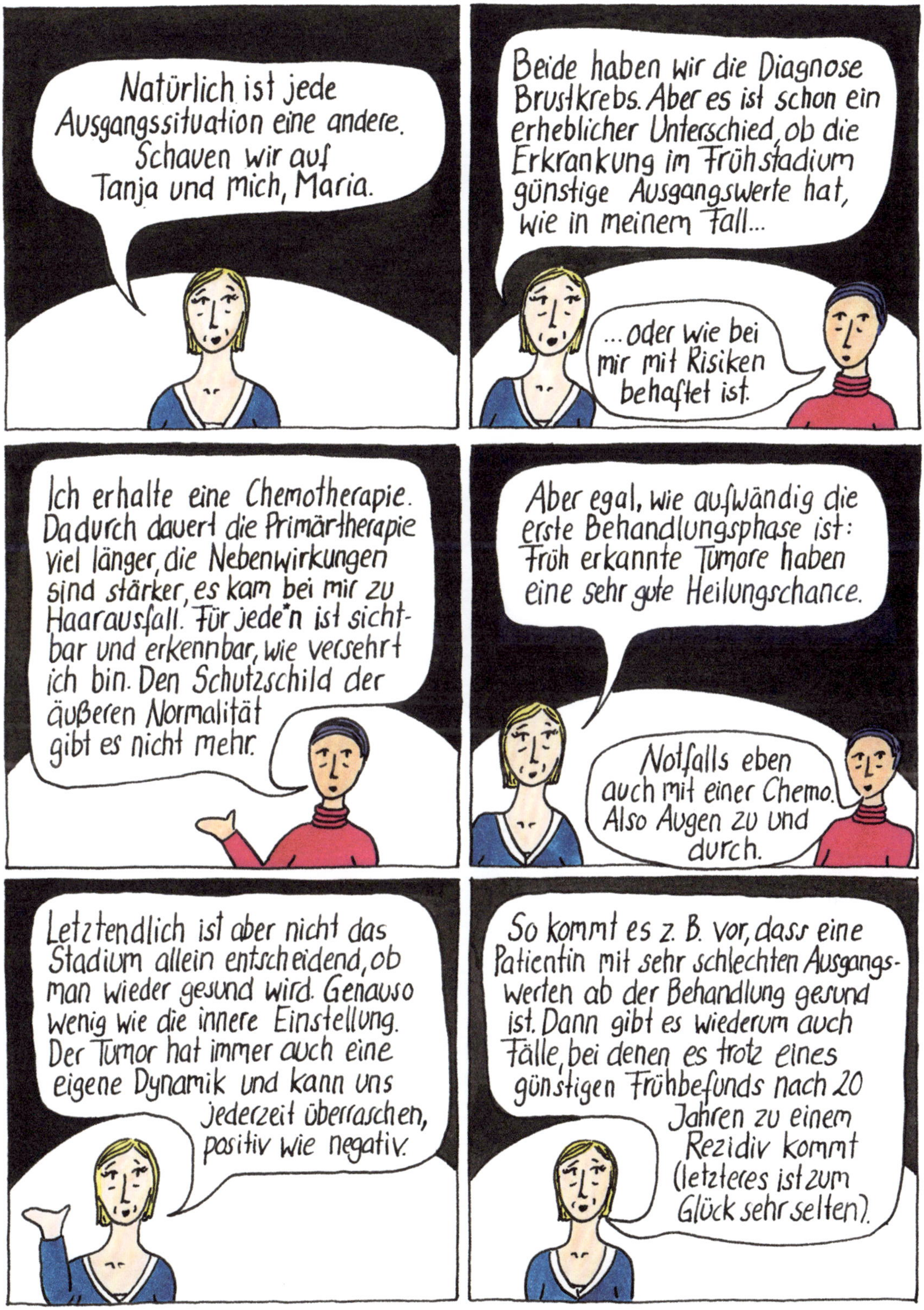
Natürlich ist jede Ausgangssituation eine andere. Schauen wir auf Tanja und mich, Maria.
Beide haben wir die Diagnose Brustkrebs. Aber es ist schon ein erheblicher Unterschied, ob die Erkrankung im Frühstadium günstige Ausgangswerte hat, wie in meinem Fall...
...oder wie bei mir mit Risiken behaftet ist.
Ich erhalte eine Chemotherapie. Dadurch dauert die Primärtherapie viel länger, die Nebenwirkungen sind stärker, es kam bei mir zu Haarausfall. Für jede*n ist sichtbar und erkennbar, wie versehrt ich bin. Den Schutzschild der äußeren Normalität gibt es nicht mehr.
Aber egal, wie aufwändig die erste Behandlungsphase ist: Früh erkannte Tumore haben eine sehr gute Heilungschance.
Notfalls eben auch mit einer Chemo. Also Augen zu und durch.
Letztendlich ist aber nicht das Stadium allein entscheidend, ob man wieder gesund wird. Genauso wenig wie die innere Einstellung. Der Tumor hat immer auch eine eigene Dynamik und kann uns jederzeit überraschen, positiv wie negativ.
So kommt es z. B. vor, dass eine Patientin mit sehr schlechten Ausgangswerten ab der Behandlung gesund ist. Dann gibt es wiederum auch Fälle, bei denen es trotz eines günstigen Frühbefunds nach 20 Jahren zu einem Rezidiv kommt (letzteres ist zum Glück sehr selten).

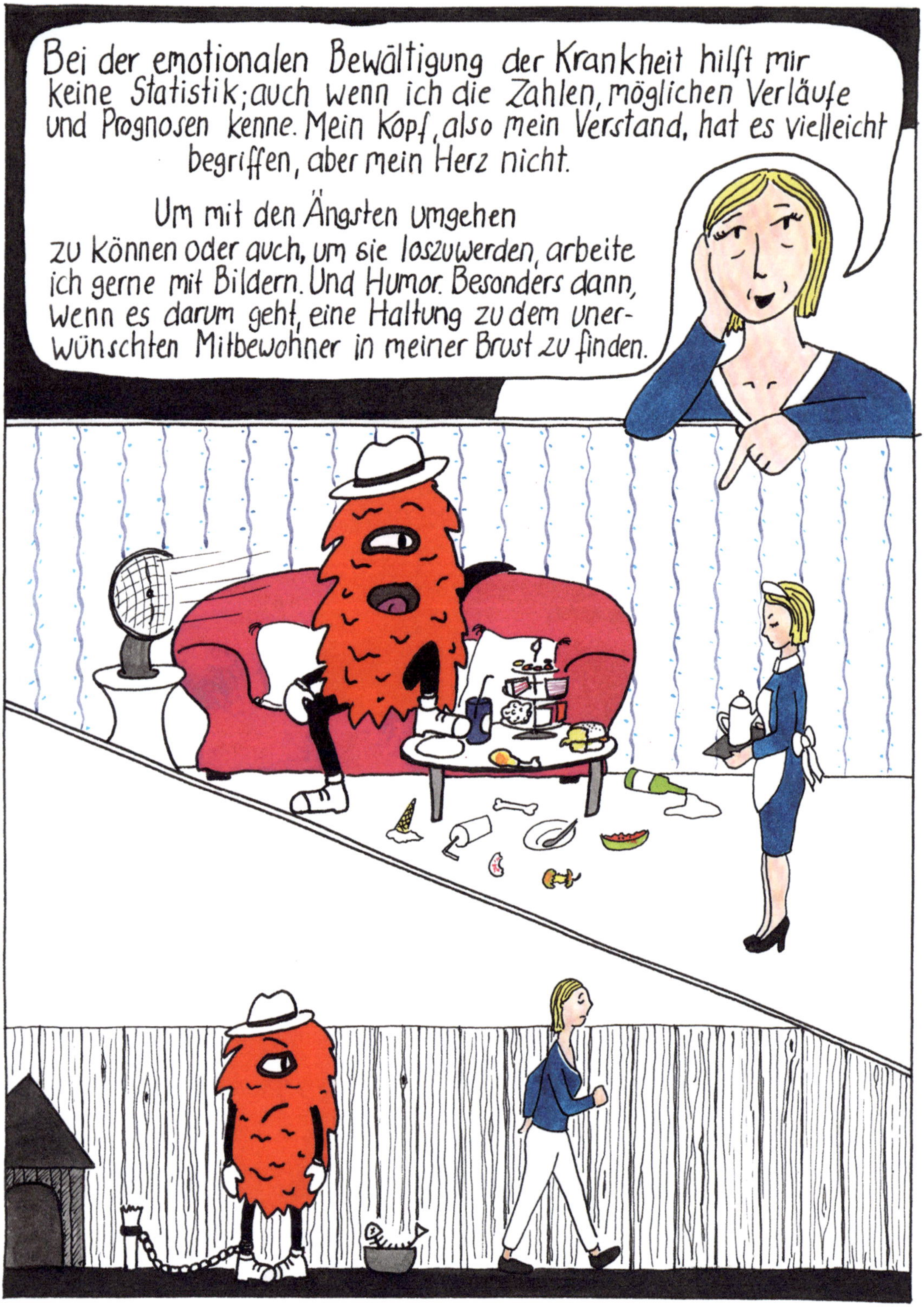

Bei der emotionalen Bewältigung der Krankheit hilft mir keine Statistik; auch wenn ich die Zahlen, möglichen Verläufe und Prognosen kenne. Mein Kopf, also mein Verstand, hat es vielleicht begriffen, aber mein Herz nicht.
Um mit den Ängsten umgehen zu können oder auch, um sie loszuwerden, arbeite ich gerne mit Bildern. Und Humor. Besonders dann, wenn es darum geht, eine Haltung zu dem unerwünschten Mitbewohner in meiner Brust zu finden.

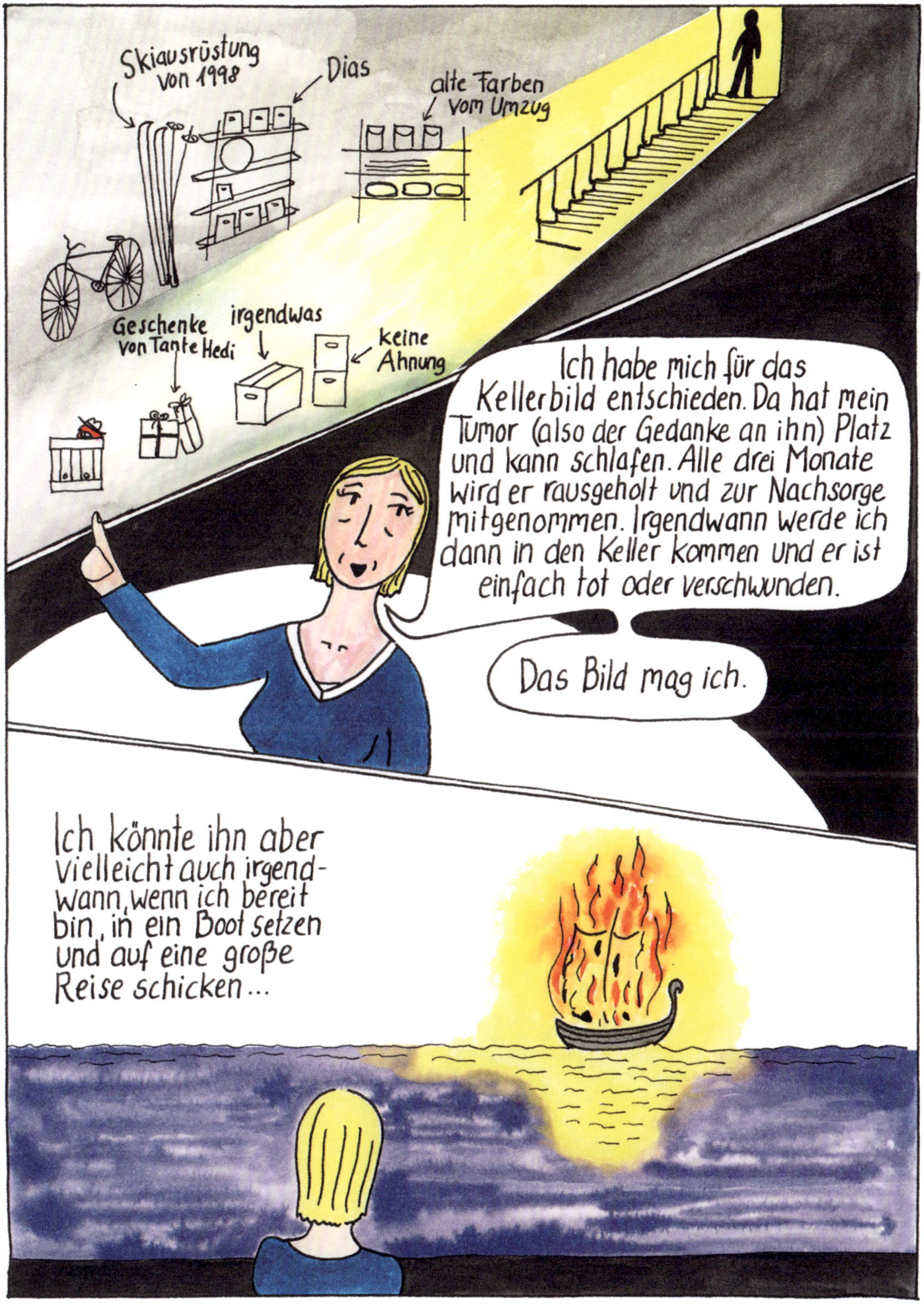

Skiausrüstung von 1998
Dias
alte Farben vom Umzug
Geschenke von Tante Hedi
irgendwas
keine Ahnung
Ich habe mich für das Kellerbild entschieden. Da hat mein Tumor (also der Gedanke an ihn) Platz und kann schlafen. Alle drei Monate wird er rausgeholt und zur Nachsorge mitgenommen. Irgendwann werde ich dann in den Keller kommen und er ist einfach tot oder verschwunden.
Das Bild mag ich.
Ich könnte ihn aber vielleicht auch irgendwann, wenn ich bereit bin, in ein Boot setzen und auf eine große Reise schicken ...

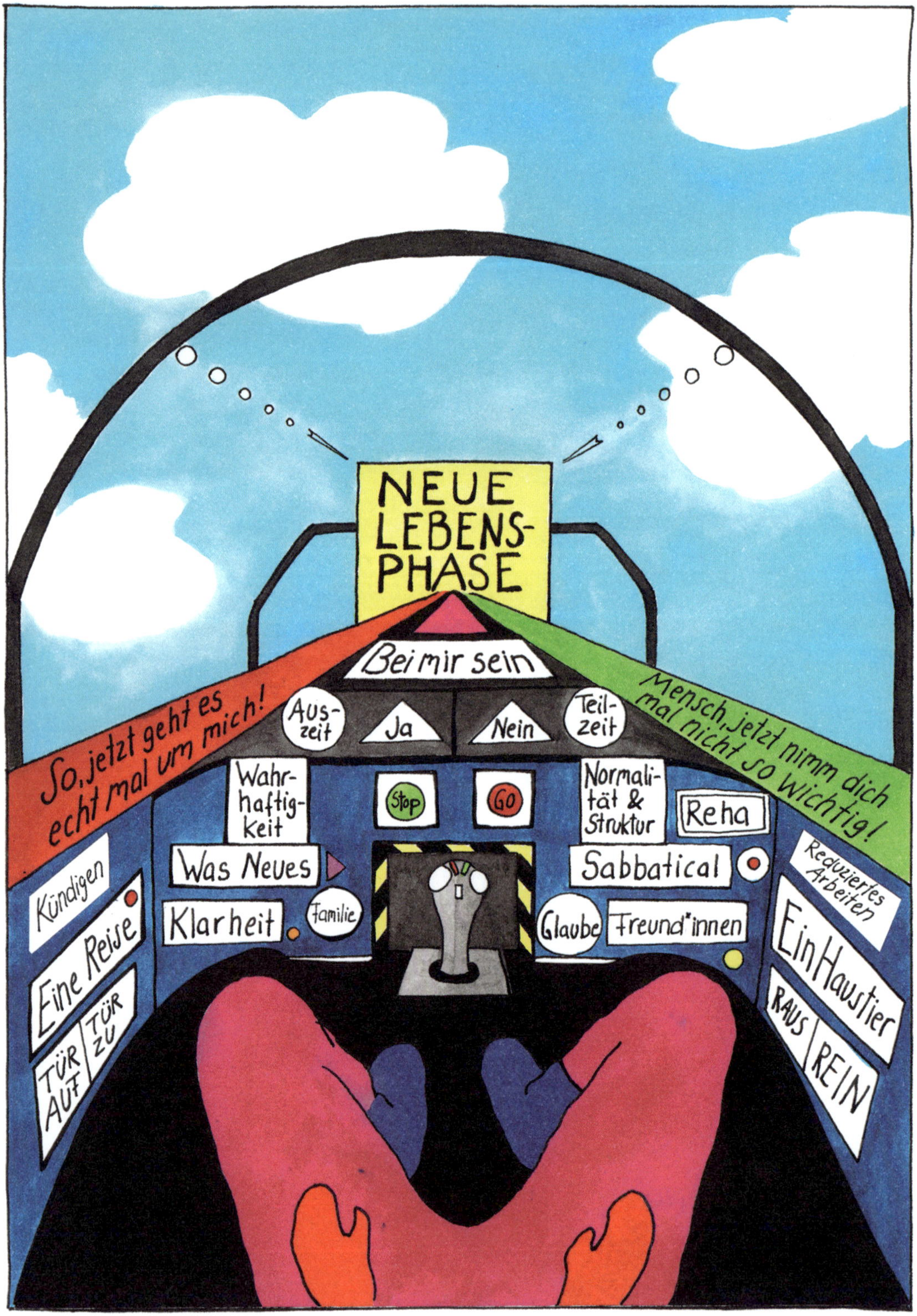
NEUE LEBENS-PHASE
Bei mir sein
So, jetzt geht es echt mal um mich!
Mensch, jetzt nimm dich mal nicht so wichtig!
Aus-zeit
Ja
Nein
Teil-zeit
Wahr-haftig-keit
Stop
GO
Normali-tät & Struktur
Reha
Was Neues
Sabbatical
Kündigen
Klarheit
Familie
Glaube
Freund*innen
Reduziertes Arbeiten
Eine Reise
Ein Haustier
TÜR AUF
TÜR ZU
RAUS
REIN

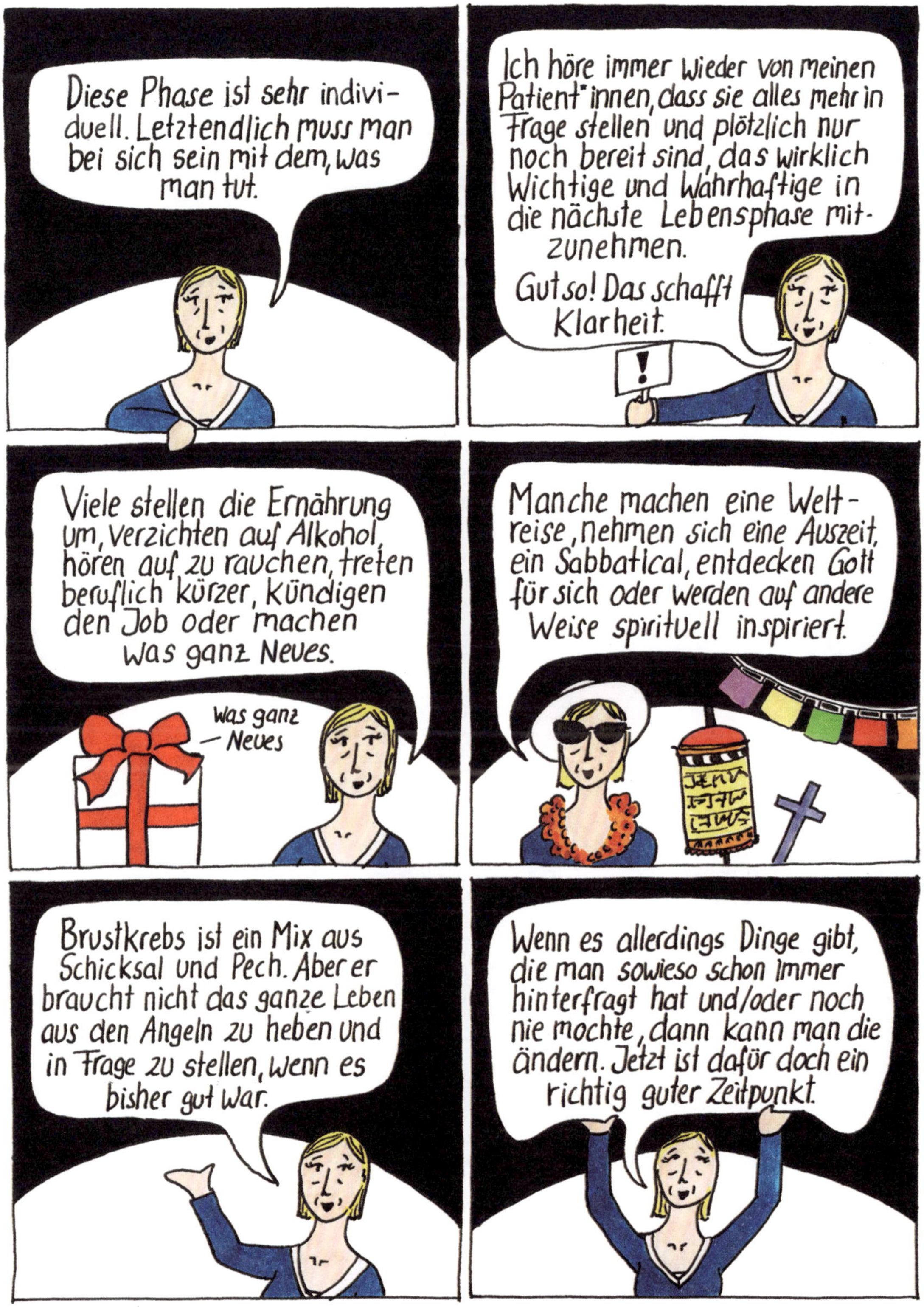
Diese Phase ist sehr individuell. Letztendlich muss man bei sich sein mit dem, was man tut.
Ich höre immer wieder von meinen Patient*innen, dass sie alles mehr in Frage stellen und plötzlich nur noch bereit sind, das wirklich Wichtige und Wahrhaftige in die nächste Lebensphase mitzunehmen.
Gut so! Das schafft Klarheit.
!
Viele stellen die Ernährung um, verzichten auf Alkohol, hören auf zu rauchen, treten beruflich kürzer, kündigen den Job oder machen was ganz Neues.
Was ganz Neues
Manche machen eine Weltreise, nehmen sich eine Auszeit, ein Sabbatical, entdecken Gott für sich oder werden auf andere Weise spirituell inspiriert.
Brustkrebs ist ein Mix aus Schicksal und Pech. Aber er braucht nicht das ganze Leben aus den Angeln zu heben und in Frage zu stellen, wenn es bisher gut war.
Wenn es allerdings Dinge gibt, die man sowieso schon immer hinterfragt hat und/oder noch nie mochte, dann kann man die ändern. Jetzt ist dafür doch ein richtig guter Zeitpunkt.

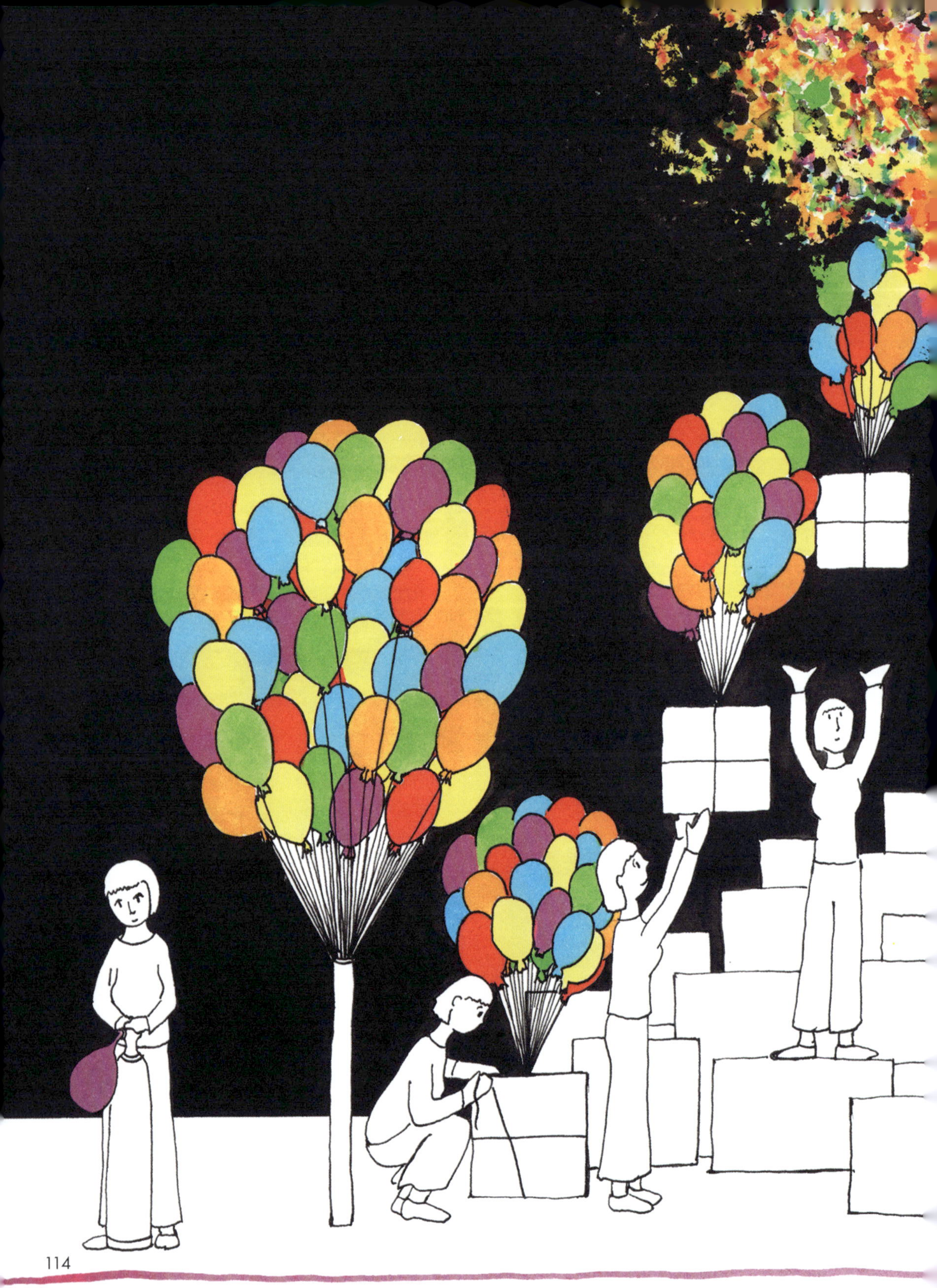

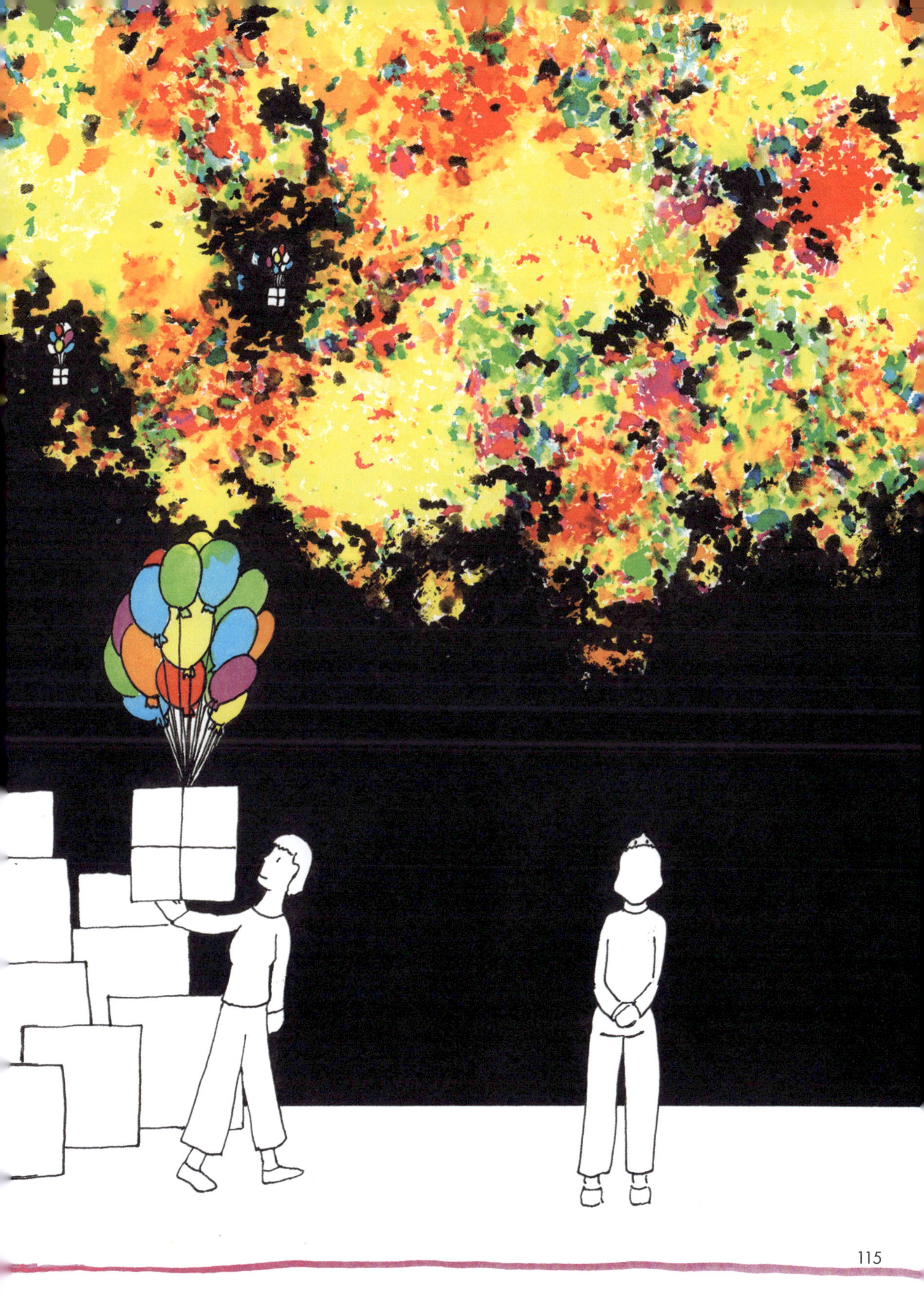

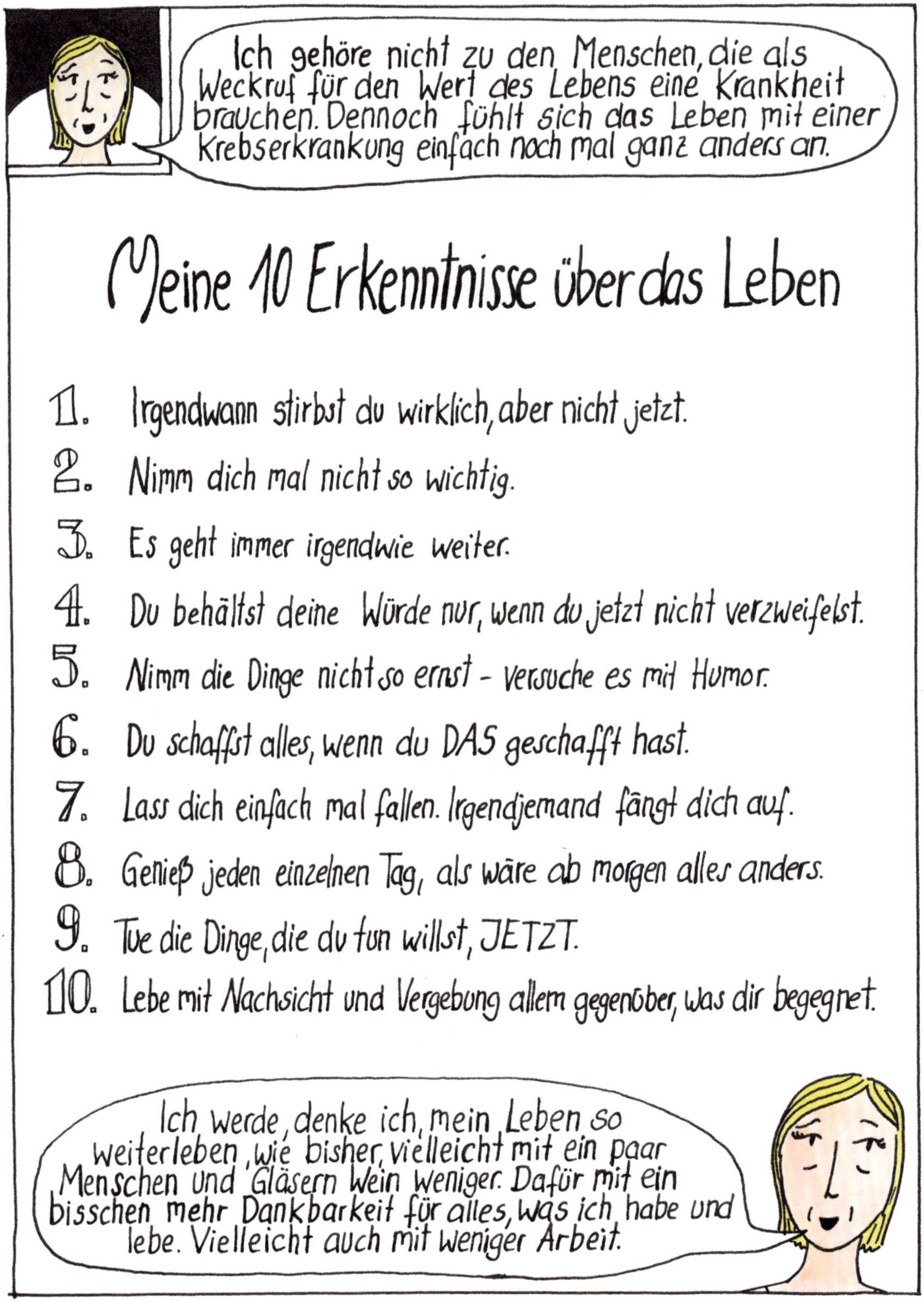
Ich gehöre nicht zu den Menschen, die als Weckruf für den Wert des Lebens eine Krankheit brauchen. Dennoch fühlt sich das Leben mit einer Krebserkrankung einfach noch mal ganz anders an.
Meine 10 Erkenntnisse über das Leben
1. Irgendwann stirbst du wirklich, aber nicht jetzt.
2. Nimm dich mal nicht so wichtig.
3. Es geht immer irgendwie weiter.
4. Du behältst deine Würde nur, wenn du jetzt nicht verzweifelst.
5. Nimm die Dinge nicht so ernst - versuche es mit Humor.
6. Du schaffst alles, wenn du DAS geschafft hast.
7. Lass dich einfach mal fallen. Irgendjemand fängt dich auf.
8. Genieß jeden einzelnen Tag, als wäre ab morgen alles anders.
9. Tue die Dinge, die du tun willst, JETZT.
10. Lebe mit Nachsicht und Vergebung allem gegenüber, was dir begegnet.
Ich werde, denke ich, mein Leben so weiterleben, wie bisher, vielleicht mit ein paar Menschen und Gläsern Wein weniger. Dafür mit ein bisschen mehr Dankbarkeit für alles, was ich habe und lebe. Vielleicht auch mit weniger Arbeit.

Diese Seite gehört dir ☺

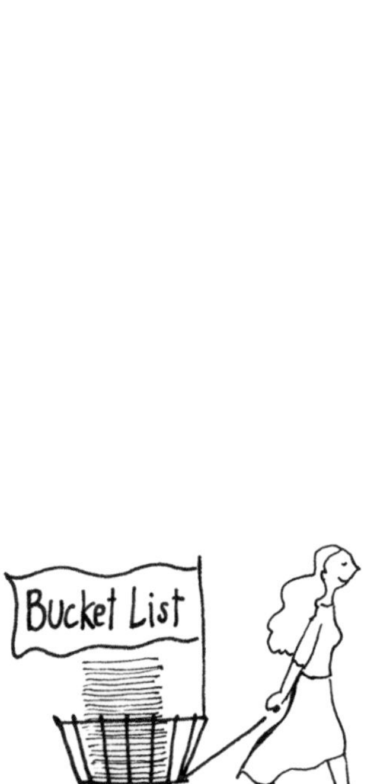

Geht es dir gut?

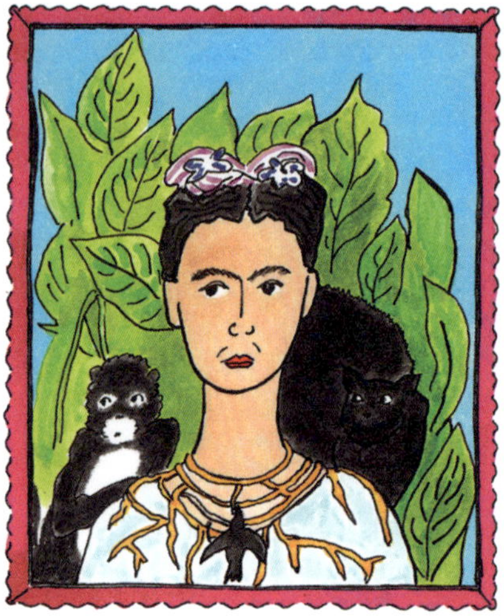

Seele und Herz
Nationalgalerie der Gegenwart

Das Leid mit dem Mitleid – Wie reagiert mein Umfeld?

In ihrer Einzelausstellung in den Räumen von Seele und Herz erkundet die Künstlerin verborgene und offene Reaktionen ihres Umfeldes, die ihr Leben seit der Diagnose prägen. Die Ausstellung zeigt Momentaufnahmen, Sprachfetzen und Dauerzustände während ihrer Therapie, die sich in bekannten und unbekannten Bildmotiven wiederfinden und neu entdecken lassen. Im Zentrum steht der Umgang mit Projektionen und Feststellungen, die sich, so hofft die Künstlerin, mit ihrer Übersetzung in die Bildsprache leichter verdauen lassen.

„Für die nahen Menschen um mich herum war diese Lebensphase sicher nicht immer leicht. Tatsächlich wird man überrascht, denn manche ‚alten Freund*innen' ziehen sich zurück. Vielleicht, weil sie überfordert sind oder sich in ihrer eigenen Lebensfreude zu sehr beeinträchtigt fühlen oder es einfach zu anstrengend finden, sich mit dem Thema Brustkrebs und damit mit mir zu befassen. Vielleicht war die Freundschaft aber auch ohnehin schon an einer Weggabelung angekommen und es war nur konsequent, den weiteren Weg getrennt zu gehen.

Dafür wird man wiederum von Menschen positiv überrascht, die man gar nicht auf dem Schirm hatte, und die jetzt aus dem ‚Off' erscheinen und einen ein Stück des Weges mittragen. Es ist, wie es ist. Es ist sinnlos, zu grübeln oder an dieser Stelle Energie zu opfern. Teile dein Leid, deine Freude, deine Gedanken mit denen, die das auch wollen.

Lange Abschnitte des Weges musst du sowieso ganz alleine gehen.
Ich habe einmal mit einer Freundin darüber gesprochen, wie wir eigentlich die verschiedenen Reaktionen aus dem Umfeld fanden. Meine Freundin ist auch an Krebs erkrankt. Uns fiel auf, dass ‚richtig zu reagieren' ein unglaublich schmaler Grat ist und es sehr einfach ist, etwas falsch zu machen."

– Maria zu ihrer Ausstellung

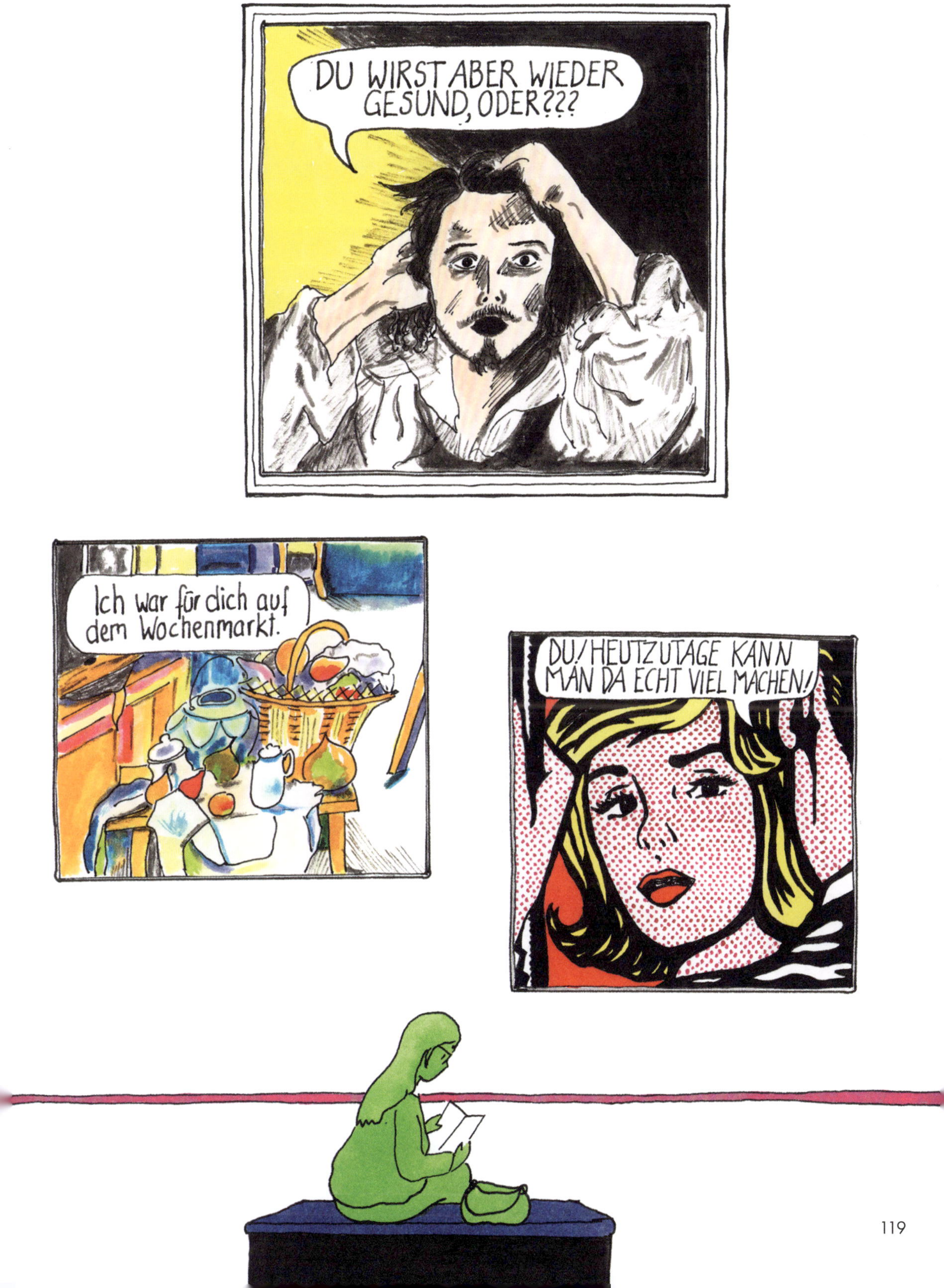
DU WIRST ABER WIEDER GESUND, ODER???
Ich war für dich auf dem Wochenmarkt.
DU! HEUTZUTAGE KANN MAN DA ECHT VIEL MACHEN!

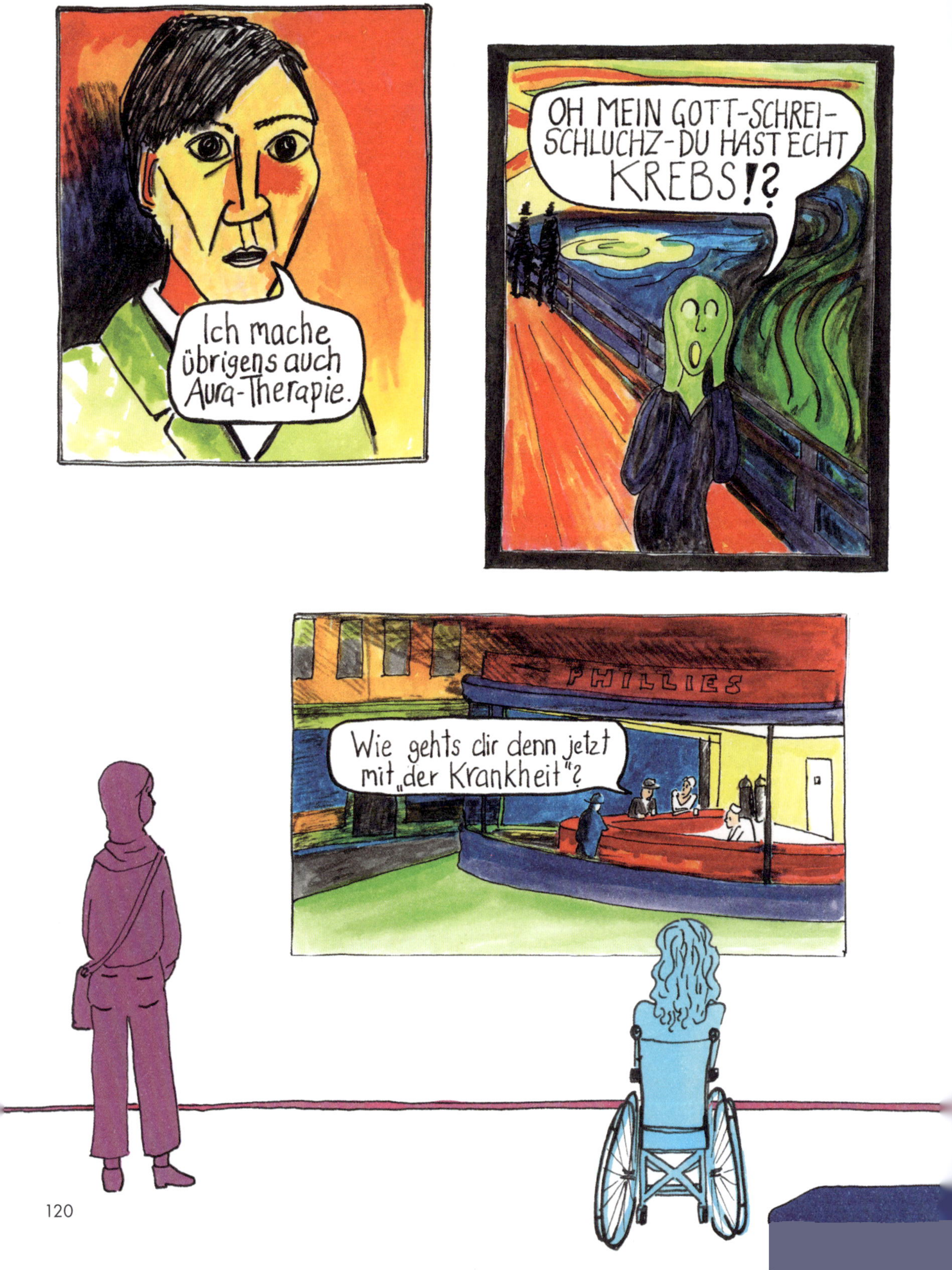
Ich mache übrigens auch Aura-Therapie.
OH MEIN GOTT-SCHREI-SCHLUCHZ-DU HAST ECHT KREBS!?
PHILLIES
Wie gehts dir denn jetzt mit „der Krankheit"?

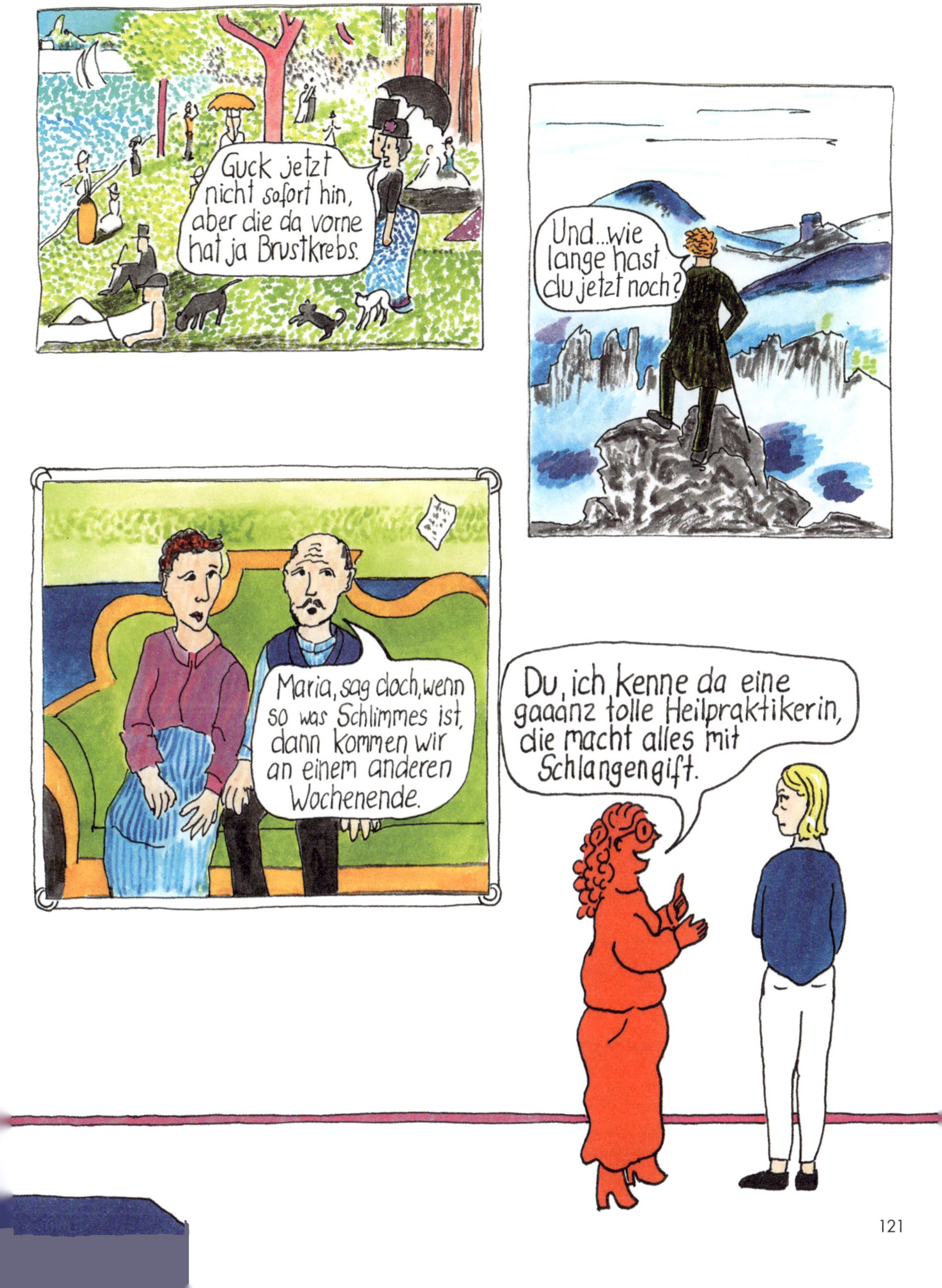
Guck jetzt nicht sofort hin, aber die da vorne hat ja Brustkrebs.
Und...wie lange hast du jetzt noch?
Maria, sag doch, wenn so was Schlimmes ist, dann kommen wir an einem anderen Wochenende.
Du, ich kenne da eine gaaanz tolle Heilpraktikerin, die macht alles mit Schlangengift.

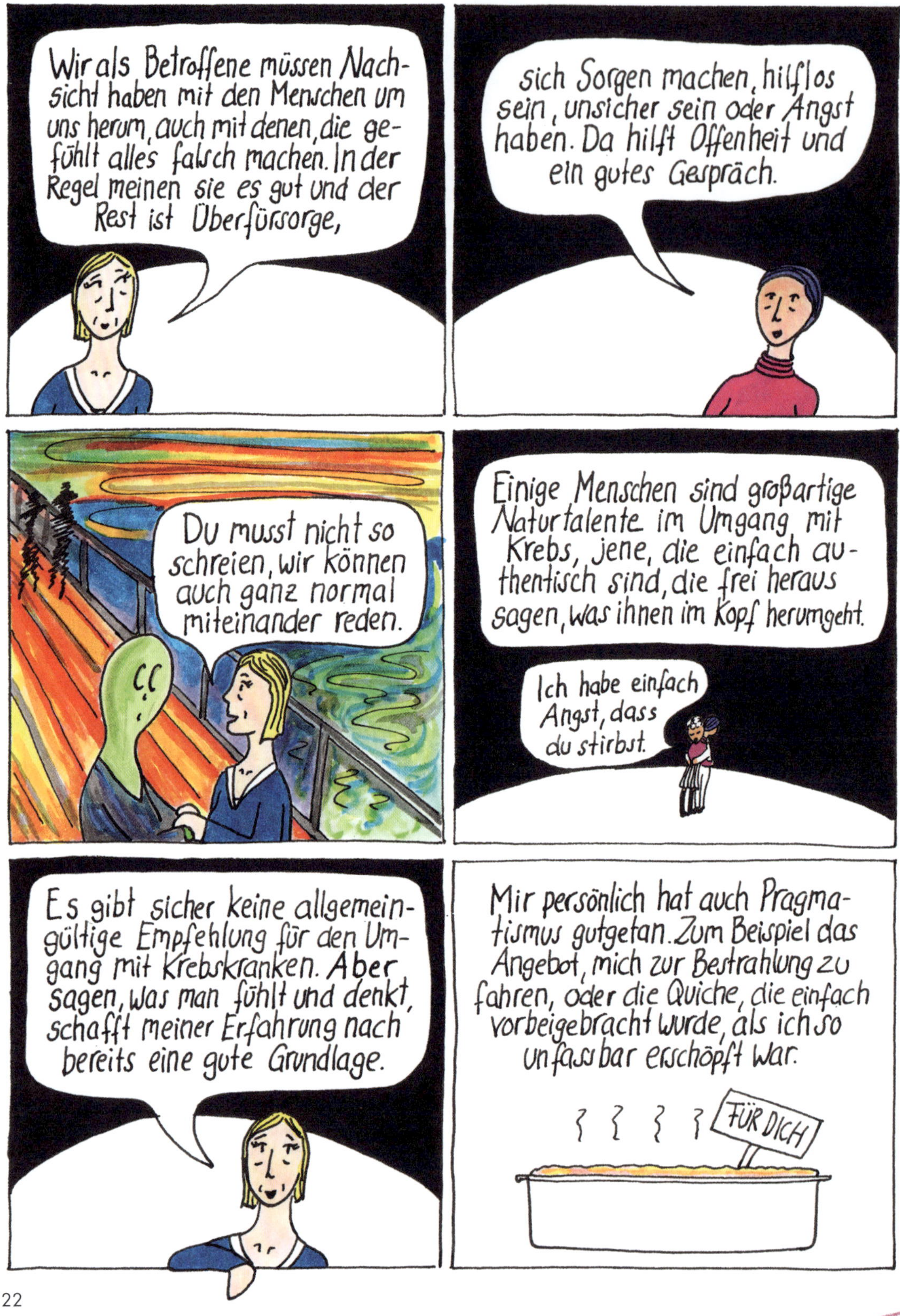
Wir als Betroffene müssen Nachsicht haben mit den Menschen um uns herum, auch mit denen, die gefühlt alles falsch machen. In der Regel meinen sie es gut und der Rest ist Überfürsorge,
sich Sorgen machen, hilflos sein, unsicher sein oder Angst haben. Da hilft Offenheit und ein gutes Gespräch.
Du musst nicht so schreien, wir können auch ganz normal miteinander reden.
Einige Menschen sind großartige Naturtalente im Umgang mit Krebs, jene, die einfach authentisch sind, die frei heraus sagen, was ihnen im Kopf herumgeht.
Ich habe einfach Angst, dass du stirbst.
Es gibt sicher keine allgemeingültige Empfehlung für den Umgang mit Krebskranken. Aber sagen, was man fühlt und denkt, schafft meiner Erfahrung nach bereits eine gute Grundlage.
Mir persönlich hat auch Pragmatismus gutgetan. Zum Beispiel das Angebot, mich zur Bestrahlung zu fahren, oder die Quiche, die einfach vorbeigebracht wurde, als ich so unfassbar erschöpft war.
FÜR DICH

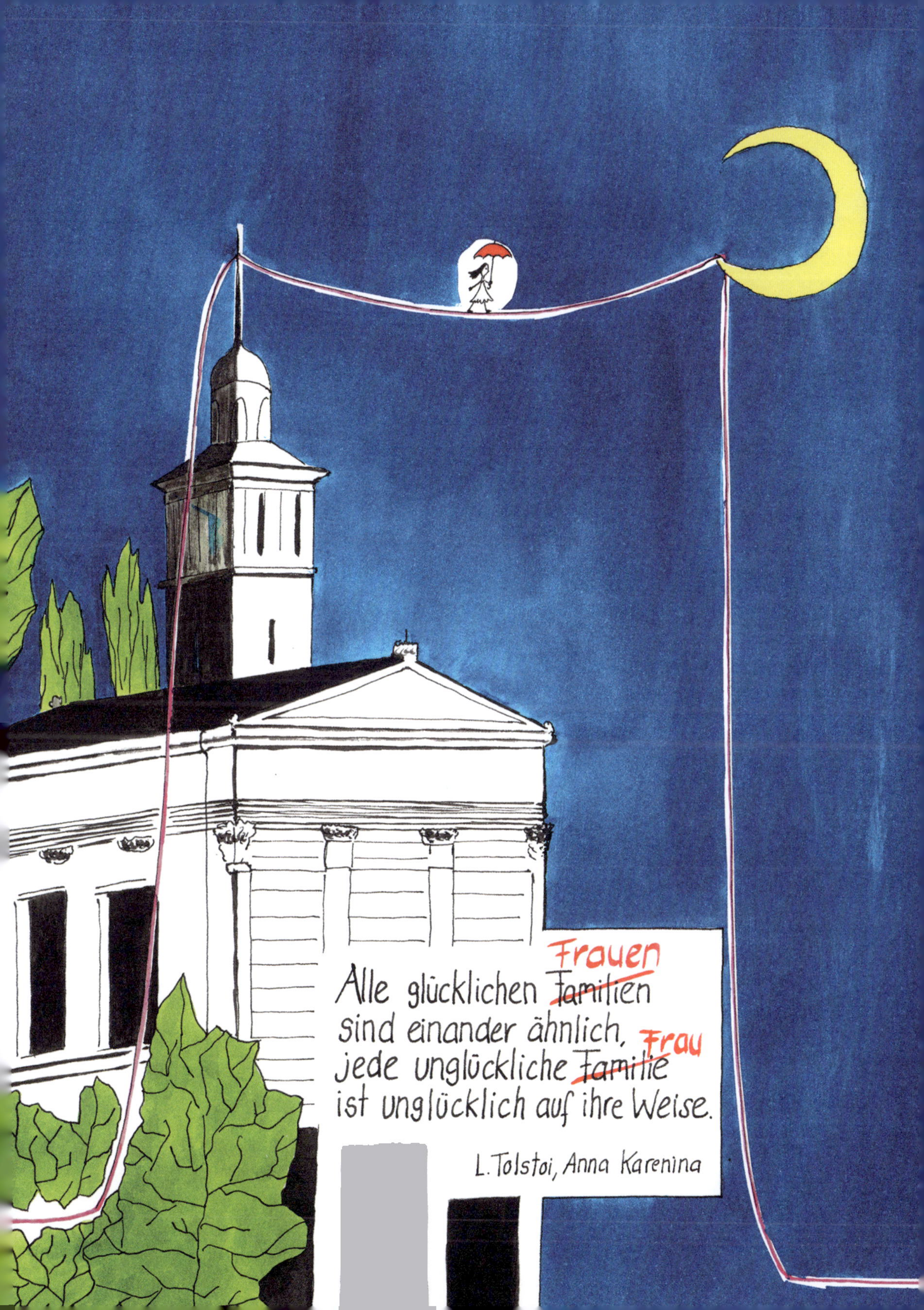

Frauen
Alle glücklichen ~~Familien~~
sind einander ähnlich, Frau
jede unglückliche ~~Familie~~
ist unglücklich auf ihre Weise.
L. Tolstoi, Anna Karenina

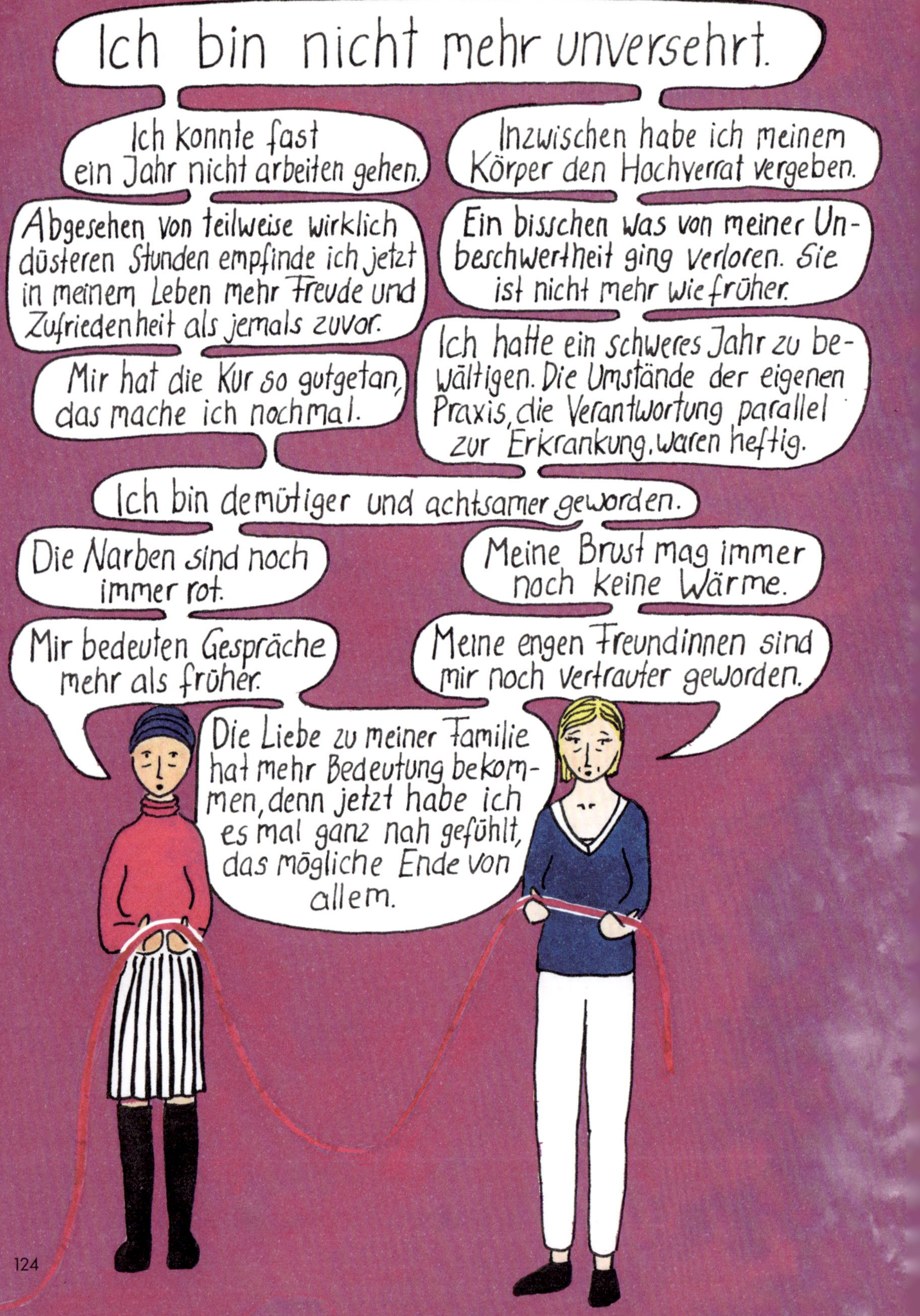
Ich bin nicht mehr unversehrt.
Ich konnte fast ein Jahr nicht arbeiten gehen.
Inzwischen habe ich meinem Körper den Hochverrat vergeben.
Abgesehen von teilweise wirklich düsteren Stunden empfinde ich jetzt in meinem Leben mehr Freude und Zufriedenheit als jemals zuvor.
Ein bisschen was von meiner Unbeschwertheit ging verloren. Sie ist nicht mehr wie früher.
Mir hat die Kur so gutgetan, das mache ich nochmal.
Ich hatte ein schweres Jahr zu bewältigen. Die Umstände der eigenen Praxis, die Verantwortung parallel zur Erkrankung, waren heftig.
Ich bin demütiger und achtsamer geworden.
Die Narben sind noch immer rot.
Meine Brust mag immer noch keine Wärme.
Mir bedeuten Gespräche mehr als früher.
Meine engen Freundinnen sind mir noch vertrauter geworden.
Die Liebe zu meiner Familie hat mehr Bedeutung bekommen, denn jetzt habe ich es mal ganz nah gefühlt, das mögliche Ende von allem.

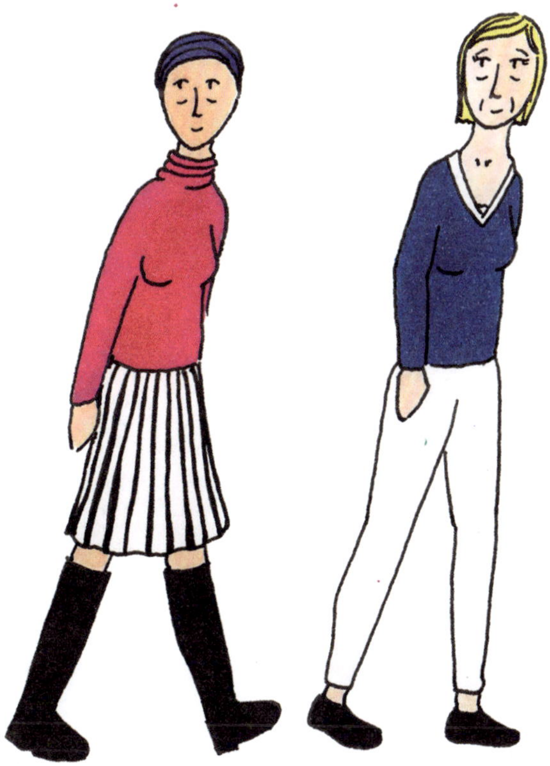

Und dann kommt irgendwann der Alltag wieder.

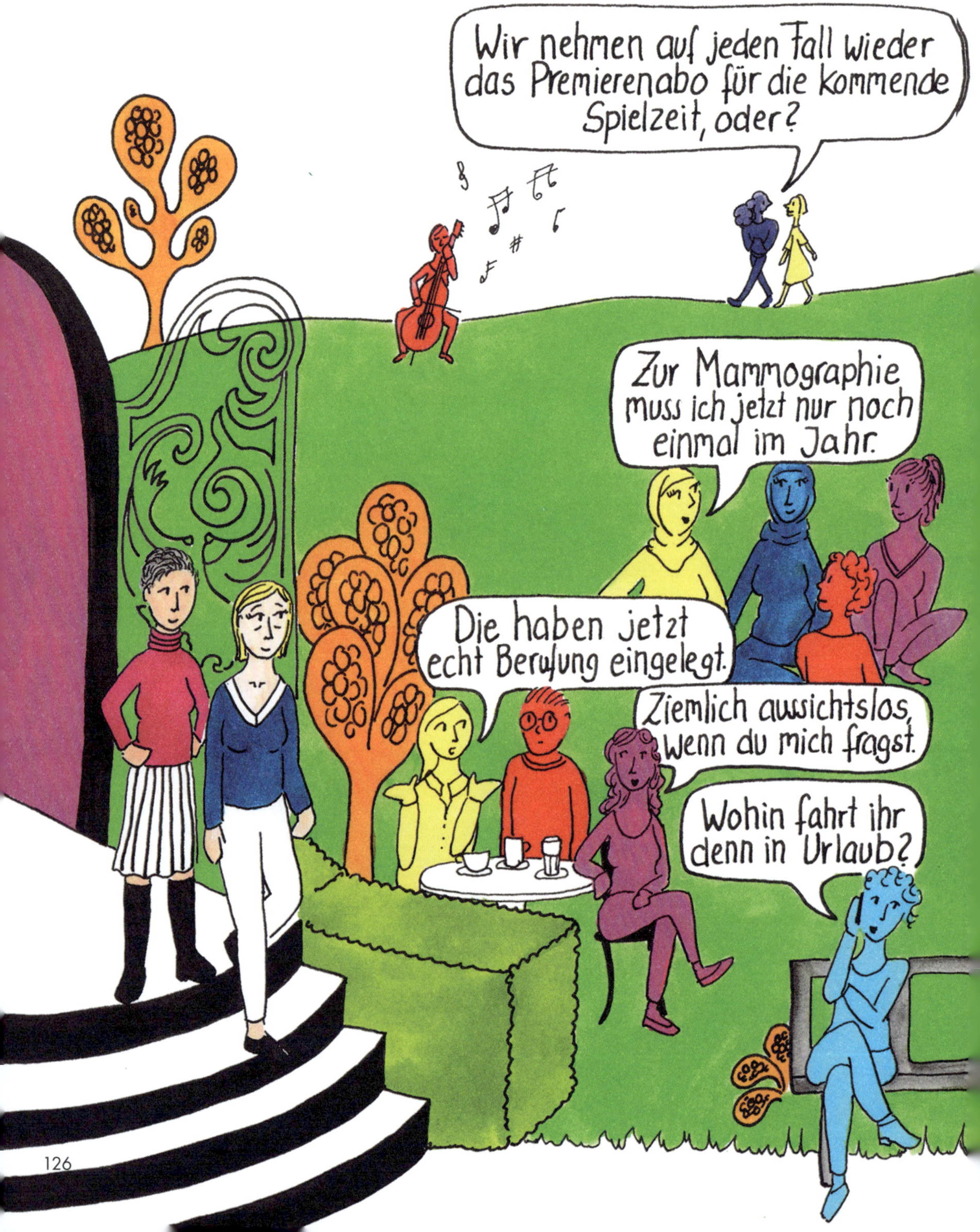

Wir nehmen auf jeden Fall wieder das Premierenabo für die kommende Spielzeit, oder?
Zur Mammographie muss ich jetzt nur noch einmal im Jahr.
Die haben jetzt echt Berufung eingelegt.
Ziemlich aussichtslos, wenn du mich fragst.
Wohin fahrt ihr denn in Urlaub?

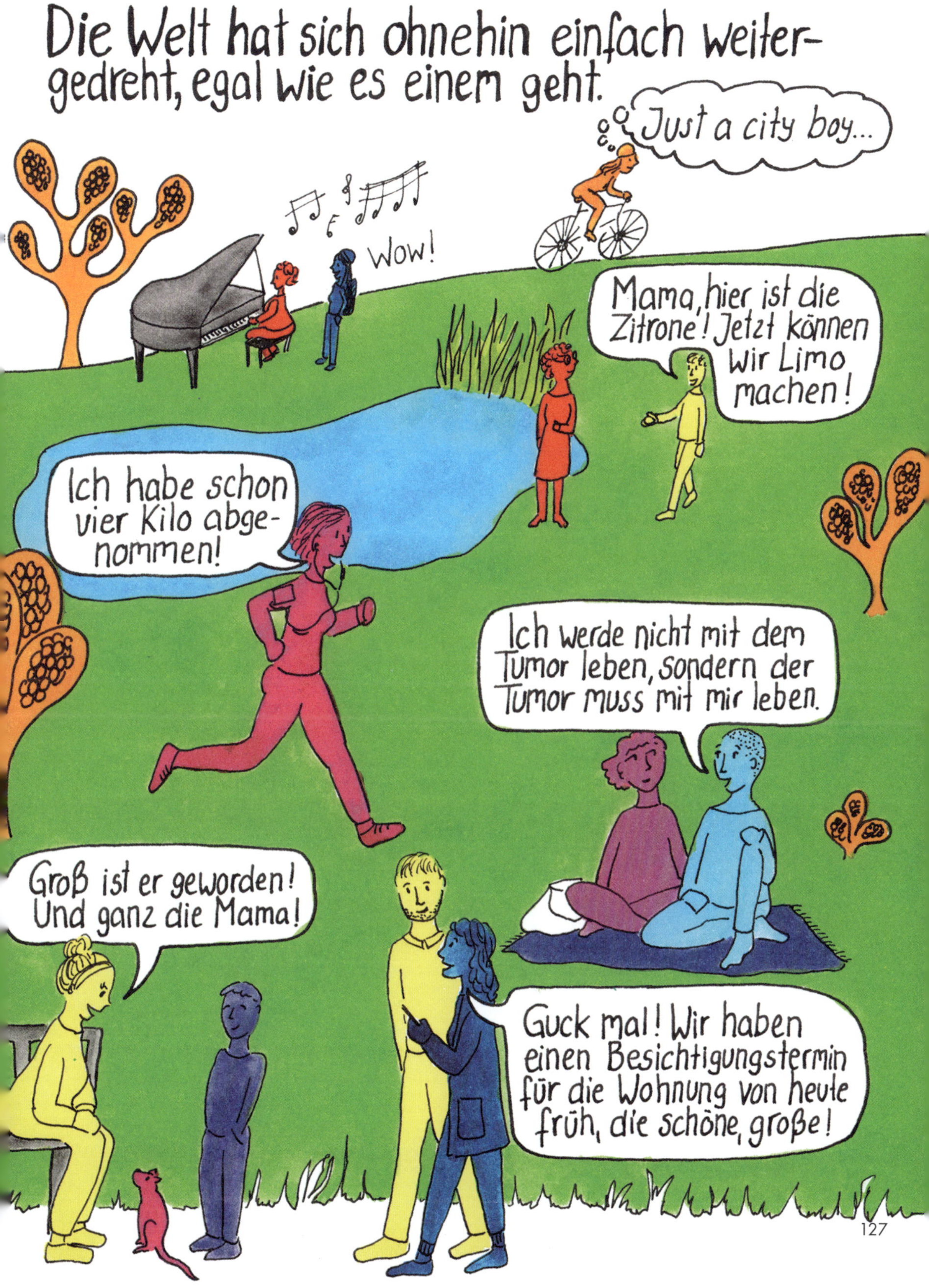
Die Welt hat sich ohnehin einfach weiter-gedreht, egal wie es einem geht.
Just a city boy...
Wow!
Mama, hier ist die Zitrone! Jetzt können wir Limo machen!
Ich habe schon vier Kilo abgenommen!
Ich werde nicht mit dem Tumor leben, sondern der Tumor muss mit mir leben.
Groß ist er geworden! Und ganz die Mama!
Guck mal! Wir haben einen Besichtigungstermin für die Wohnung von heute früh, die schöne, große!

Glossar

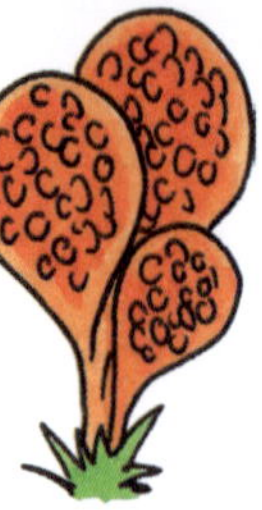

Ablatio Mammae / Mastektomie

Vollständige Entfernung der Brust einschließlich Brustdrüse, Hautmantel und Brustwarze. Der Begriff „Mastektomie" wird heute synonym verwendet, auch wenn früher teils Unterschiede in der Hautbelassung gemacht wurden. » Seite 68, 73

Antihormonelle Therapie

Behandlung hormonabhängiger Tumore durch Blockade der Hormonwirkung.
» Seite 60, 66, 68, 78 f., 84, 92

Biopsie (Stanzbiopsie)

Entnahme einer Gewebeprobe zur feingeweblichen Untersuchung, entscheidend für die Diagnosestellung. » Seite 20, 140

BRCA1 / BRCA2

Genveränderungen, die das Risiko für Brust- und Eierstockkrebs deutlich erhöhen.
» Seite 158 f.

Brusterhaltende Therapie (BET)

Operation, bei der nur der Tumor mit Sicherheitsabstand entfernt wird; die Brust aber erhalten bleibt. » Seite 68, 72

Brustsonografie (Brustsono / Sonographie / Ultraschalluntersuchung)

Ultraschalluntersuchung der Brust zur Beurteilung von Knoten oder anderen Auffälligkeiten. » Seite 16, 18, 97, 146, 154

CDK4/6 (zyklinabhängige Kinasen)

Enzyme, die das Zellwachstum steuern. Bei hormonrezeptor-positivem Brustkrebs oft überaktiv – das fördert das Tumorwachstum. » Seite 81

CDK 4/6-Inhibitoren

Medikamente, die diese Enzyme hemmen und so das Tumorwachstum verlangsamen. Einnahme erfolgt in Tablettenform. » Seite 69, 81

Chemotherapie

Medikamentöse Behandlung (Infusion oder Tabletten), die Krebszellen im gesamten Körper angreift. » Seite 45, 68 f., 82 f., 92, 97

Computertomografie (CT)

Bildgebendes Verfahren mit Röntgenstrahlen, bei dem der Körper in virtuelle Schichten dargestellt wird. » Seite 44, 53, 77, 98

Dynamischer Ki-67-Wert

Vergleich des Ki-67-Wertes vor und nach der antihormonellen Therapie. Ein Rückgang kann anzeigen, dass eine Chemotherapie möglicherweise verzichtbar ist. » Seite 61

Fatigue

Eine tiefe, anhaltende Erschöpfung, die häufig im Zusammenhang mit onkologischen Therapien (Krebstherapien) auftritt. » Seite 77, 85

Fibroadenom

Gutartiger (also nicht krebsartiger) Knoten in der Brust, entsteht durch eine Wucherung von Drüsen- und Bindegewebe. » Seite 16, 154

Geschlechtervielfalt

Nicht nur cis* Frauen (also Menschen, die bei der Geburt dem weiblichen Geschlecht zugewiesen wurden und sich auch so identifizieren) können an Brustkrebs erkranken. Auch trans* Männer, trans* Frauen, nicht-binäre Personen und cis* Männer können betroffen sein. Bei cis* Männern ist das Risiko deutlich geringer – unter anderem, weil sie meist weniger aktives Brustdrüsengewebe haben. Die medizinische Forschung und Versorgung berücksichtigen diese Vielfalt bislang jedoch noch unzureichend: Betroffene Personen bleiben häufig unsichtbar und schlechter aufgeklärt.

Humaner epidermaler Wachstumsfaktorrezeptor (HER2)

Wachstumsfaktor-Rezeptor, der bei bestimmten Brustkrebsarten vermehrt vorkommt und ein schnelleres Tumorwachstum bewirkt. » Seite 44, 61, 64 ff.

Histologisch

Übersetzt feingeweblich, beschreibt wie das Gewebe unter dem Mikroskop aussieht.
» Seite 23, 71

Hormonrezeptoren

Andockstellen an Tumorzellen, die auf Hormone wie Östrogen oder Gestagen reagieren; ihre Ausprägung beeinflusst die Therapieentscheidung. » Seite 60, 62, 64 f., 68

Integrative Medizin

Verbindet schulmedizinische und komplementärmedizinische Ansätze zu einem ganzheitlichen Behandlungskonzept. Im Kontext Brustkrebs berücksichtigt sie zum Beispiel auch psychosoziale Begleitung, Ernährung und Bewegungstherapie. » Seite 88 f.

Ionisierende Strahlung

Hochenergetische Strahlung, die das Erbgut von Krebszellen so schädigt, dass sie sich nicht mehr teilen können. » Seite 76 f.

Karzinom/Mammakarzinom

Lateinischer Begriff für Brustkrebs (Karzinom bedeutet übersetzt: Krebs).

Ki-67

Marker für Zellteilung. Gibt an, wie schnell Tumorzellen sich vermehren. Werte unter 10 % gelten als niedrig, über 25 % als hoch. » Seite 61 ff.

Knochenszintigramm (Skelettszintigramm)

(auch Skelettszintigrafie genannt) nuklearmedizinische Untersuchung, mit der sich Knochen und Knochenstoffwechsel begutachten lassen. Beim Brustkrebs-Staging können damit Metastasen diagnostiziert werden. » Seite 44, 53

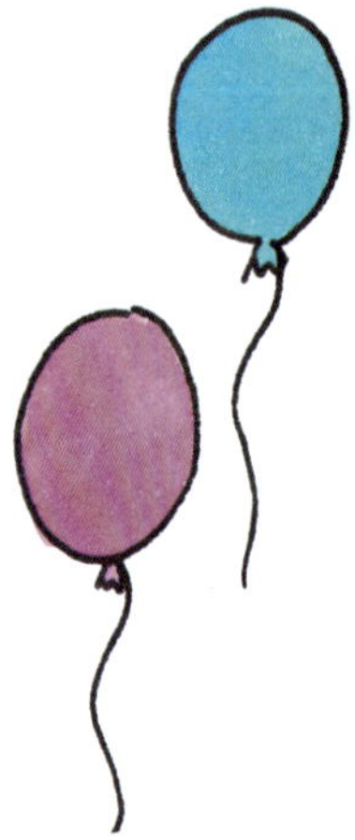

Komplementärmedizin

Ergänzende Verfahren zur schulmedizinischen Therapie wie zum Beispiel Akupunktur, Pflanzenheilkunde. » Seite 88 f.

Kurativ

Bezeichnung einer Maßnahme, die auf die Heilung des*der Erkrankten abzielt. » Seite 149

kurative Mammographie

Bildgebende Untersuchung bei bestehenden Beschwerden oder im Rahmen der Nachsorge. Nicht zu verwechseln mit dem reinen Früherkennungsscreening. » Seite 97, 148 ff.

Lymphstau (Lymphödem)

Erkrankung des Lymphsystems, häufig als Stauung nach einer Operation, bei der Arme oder andere Körperregionen mit gestörtem Lymphabfluss stark anschwellen können. » Seite 71, 97

Mammographie (Mammo)

Röntgenaufnahme der Brust in zwei Ebenen zur Früherkennung von Gewebeveränderungen. » Seite 15, 36, 71, 97, 142, 147, 148 ff.

Mastektomie/Ablatio Mammae

Vollständige Entfernung der Brust einschließlich Brustdrüse, Hautmantel und Brustwarze. Der Begriff „Mastektomie" wird heute synonym verwendet, auch wenn früher teils Unterschiede in der Hautbelassung gemacht wurden. » Seite 68, 73

Metastase

Tochtergeschwulst eines bösartigen Tumors, das sich in einer anderen Körperregion angesiedelt hat. » Seite 40, 43, 44 f., 49, 52

Mikrokalk

Kalkablagerungen im Brustgewebe. Oft harmlos, können aber auch ein Hinweis auf Frühformen von Brustkrebs sein. Anordnung und Größe der Partikel helfen Radiolog*innen bei der Einschätzung der Bösartigkeit. » Seite 147

Magnetresonanztomografie (MRT)

Bildgebendes Verfahren mit Magnetfeldern, das eine besonders detaillierte Darstellung von Gewebe ermöglicht. » Seite 97, 151

Port (Portkatheter)

Unter der Haut liegendes Zugangsgerät zu einem großen Blutgefäß, über das beispielsweise eine Chemotherapie verabreicht werden kann. » Seite 83

Raumforderung → Tumor

Allgemeiner Begriff für eine Gewebeveränderung, die im Körper Raum einnimmt; kann gut- oder bösartig sein. » Seite 18

Rezidiv

Wiederauftreten eines Tumors nach zunächst erfolgreicher Behandlung.
» Seite 40, 82, 98, 101, 109

Rückfallrisiko (Rezidivrisiko)

Die Wahrscheinlichkeit, dass eine Krankheit nach einer Behandlung erneut auftritt.
» Seite 40, 82, 98

Strahlentherapie

Behandlung mit energiereicher Strahlung zur gezielten Zerstörung von Tumorzellen.
» Seite 68 f., 74 ff.

Triple-negatives Mammakarzinom

Form von Brustkrebs, bei der die Tumorzellen weder den Östrogenrezeptor, den Progesteronrezeptor noch das HER2-Protein aufweisen. » Seite 62, 84

Tumor → Raumforderung

Allgemeiner Begriff für eine Gewebeveränderung, die im Körper Raum einnimmt; kann gut- oder bösartig sein. » Seite 18, 24, 40 ff., 49, 54, 71 ff., 84, 110 f.

Tumorboard

Interdisziplinäres Team von Ärzt*innen, das gemeinsam individuelle Therapiepläne für Patient*innen erstellt. » Seite 35

Tumormarker

Sind Proteine, Peptide oder andere biologische Substanzen im Blut, deren erhöhte Konzentration auf einen Tumor oder das Rezidiv eines Tumors hindeuten kann.
» Seite 98

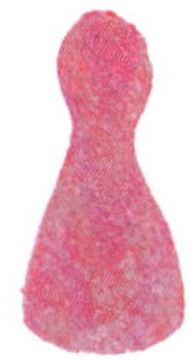

Vena Subclavia

Vene unterhalb des Schlüsselbeins, die das Blut in die obere Hohlvene (Vena cava superior) und von dort zum Herzen leitet. Häufiger Zugangspunkt für Portsysteme. » Seite 83

Zum Weiterlesen

Es gibt unzählige Adressen und Webseiten, die sich mit Brustkrebs beschäftigen. Auf dieser Doppelseite findest du eine sorgfältig kuratierte Auswahl an Büchern, offiziellen Leitlinien, Selbsthilfegruppen und weiteren Anlaufstellen, die uns während der Arbeit besonders begleitet und inspiriert hat.

Ergänzend dazu haben wir eine informative Website eingerichtet:
ankerwechsel.de/brustkrebs-links.

Dort kannst du auch eigene Empfehlungen einreichen.

Fachbücher & Ratgeber

Kostenlose und verlässliche Broschüren der Stiftung Deutsche Krebshilfe:

- Die blauen Ratgeber (zum Beispiel „Brustkrebs", „Familiärer Brust- und Eierstockkrebs")
- Krebswörterbuch – wichtige Begriffe verständlich erklärt

Alle Broschüren sind kostenlos bestellbar unter krebshilfe.de.

Offizielle Leitlinien & Fachwissen

- Arbeitsgemeinschaft Gynäkologische Onkologie (AGO) – Aktuelle Empfehlungen zu Prävention, Diagnostik und Therapie (2025)
  ago-online.de/leitlinien
- S3-Leitlinie Mammakarzinom – Diagnostik, Therapie & Nachsorge
  leitlinienprogramm-onkologie.de
- BRCA-Netzwerk – Informationen zu erblich bedingtem Brustkrebs
  brca-netzwerk.de

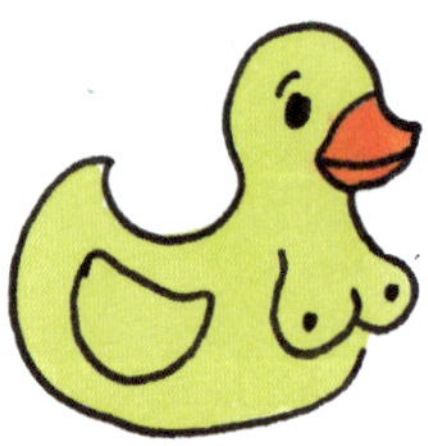

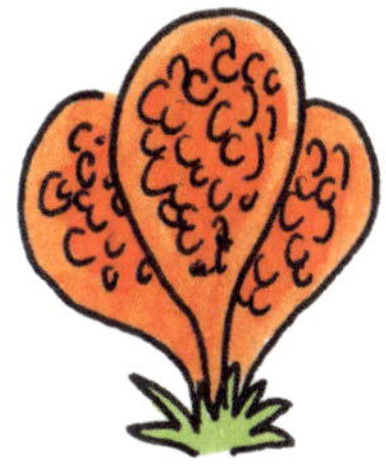

Selbsthilfe & Vernetzung

- Frauenselbsthilfe Krebs e. V. – bundesweit aktive Gruppen
  frauenselbsthilfe.de
- Brustkrebs Deutschland e. V. – gemeinnütziger Verein von Patient*innen, Ärzt*innen und Unterstützer*innen für Information, Aufklärung und Austausch
  brustkrebsdeutschland.de
- Brustkrebs beim Mann – spezialisierte Unterstützung
  brustkrebs-beim-mann.de
- Leben mit Brustkrebs – Austausch und Beratung
  leben-mit-brustkrebs.de/leben/selbsthilfe

Ergänzende Infos & Unterstützung

- Komplementärmedizin bei Krebs – Kompetenznetz KOKON
  kompetenznetz-kokon.de
- Deutsche Krebsgesellschaft und Krebshilfe – umfassende Informationen & Angebote
  krebsgesellschaft.de und krebshilfe.de
- Hilfe für Kinder krebskranker Eltern
  hkke.org
- Komplementär- und Alternativmedizin bei Krebs – evidenzbasierte Einordnung von Methoden und Wirkstoffen
  onkopedia.com

Wissenschaft & Forschung

- Brustkrebs Studienportal – laufende Studien zum Thema Brustkrebs
  brustkrebs-studien.de

Aktuelle Fachartikel und Forschungsberichte findest du ebenfalls auf unserer Website.

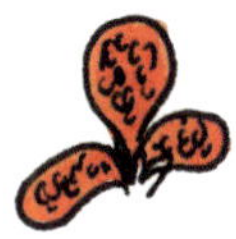

Die vollständigen URLs und weiterführende Links sind über den QR-Code abrufbar. Dort gibt es auch regelmäßige Updates und neue Empfehlungen.

DANKE

Mein besonderer Dank gilt Marie Luisa Kerkhoff – Freundin, Schauspielerin, Künstlerin. Sie hat mir meine Krankheit aus einer neuen Perspektive gezeigt: mit scharfem Blick, feinem Humor, unermüdlicher Kraft und großem Talent. Dieses Buch ist genauso ihres wie meines.

Danke an Sarah Adamus, unser Kommunikationsgenie, für kreative Impulse und durchdachten Support von Anfang an.

Ein großes Glück war die Begegnung mit Harriet Dohmeyer vom Ankerwechsel Verlag, die uns mit Begeisterung, Geduld, Kompetenz und Empathie auf dem Weg zur Veröffentlichung begleitet hat.

Lara M. Gahlow danke ich für das inspirierende Lektorat, das uns alle, vor allem aber mich, noch einmal zum Nachdenken über achtsame Kommunikation gebracht hat. Danke an Dr. med. Stephanie Gossmann von der Senologie Neu-Ulm für ihr stets offenes Ohr und ihre fachliche Begleitung – ebenso an Dr. med. Gabriele Müller-Bartusek, ebenfalls von der Senologie Neu-Ulm, für das finale Korrekturlesen.

Vielen Dank an alle Probeleser*innen aus meinem Freund*innen- und Patient*innenkreis für ehrliches Feedback und kluge Anregungen.

Meiner kleinen Enkelin Greta danke ich von Herzen: Am Tag meiner Diagnose, an Heiligabend, hat sie mit mir getanzt. Schmerz und Schock wurden Bewegung. Und Licht.

Meiner Familie und meinen Freund*innen danke ich fürs Dasein in dunklen Stunden, fürs Mutmachen und Mittragen sowie für all das gute Feedback zu diesem Projekt.

Und zuletzt danke ich meinem Mann, meinem Lebensmenschen, für seine Liebe, seinen Glauben an meine Genesung, an mich und an dieses Buch. Und dafür, dass er da ist, wenn ich einsam und ratlos an einer Kreuzung stehe und mir hilft, den Weg zu finden.

Ich kann mich dem nur anschließen, liebe Bärbel, danke dir!

Ganz besonders danke ich noch Ulrich, Bina, Caspar, Lorenz und Lies, Cornelia, Kristine und Frau Heimlich.

Meinem Püppi von ganzem Herzen. Ohne dich wäre das alles nicht. Für Anton.

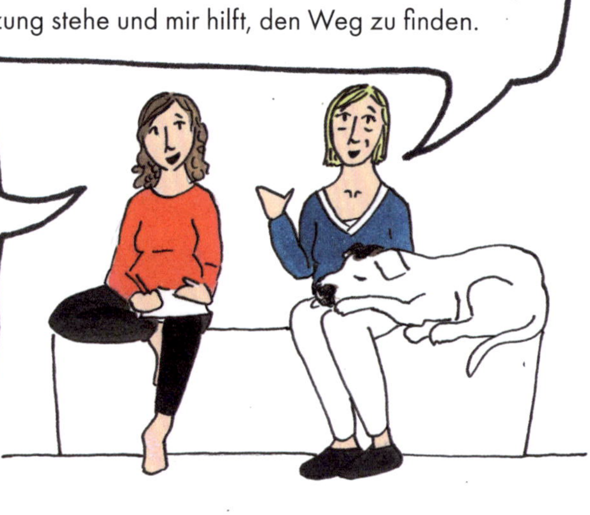

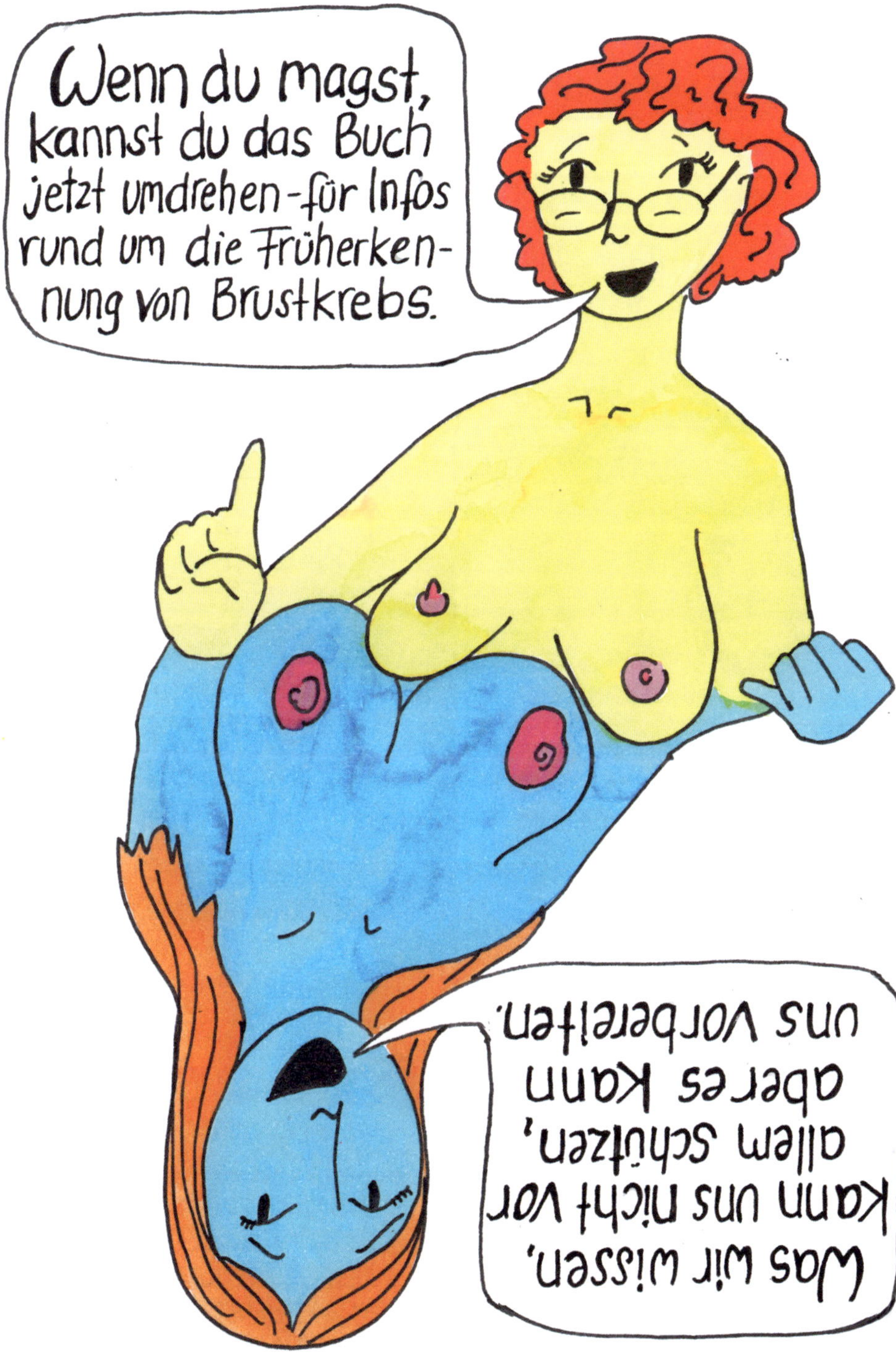
Wenn du magst, kannst du das Buch jetzt umdrehen - für Infos rund um die Früherkennung von Brustkrebs.
Was wir wissen, kann uns nicht vor allem schützen, aber es kann uns vorbereiten.

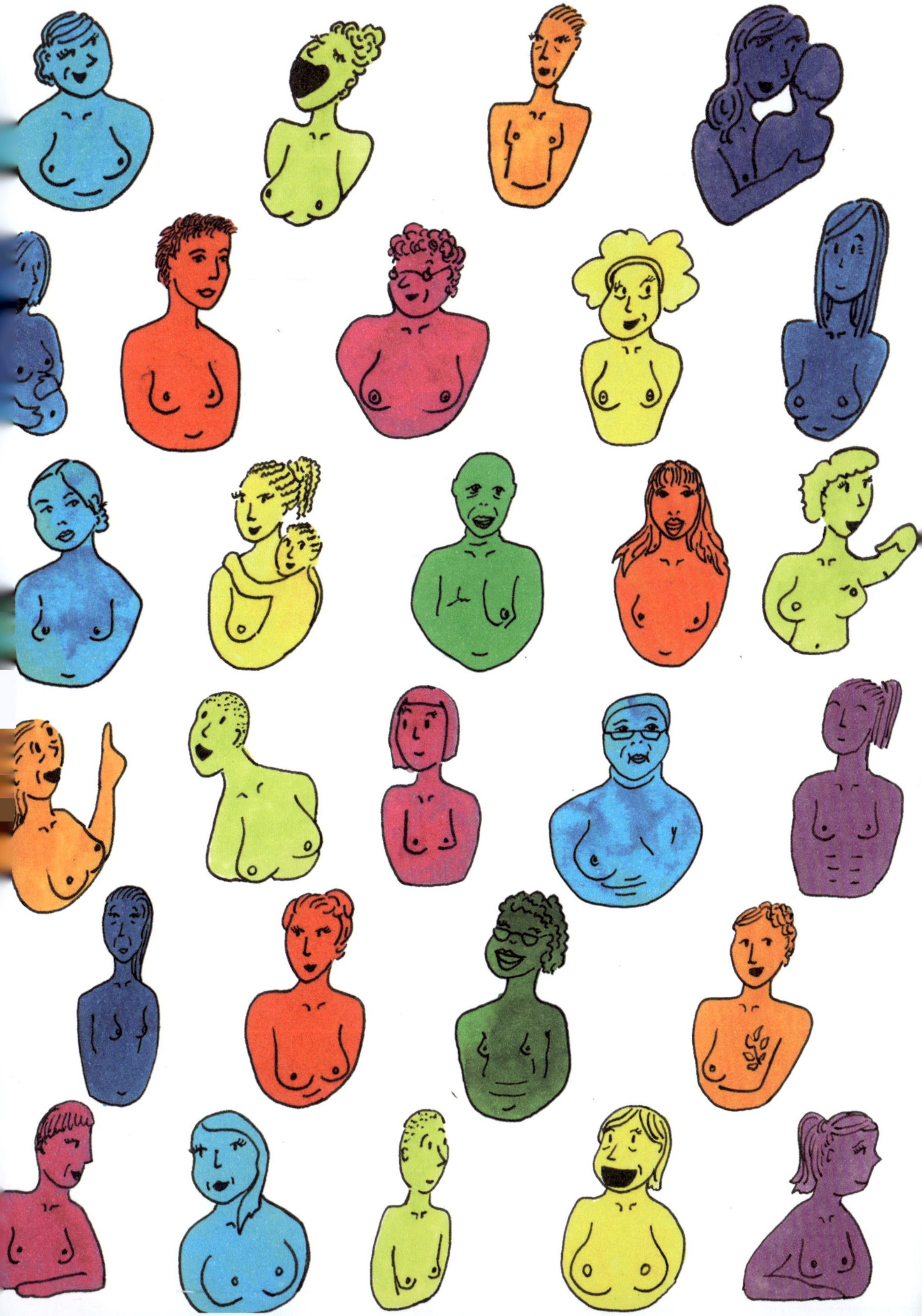

Zur Früherkennung

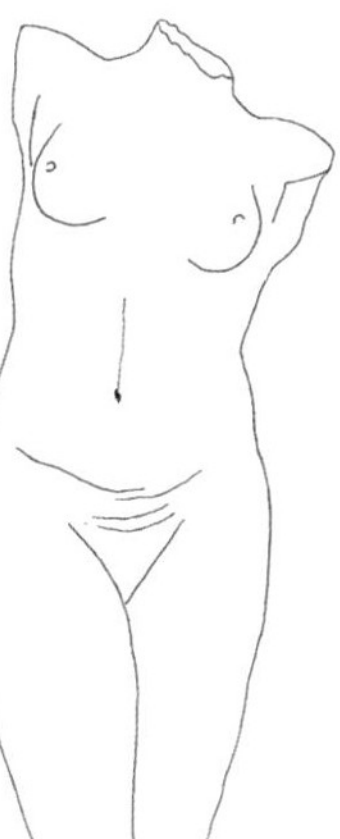

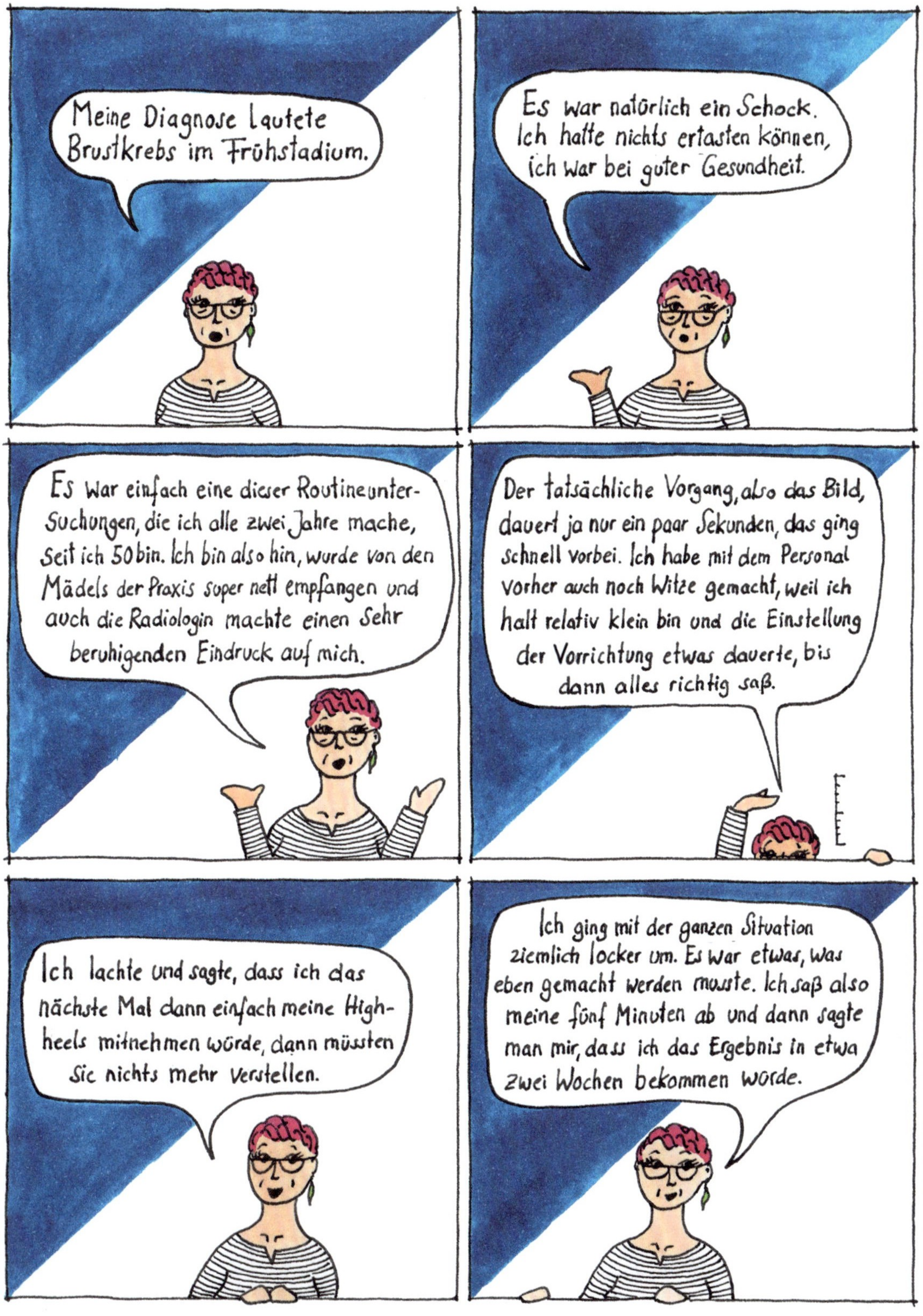
Meine Diagnose lautete Brustkrebs im Frühstadium.
Es war natürlich ein Schock. Ich hatte nichts ertasten können, ich war bei guter Gesundheit.
Es war einfach eine dieser Routineuntersuchungen, die ich alle zwei Jahre mache, seit ich 50 bin. Ich bin also hin, wurde von den Mädels der Praxis super nett empfangen und auch die Radiologin machte einen Sehr beruhigenden Eindruck auf mich.
Der tatsächliche Vorgang, also das Bild, dauert ja nur ein paar Sekunden, das ging schnell vorbei. Ich habe mit dem Personal vorher auch noch Witze gemacht, weil ich halt relativ klein bin und die Einstellung der Vorrichtung etwas dauerte, bis dann alles richtig saß.
Ich lachte und sagte, dass ich das nächste Mal dann einfach meine Highheels mitnehmen würde, dann müssten Sie nichts mehr verstellen.
Ich ging mit der ganzen Situation ziemlich locker um. Es war etwas, was eben gemacht werden musste. Ich saß also meine fünf Minuten ab und dann sagte man mir, dass ich das Ergebnis in etwa zwei Wochen bekommen würde.

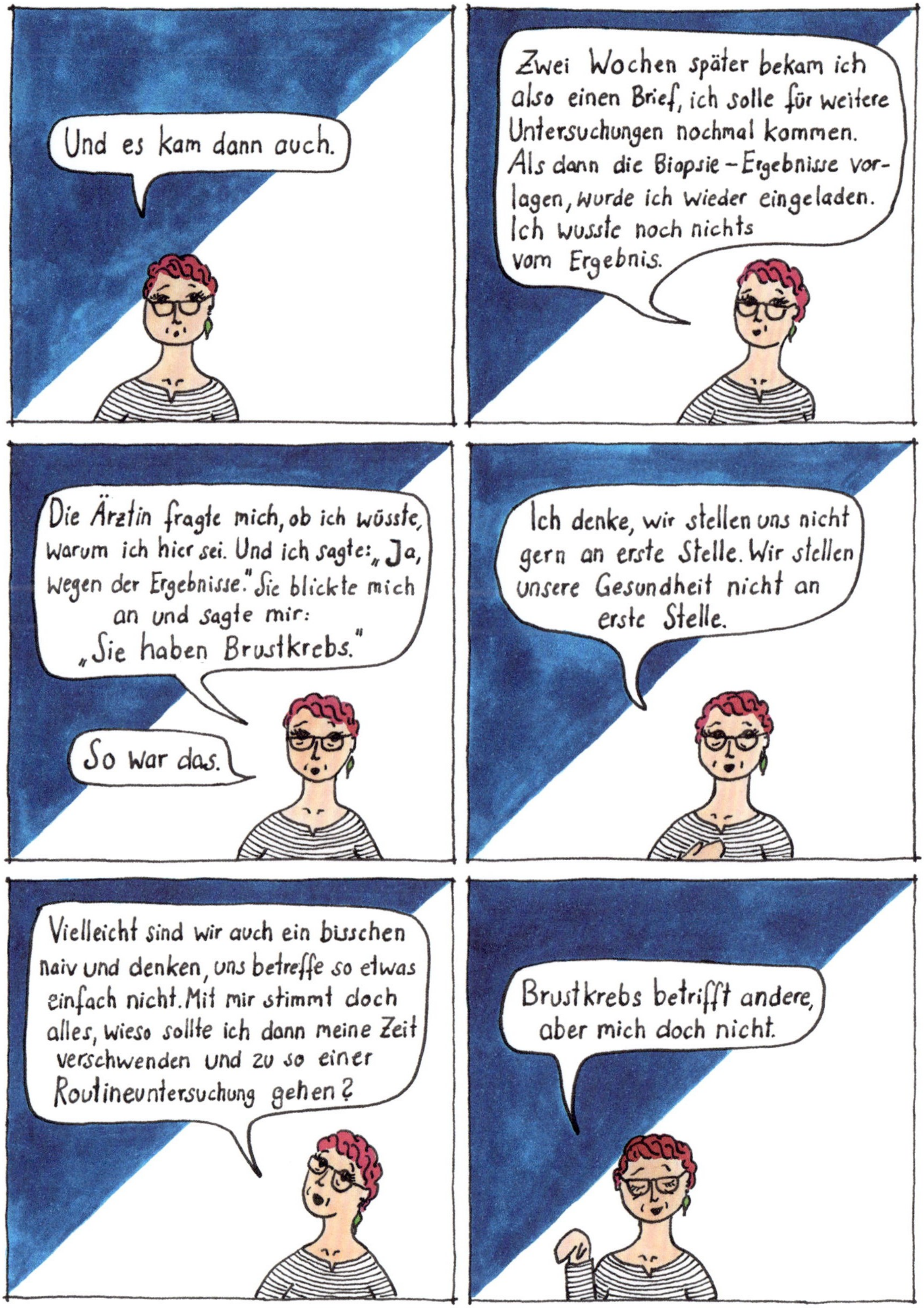
Und es kam dann auch.
Zwei Wochen später bekam ich also einen Brief, ich solle für weitere Untersuchungen nochmal kommen. Als dann die Biopsie-Ergebnisse vorlagen, wurde ich wieder eingeladen. Ich wusste noch nichts vom Ergebnis.
Die Ärztin fragte mich, ob ich wüsste, warum ich hier sei. Und ich sagte: „Ja, wegen der Ergebnisse." Sie blickte mich an und sagte mir: „Sie haben Brustkrebs."
So war das.
Ich denke, wir stellen uns nicht gern an erste Stelle. Wir stellen unsere Gesundheit nicht an erste Stelle.
Vielleicht sind wir auch ein bisschen naiv und denken, uns betreffe so etwas einfach nicht. Mit mir stimmt doch alles, wieso sollte ich dann meine Zeit verschwenden und zu so einer Routineuntersuchung gehen?
Brustkrebs betrifft andere, aber mich doch nicht.

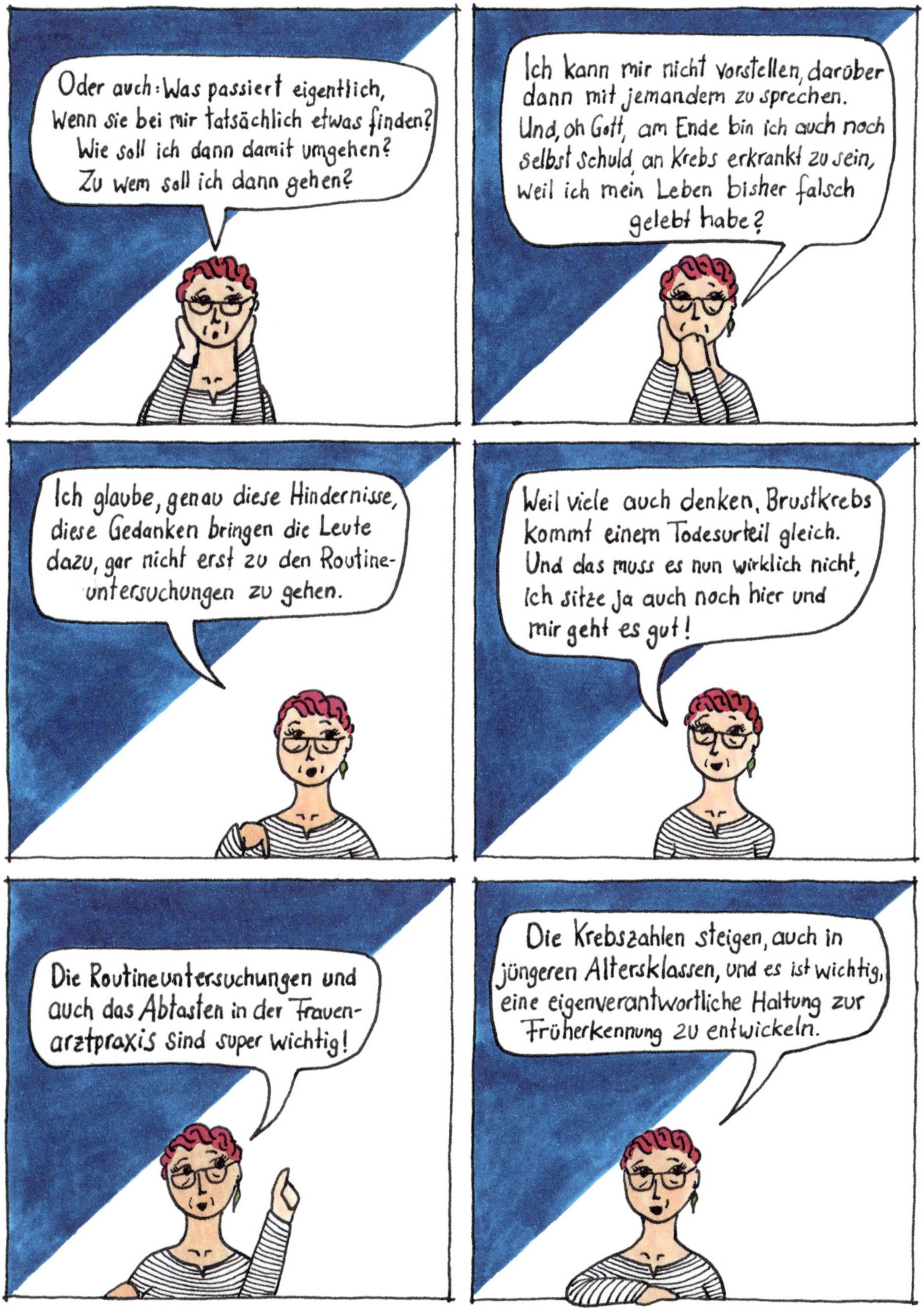
Oder auch: Was passiert eigentlich, wenn sie bei mir tatsächlich etwas finden? Wie soll ich dann damit umgehen? Zu wem soll ich dann gehen?
Ich kann mir nicht vorstellen, darüber dann mit jemandem zu sprechen. Und, oh Gott, am Ende bin ich auch noch selbst schuld, an Krebs erkrankt zu sein, weil ich mein Leben bisher falsch gelebt habe?
Ich glaube, genau diese Hindernisse, diese Gedanken bringen die Leute dazu, gar nicht erst zu den Routine-untersuchungen zu gehen.
Weil viele auch denken, Brustkrebs kommt einem Todesurteil gleich. Und das muss es nun wirklich nicht, Ich sitze ja auch noch hier und mir geht es gut!
Die Routineuntersuchungen und auch das Abtasten in der Frauenarztpraxis sind super wichtig!
Die Krebszahlen steigen, auch in jüngeren Altersklassen, und es ist wichtig, eine eigenverantwortliche Haltung zur Früherkennung zu entwickeln.

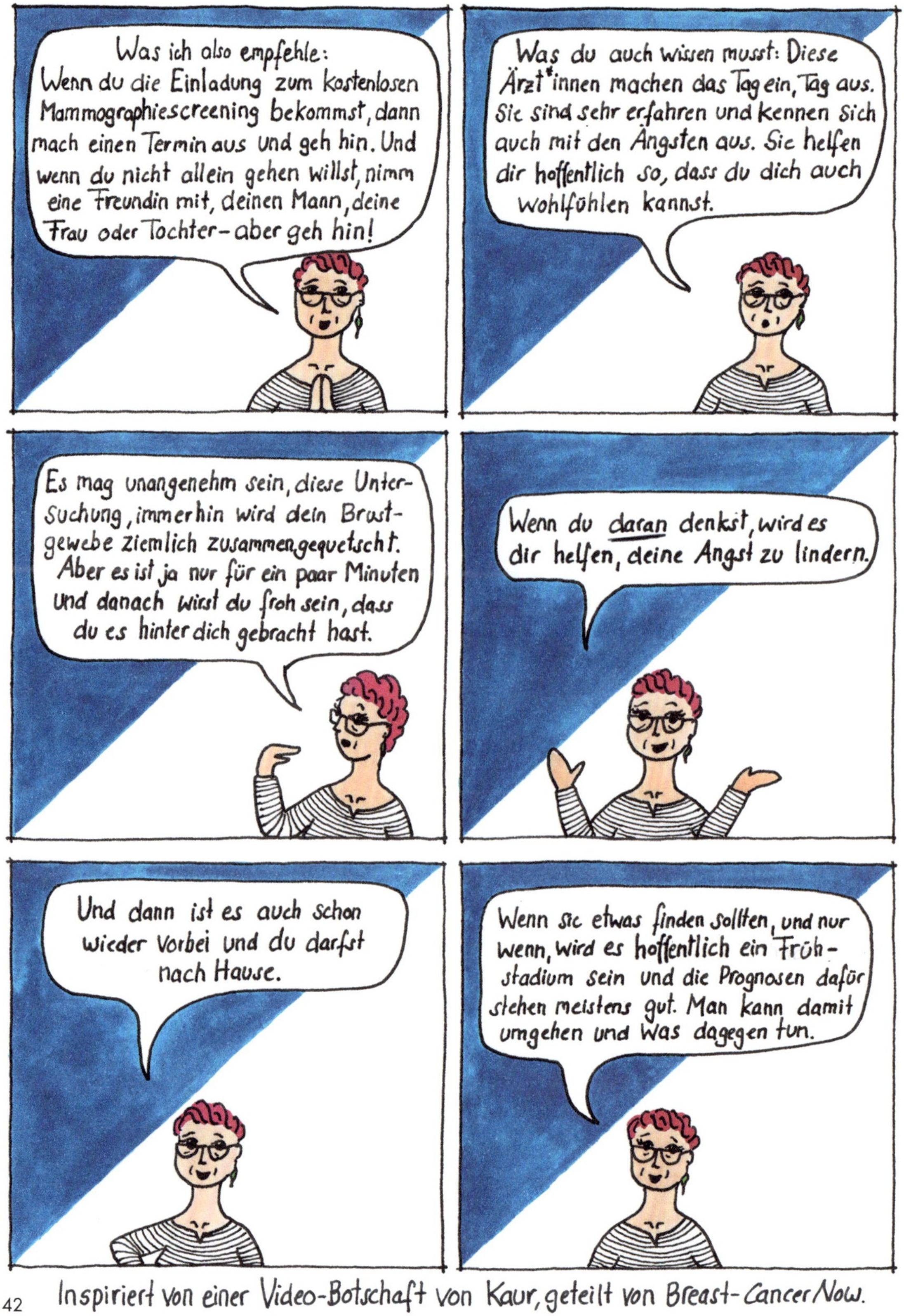
Was ich also empfehle: Wenn du die Einladung zum kostenlosen Mammographiescreening bekommst, dann mach einen Termin aus und geh hin. Und wenn du nicht allein gehen willst, nimm eine Freundin mit, deinen Mann, deine Frau oder Tochter – aber geh hin!
Was du auch wissen musst: Diese Ärzt*innen machen das Tag ein, Tag aus. Sie sind sehr erfahren und kennen sich auch mit den Ängsten aus. Sie helfen dir hoffentlich so, dass du dich auch wohlfühlen kannst.
Es mag unangenehm sein, diese Untersuchung, immerhin wird dein Brustgewebe ziemlich zusammengequetscht. Aber es ist ja nur für ein paar Minuten und danach wirst du froh sein, dass du es hinter dich gebracht hast.
Wenn du daran denkst, wird es dir helfen, deine Angst zu lindern.
Und dann ist es auch schon wieder vorbei und du darfst nach Hause.
Wenn sie etwas finden sollten, und nur wenn, wird es hoffentlich ein Frühstadium sein und die Prognosen dafür stehen meistens gut. Man kann damit umgehen und was dagegen tun.

Inspiriert von einer Video-Botschaft von Kaur, geteilt von Breast-Cancer Now.

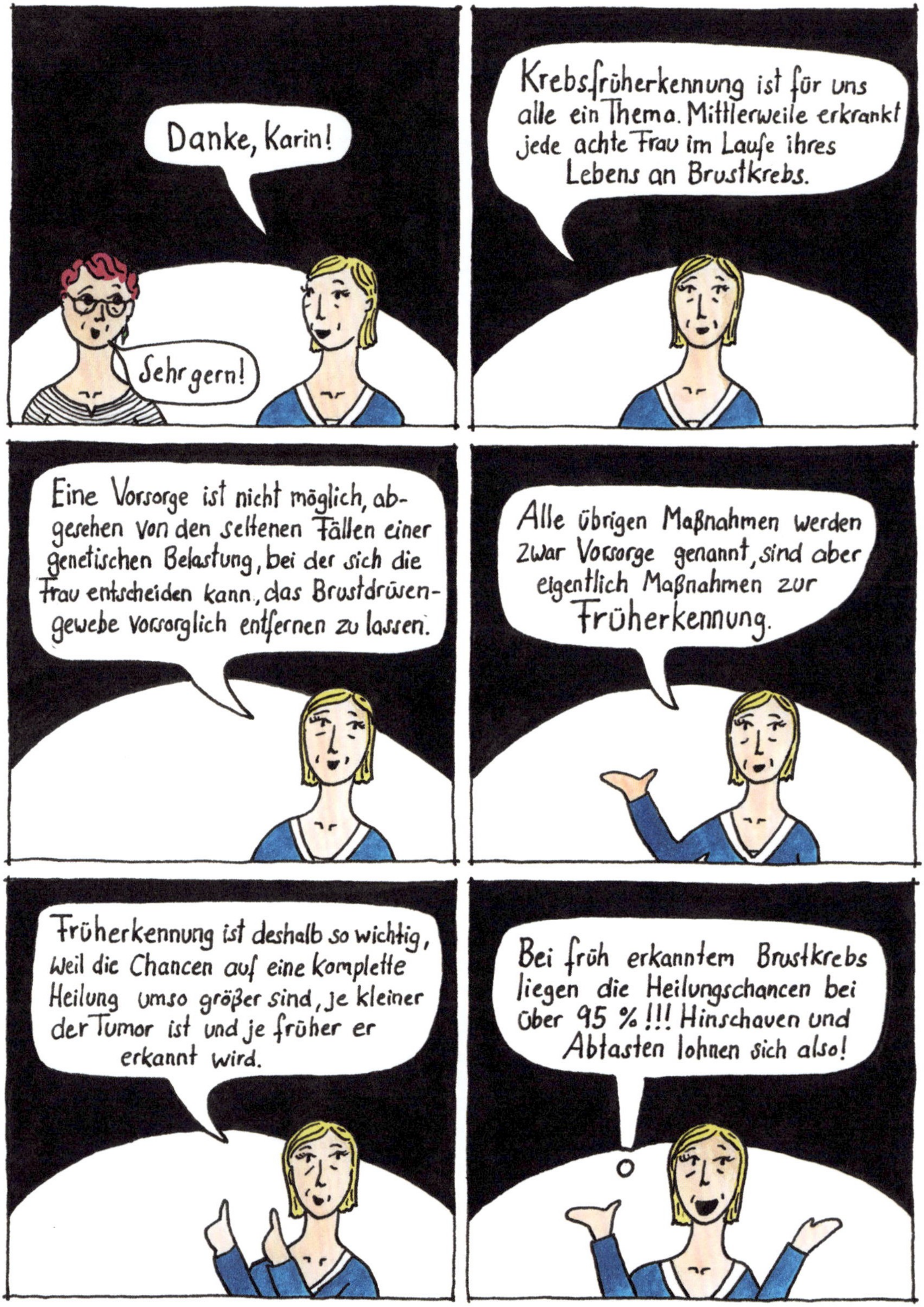

Danke, Karin!
Sehr gern!
Krebsfrüherkennung ist für uns alle ein Thema. Mittlerweile erkrankt jede achte Frau im Laufe ihres Lebens an Brustkrebs.
Eine Vorsorge ist nicht möglich, abgesehen von den seltenen Fällen einer genetischen Belastung, bei der sich die Frau entscheiden kann, das Brustdrüsengewebe vorsorglich entfernen zu lassen.
Alle übrigen Maßnahmen werden zwar Vorsorge genannt, sind aber eigentlich Maßnahmen zur Früherkennung.
Früherkennung ist deshalb so wichtig, weil die Chancen auf eine komplette Heilung umso größer sind, je kleiner der Tumor ist und je früher er erkannt wird.
Bei früh erkanntem Brustkrebs liegen die Heilungschancen bei über 95 % !!! Hinschauen und Abtasten lohnen sich also!

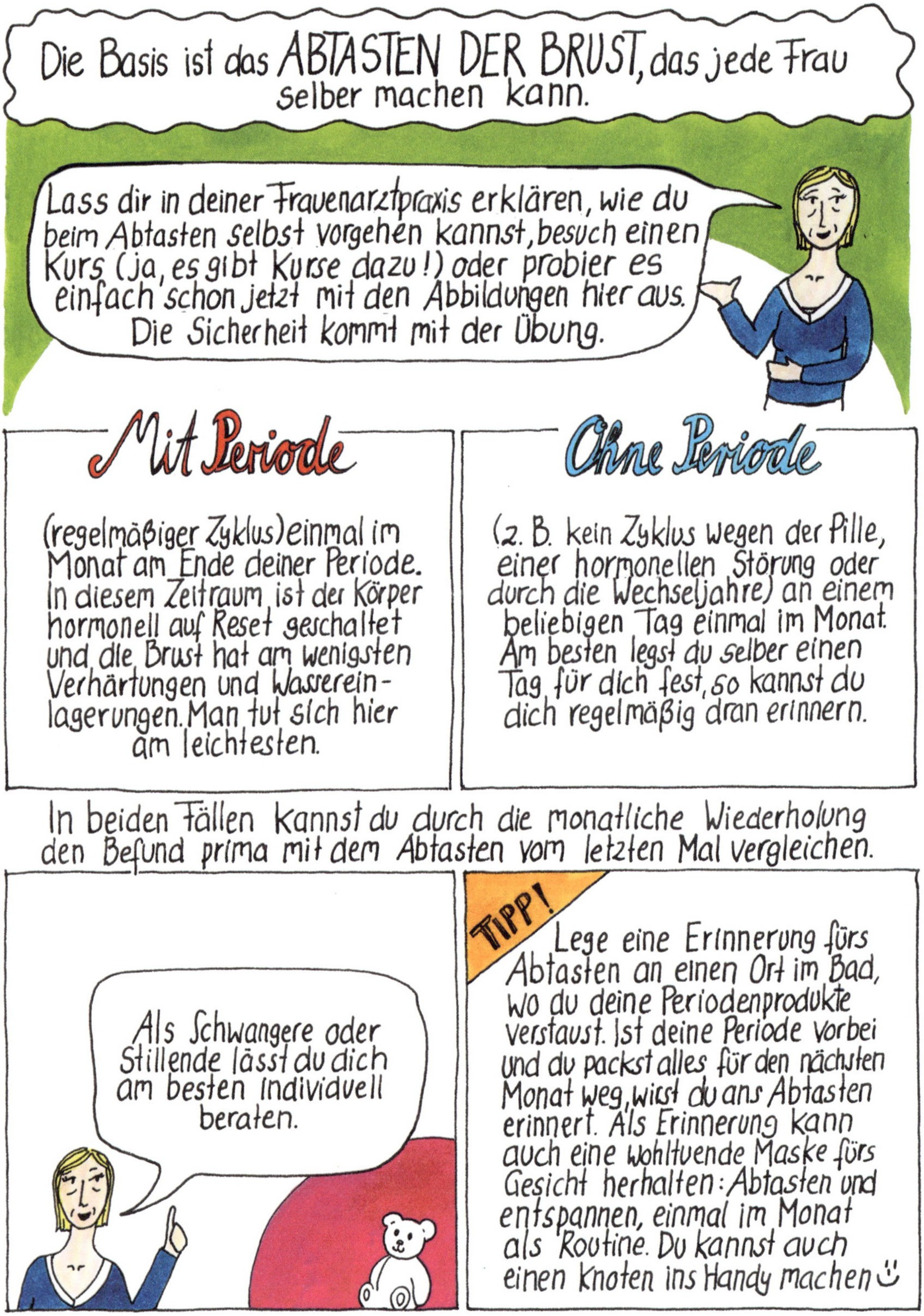
Die Basis ist das ABTASTEN DER BRUST, das jede Frau selber machen kann.
Lass dir in deiner Frauenarztpraxis erklären, wie du beim Abtasten selbst vorgehen kannst, besuch einen Kurs (ja, es gibt Kurse dazu!) oder probier es einfach schon jetzt mit den Abbildungen hier aus. Die Sicherheit kommt mit der Übung.
Mit Periode
(regelmäßiger Zyklus) einmal im Monat am Ende deiner Periode. In diesem Zeitraum ist der Körper hormonell auf Reset geschaltet und die Brust hat am wenigsten Verhärtungen und Wassereinlagerungen. Man tut sich hier am leichtesten.
Ohne Periode
(z. B. kein Zyklus wegen der Pille, einer hormonellen Störung oder durch die Wechseljahre) an einem beliebigen Tag einmal im Monat. Am besten legst du selber einen Tag für dich fest, so kannst du dich regelmäßig dran erinnern.
In beiden Fällen kannst du durch die monatliche Wiederholung den Befund prima mit dem Abtasten vom letzten Mal vergleichen.
Als Schwangere oder Stillende lässt du dich am besten individuell beraten.
TIPP!
Lege eine Erinnerung fürs Abtasten an einen Ort im Bad, wo du deine Periodenprodukte verstaust. Ist deine Periode vorbei und du packst alles für den nächsten Monat weg, wirst du ans Abtasten erinnert. Als Erinnerung kann auch eine wohltuende Maske fürs Gesicht herhalten: Abtasten und entspannen, einmal im Monat als Routine. Du kannst auch einen Knoten ins Handy machen :)

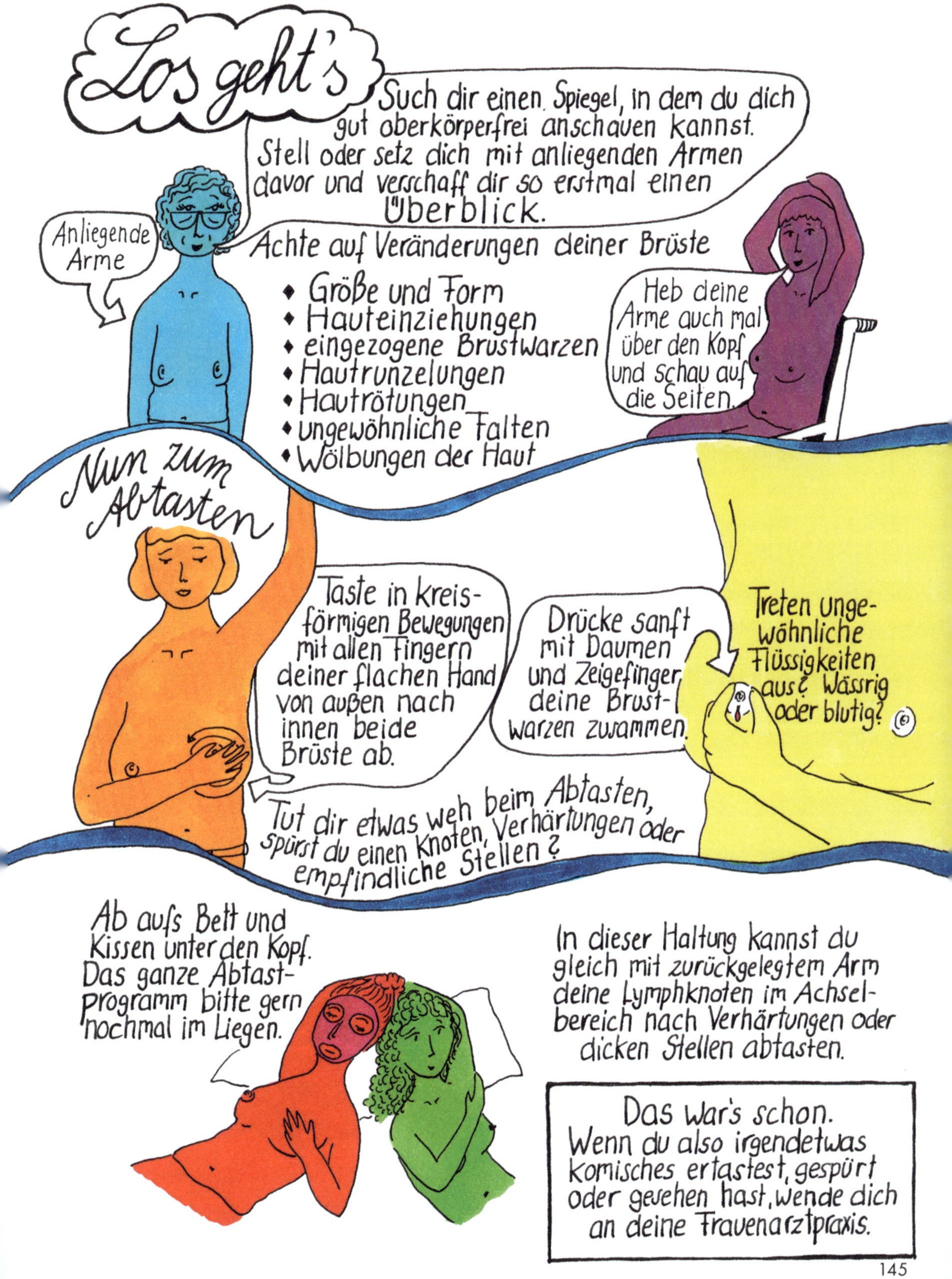
Los geht's
Such dir einen Spiegel, in dem du dich gut oberkörperfrei anschauen kannst. Stell oder setz dich mit anliegenden Armen davor und verschaff dir so erstmal einen Überblick.
Anliegende Arme
Achte auf Veränderungen deiner Brüste
• Größe und Form
• Hauteinziehungen
• eingezogene Brustwarzen
• Hautrunzelungen
• Hautrötungen
• ungewöhnliche Falten
• Wölbungen der Haut
Heb deine Arme auch mal über den Kopf und schau auf die Seiten.
Nun zum Abtasten
Taste in kreisförmigen Bewegungen mit allen Fingern deiner flachen Hand von außen nach innen beide Brüste ab.
Drücke sanft mit Daumen und Zeigefinger deine Brustwarzen zusammen.
Treten ungewöhnliche Flüssigkeiten aus? Wässrig oder blutig?
Tut dir etwas weh beim Abtasten, spürst du einen Knoten, Verhärtungen oder empfindliche Stellen?
Ab aufs Bett und Kissen unter den Kopf. Das ganze Abtastprogramm bitte gern nochmal im Liegen.
In dieser Haltung kannst du gleich mit zurückgelegtem Arm deine Lymphknoten im Achselbereich nach Verhärtungen oder dicken Stellen abtasten.
Das war's schon.
Wenn du also irgendetwas Komisches ertastest, gespürt oder gesehen hast, wende dich an deine Frauenarztpraxis.

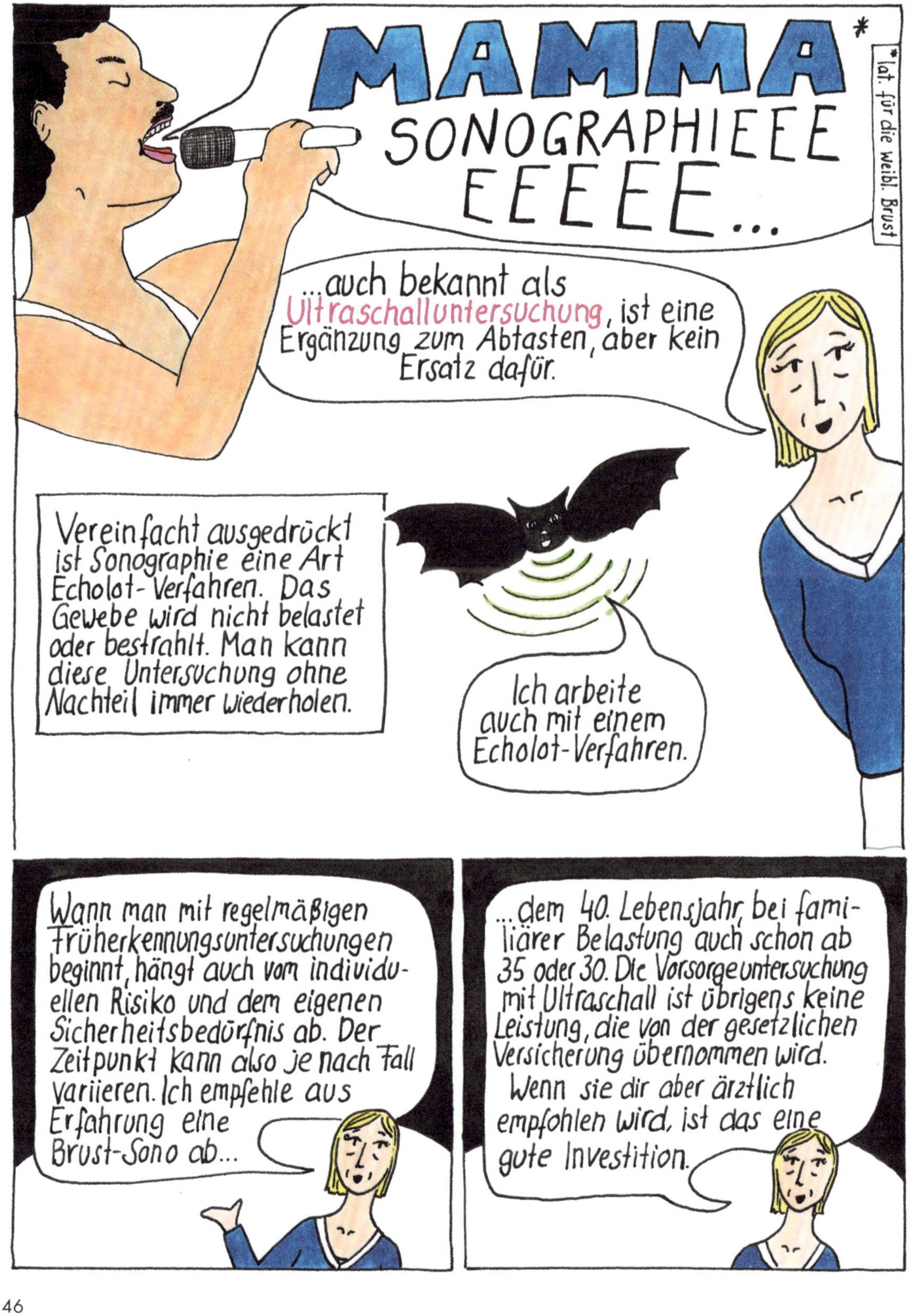
MAMMA* SONOGRAPHIEEE EEEEE...
*lat. für die weibl. Brust
...auch bekannt als Ultraschalluntersuchung, ist eine Ergänzung zum Abtasten, aber kein Ersatz dafür.
Vereinfacht ausgedrückt ist Sonographie eine Art Echolot-Verfahren. Das Gewebe wird nicht belastet oder bestrahlt. Man kann diese Untersuchung ohne Nachteil immer wiederholen.
Ich arbeite auch mit einem Echolot-Verfahren.
Wann man mit regelmäßigen Früherkennungsuntersuchungen beginnt, hängt auch vom individuellen Risiko und dem eigenen Sicherheitsbedürfnis ab. Der Zeitpunkt kann also je nach Fall variieren. Ich empfehle aus Erfahrung eine Brust-Sono ab...
...dem 40. Lebensjahr, bei familiärer Belastung auch schon ab 35 oder 30. Die Vorsorgeuntersuchung mit Ultraschall ist übrigens keine Leistung, die von der gesetzlichen Versicherung übernommen wird.
Wenn sie dir aber ärztlich empfohlen wird, ist das eine gute Investition.

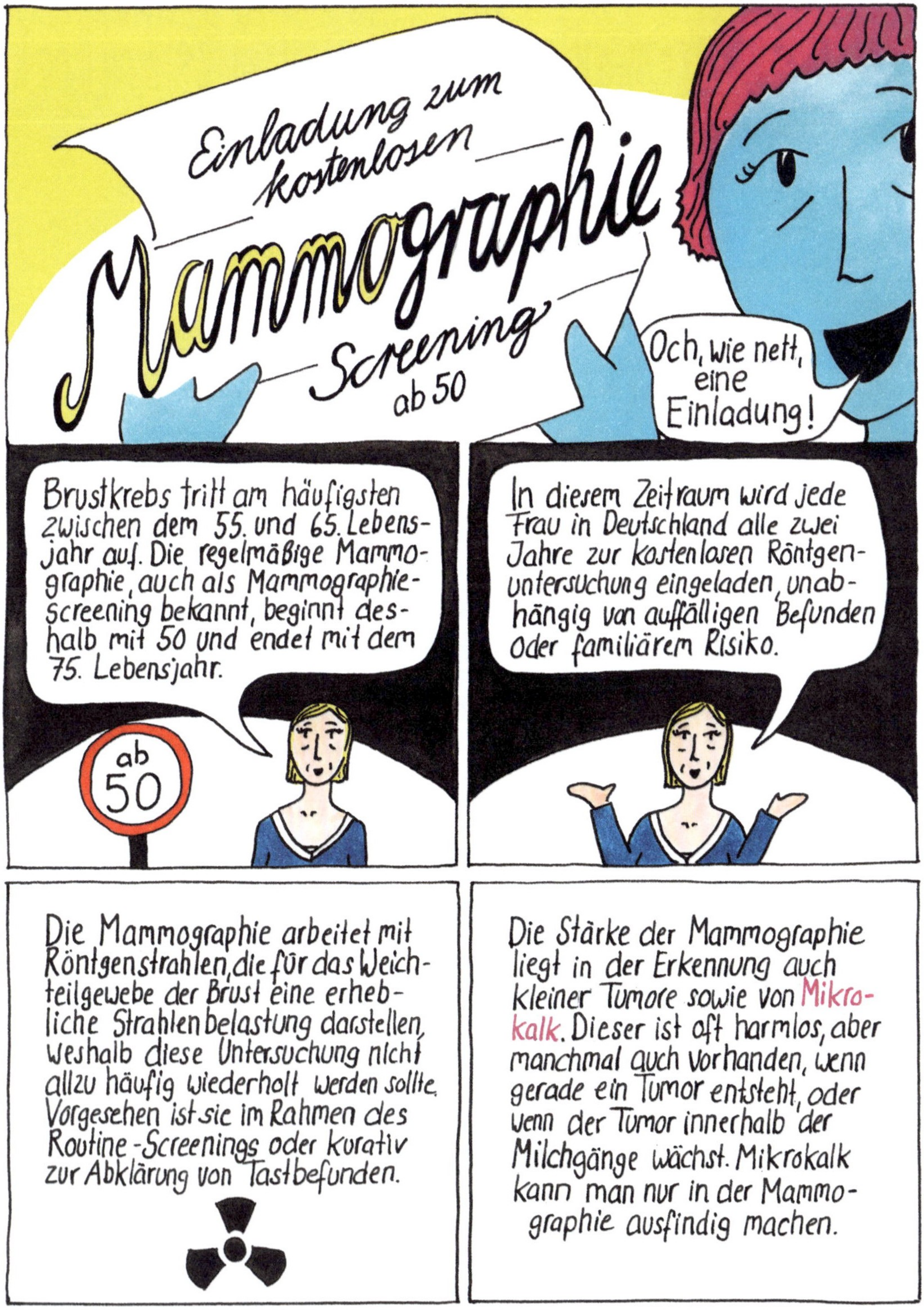

Einladung zum kostenlosen Mammographie Screening ab 50
Och, wie nett, eine Einladung!
Brustkrebs tritt am häufigsten zwischen dem 55. und 65. Lebensjahr auf. Die regelmäßige Mammographie, auch als Mammographie-screening bekannt, beginnt deshalb mit 50 und endet mit dem 75. Lebensjahr.
ab 50
In diesem Zeitraum wird jede Frau in Deutschland alle zwei Jahre zur kostenlosen Röntgenuntersuchung eingeladen, unabhängig von auffälligen Befunden oder familiärem Risiko.
Die Mammographie arbeitet mit Röntgenstrahlen, die für das Weichteilgewebe der Brust eine erhebliche Strahlenbelastung darstellen, weshalb diese Untersuchung nicht allzu häufig wiederholt werden sollte. Vorgesehen ist sie im Rahmen des Routine-Screenings oder kurativ zur Abklärung von Tastbefunden.
Die Stärke der Mammographie liegt in der Erkennung auch kleiner Tumore sowie von Mikrokalk. Dieser ist oft harmlos, aber manchmal auch vorhanden, wenn gerade ein Tumor entsteht, oder wenn der Tumor innerhalb der Milchgänge wächst. Mikrokalk kann man nur in der Mammographie ausfindig machen.

So kommt die Mammo

Routinemäßig

Alle zwei Jahre ab 50

Beim routinemäßigen Screening sind keine Ärzt*innen dabei.

Es wird eine Röntgenaufnahme der Brust in zwei Ebenen angefertigt. → Dieses Bild wird zwei unabhängigen Ärzt*innen zur Bewertung vorgelegt. → Wenn beide NICHT denselben Befund beschreiben, erfolgt eine weitere Befundung durch eine 3. Person.

→ Bei einer Auffälligkeit erfolgen weitere Untersuchungen zur Abklärung.

Ein Nachteil ist: Man bekommt nicht sofort Bescheid und bei Auffälligkeiten wird es etwas stressig und umständlich.

Der Vorteil dabei ist aber das „Mehr-Augen-Prinzip". Man ist nicht von der Tagesform einer Person in der Radiologie abhängig, die vielleicht etwas übersieht.

Außerdem wird mit modernster Technik gearbeitet und die teilnehmenden Radiolog*innen werden fortlaufend zertifiziert, sie müssen also immer wieder Qualitätsprüfungen ablegen.

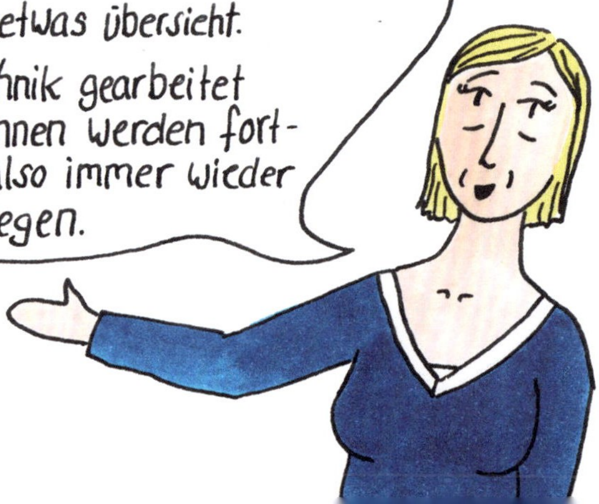

graphie zum Einsatz

Bei einem auffälligem Befund

Kurativ

Bei der kurativen Mammographie erfolgt eine Abklärung mittels einer Überweisung durch die Frauenarztpraxis.

Liegt ein tastbarer Knoten vor?

Tritt Flüssigkeit aus der Brustwarze aus?

Besteht eine Hauteinziehung?

⇒ Dann sollte das sofort abgeklärt werden.

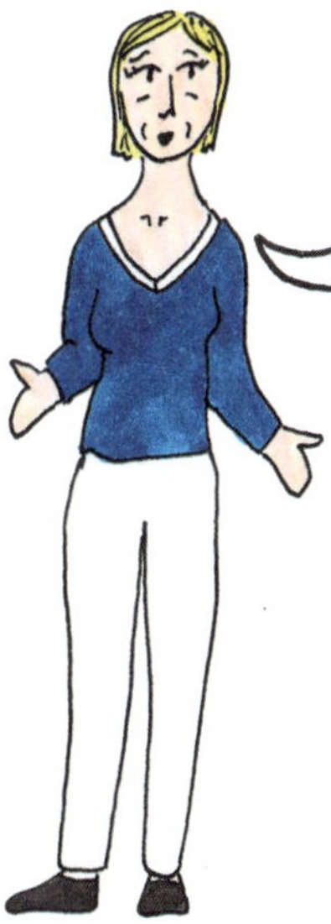

Der oder die Radiolog*in schaut sich zunächst die Bilder aus der Mammographie an und macht dann meist im Anschluss noch eine Ultraschalluntersuchung der Brust. Danach wird der Befund beurteilt und das weitere Vorgehen festgelegt.

Der Nachteil: Man muss sich auf die technische und fachliche Qualität dieser einen Person verlassen.

Der Vorteil: Man hat eine*n Ansprechpartner*in und weiß beim Rausgehen schon, was Sache ist.

PS: Warum tut die Mammo manchmal weh? Wenn das Drüsengewebe stark zusammengepresst wird, erhält man ein qualitativ gutes Bild und die Strahlenbelastung ist auch geringer.

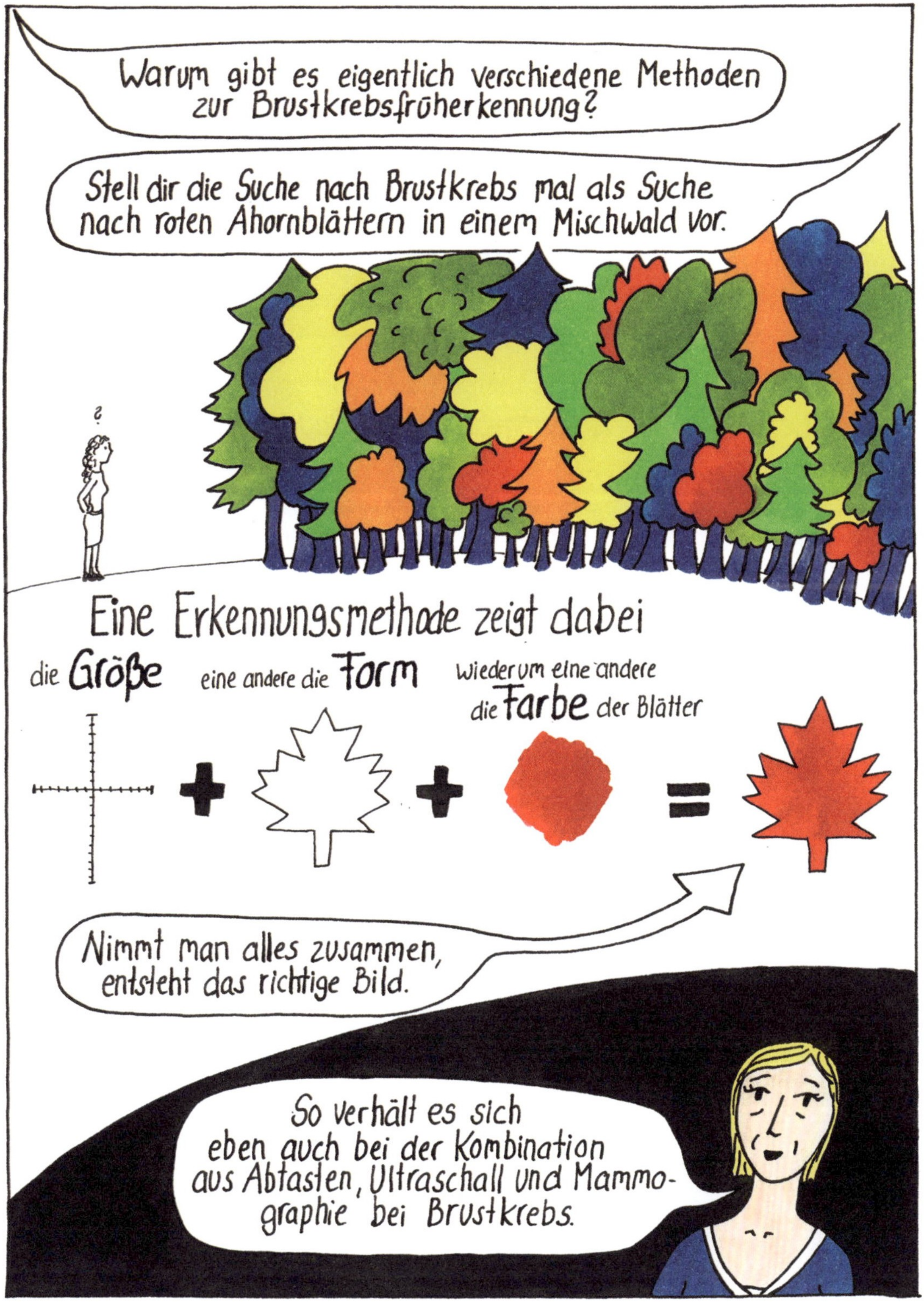
Warum gibt es eigentlich verschiedene Methoden zur Brustkrebsfrüherkennung?
Stell dir die Suche nach Brustkrebs mal als Suche nach roten Ahornblättern in einem Mischwald vor.
?
Eine Erkennungsmethode zeigt dabei
die Größe
eine andere die Form
wiederum eine andere die Farbe der Blätter
Nimmt man alles zusammen, entsteht das richtige Bild.
So verhält es sich eben auch bei der Kombination aus Abtasten, Ultraschall und Mammographie bei Brustkrebs.

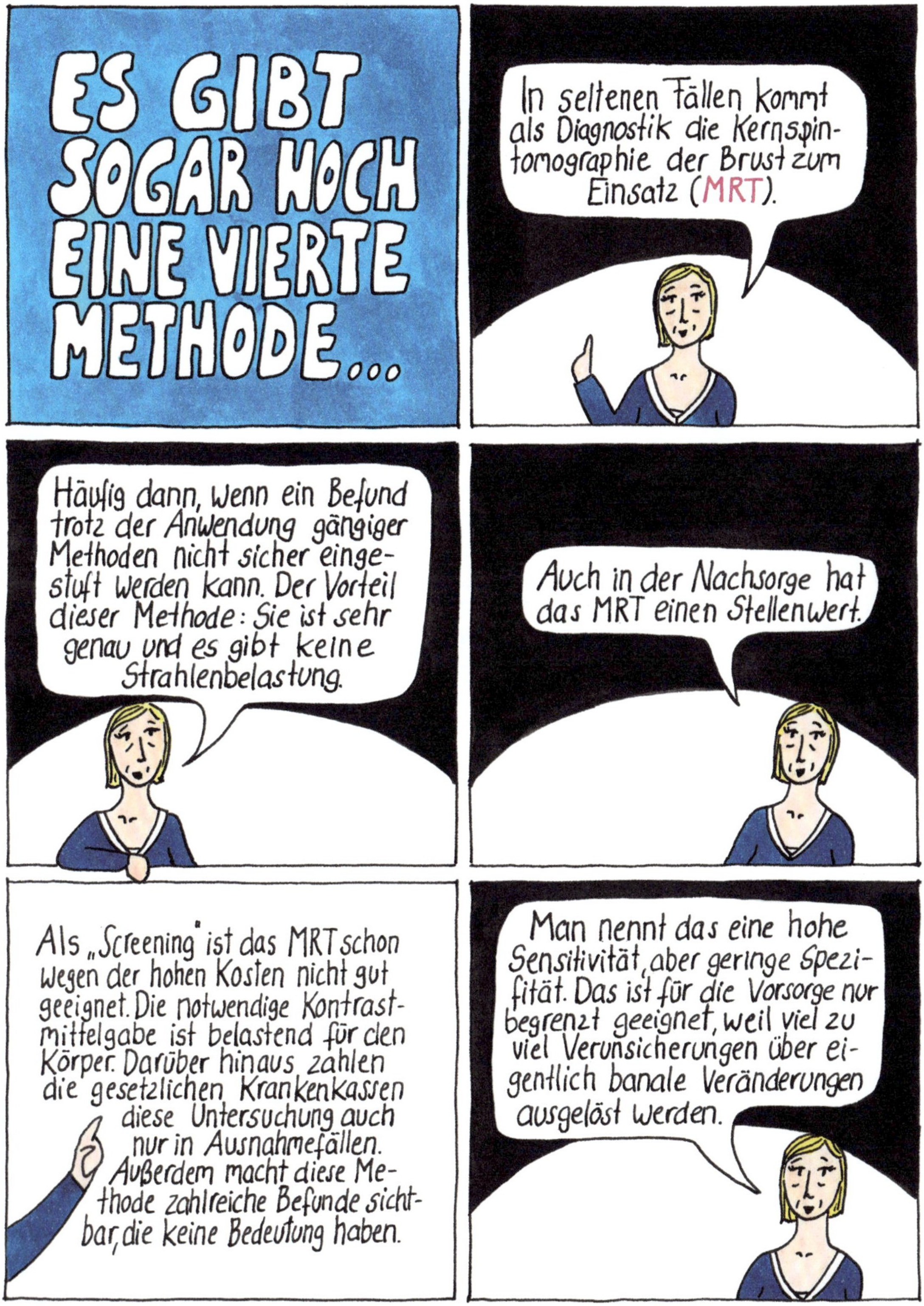
ES GIBT SOGAR NOCH EINE VIERTE METHODE...
In seltenen Fällen kommt als Diagnostik die Kernspintomographie der Brust zum Einsatz (MRT).
Häufig dann, wenn ein Befund trotz der Anwendung gängiger Methoden nicht sicher eingestuft werden kann. Der Vorteil dieser Methode: Sie ist sehr genau und es gibt keine Strahlenbelastung.
Auch in der Nachsorge hat das MRT einen Stellenwert.
Als „Screening" ist das MRT schon wegen der hohen Kosten nicht gut geeignet. Die notwendige Kontrastmittelgabe ist belastend für den Körper. Darüber hinaus zahlen die gesetzlichen Krankenkassen diese Untersuchung auch nur in Ausnahmefällen. Außerdem macht diese Methode zahlreiche Befunde sichtbar, die keine Bedeutung haben.
Man nennt das eine hohe Sensitivität, aber geringe Spezifität. Das ist für die Vorsorge nur begrenzt geeignet, weil viel zu viel Verunsicherungen über eigentlich banale Veränderungen ausgelöst werden.

Die Brustdichte, der ACR-Code

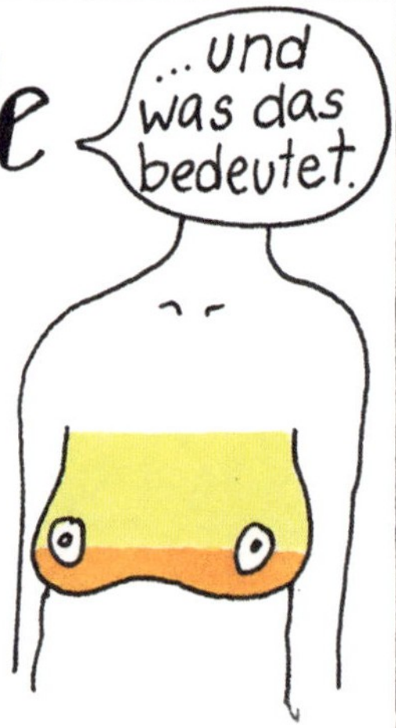

Die Brustdichte beschreibt den Anteil des Drüsengewebes am Gesamtgewebe der Brust. In der Mammographie wird diese Dichte mit der Abkürzung ACR, nach dem American College of Radiology, beschrieben. Auch wenn die Abkürzung ACRadiology heißt, wird diese Einordnung auch in der Mammasonographie, also im Ultraschall, benutzt.

Mit der tatsächlichen Brustgröße hat die Einteilung nichts zu tun. Sie beschreibt lediglich den prozentualen Anteil von Drüsengewebe im Gesamtgewebe (neben Fettgewebe). Von außen kann man die Brustdichte nicht beurteilen. Dazu ist immer eine Bildgebung, also Mammographie oder Mammasonographie, notwendig.

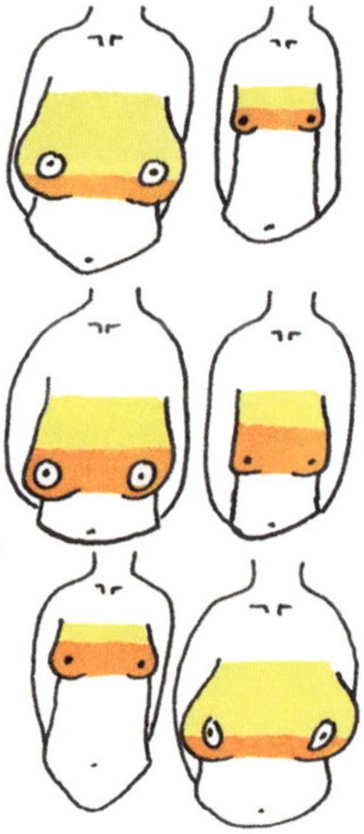

Das Blöde: Je dichter die Brust ist, desto schlechter kann man die Selbstuntersuchung beurteilen, weil es einem immer irgendwie „knotig" vorkommt. Viele Frauen haben darüber hinaus die Veranlagung, Wasser in der Brust einzulagern und Zysten in den Drüsenläppchen zu bilden. Das nennt man „Zystische Mastopathie" und es erschwert zusätzlich die Beurteilbarkeit.

Der ACR-Code ist wichtig in Bezug auf das individuelle Risiko, an Brustkrebs zu erkranken. Außerdem muss man wissen, dass dichtes Drüsengewebe bei der Mammographie mehr Strahlung aufnimmt und im Gegenzug die Aussagekraft des Röntgenbildes eingeschränkt ist.
Bei einer ACR-4-Brust empfiehlt sich deshalb immer eine ergänzende Mammasonographie.

Da Frauen mit ACR 4 ein deutlich höheres Risiko haben, an Brustkrebs zu erkranken, sollten sie schon früh mit jährlichen Ultraschalluntersuchungen zur Früherkennung starten, auch wenn man diese selbst zahlen muss. Hier geht es um zusätzliche Sicherheit.

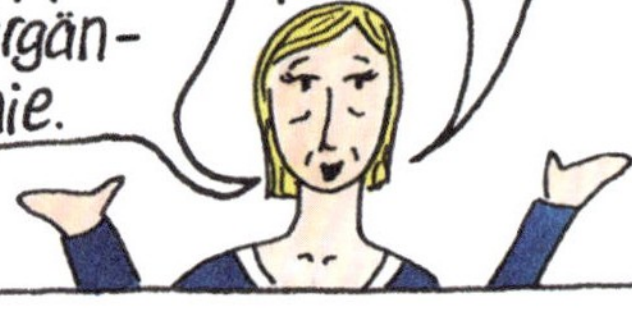

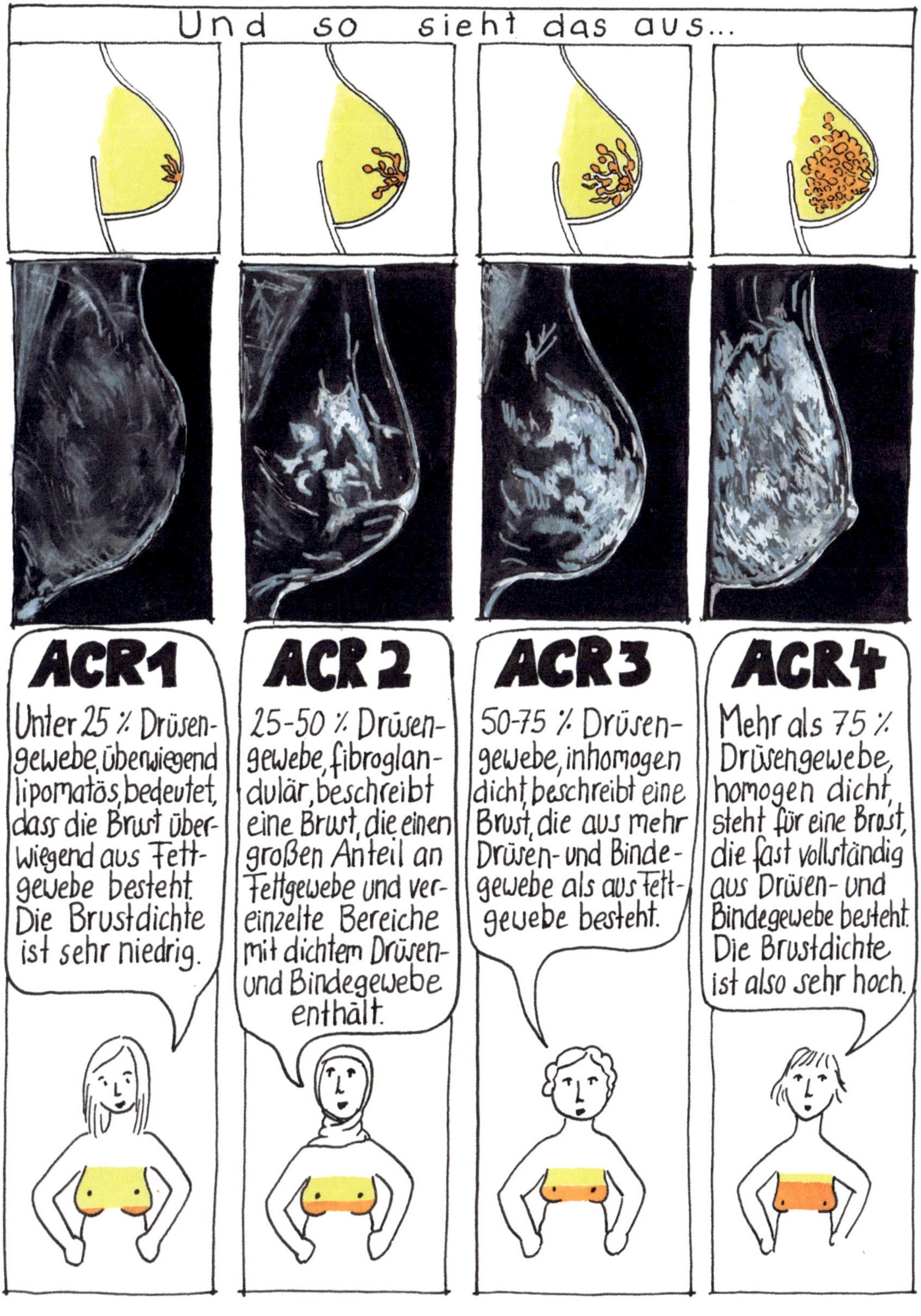
Und so sieht das aus...
ACR1
Unter 25 % Drüsengewebe, überwiegend lipomatös, bedeutet, dass die Brust überwiegend aus Fettgewebe besteht. Die Brustdichte ist sehr niedrig.
ACR 2
25-50 % Drüsengewebe, fibroglandulär, beschreibt eine Brust, die einen großen Anteil an Fettgewebe und vereinzelte Bereiche mit dichtem Drüsen- und Bindegewebe enthält.
ACR 3
50-75 % Drüsengewebe, inhomogen dicht, beschreibt eine Brust, die aus mehr Drüsen- und Bindegewebe als aus Fettgewebe besteht.
ACR 4
Mehr als 75 % Drüsengewebe, homogen dicht, steht für eine Brust, die fast vollständig aus Drüsen- und Bindegewebe besteht. Die Brustdichte ist also sehr hoch.

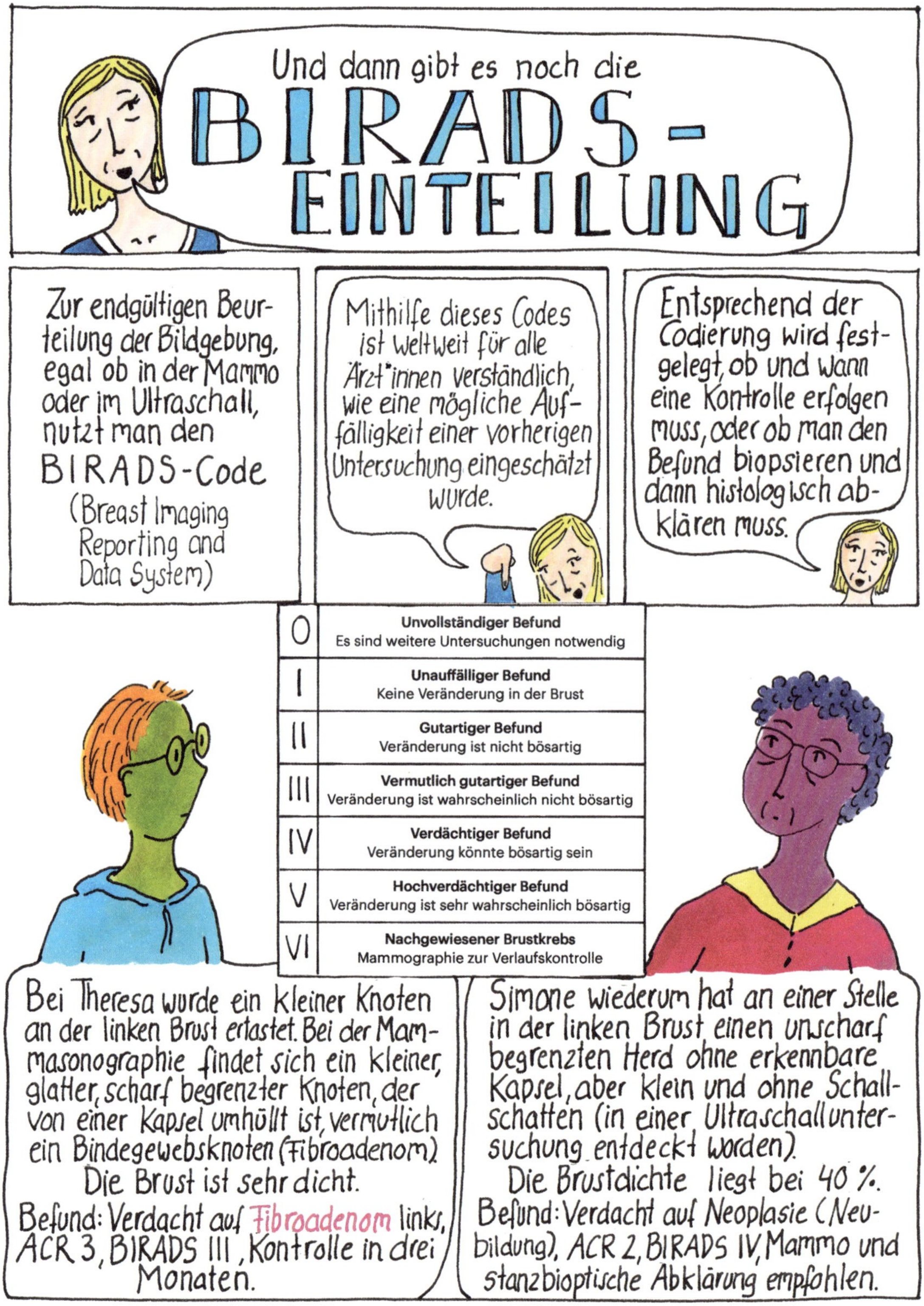

0	**Unvollständiger Befund** Es sind weitere Untersuchungen notwendig
I	**Unauffälliger Befund** Keine Veränderung in der Brust
II	**Gutartiger Befund** Veränderung ist nicht bösartig
III	**Vermutlich gutartiger Befund** Veränderung ist wahrscheinlich nicht bösartig
IV	**Verdächtiger Befund** Veränderung könnte bösartig sein
V	**Hochverdächtiger Befund** Veränderung ist sehr wahrscheinlich bösartig
VI	**Nachgewiesener Brustkrebs** Mammographie zur Verlaufskontrolle

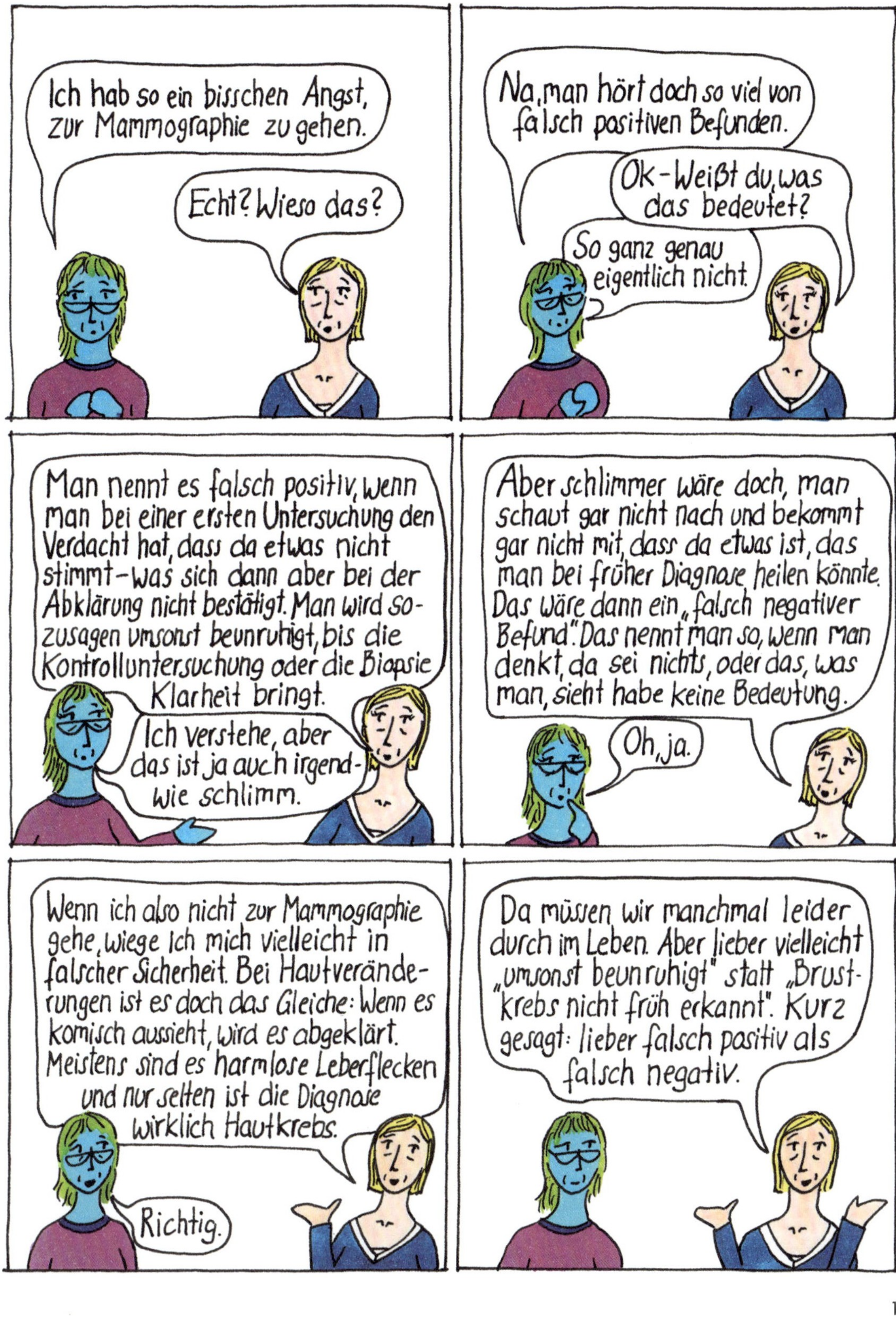
Ich hab so ein bisschen Angst, zur Mammographie zu gehen.
Echt? Wieso das?
Na, man hört doch so viel von falsch positiven Befunden.
Ok - Weißt du, was das bedeutet?
So ganz genau eigentlich nicht.
Man nennt es falsch positiv, wenn man bei einer ersten Untersuchung den Verdacht hat, dass da etwas nicht stimmt - was sich dann aber bei der Abklärung nicht bestätigt. Man wird so-zusagen umsonst beunruhigt, bis die Kontrolluntersuchung oder die Biopsie Klarheit bringt.
Ich verstehe, aber das ist ja auch irgend-wie schlimm.
Aber schlimmer wäre doch, man schaut gar nicht nach und bekommt gar nicht mit, dass da etwas ist, das man bei früher Diagnose heilen könnte. Das wäre dann ein „falsch negativer Befund". Das nennt man so, wenn man denkt, da sei nichts, oder das, was man, sieht habe keine Bedeutung.
Oh, ja.
Wenn ich also nicht zur Mammographie gehe, wiege Ich mich vielleicht in falscher Sicherheit. Bei Hautverände-rungen ist es doch das Gleiche: Wenn es komisch aussieht, wird es abgeklärt. Meistens sind es harmlose Leberflecken und nur selten ist die Diagnose wirklich Hautkrebs.
Richtig.
Da müssen wir manchmal leider durch im Leben. Aber lieber vielleicht „umsonst beunruhigt" statt „Brust-krebs nicht früh erkannt". Kurz gesagt: lieber falsch positiv als falsch negativ.

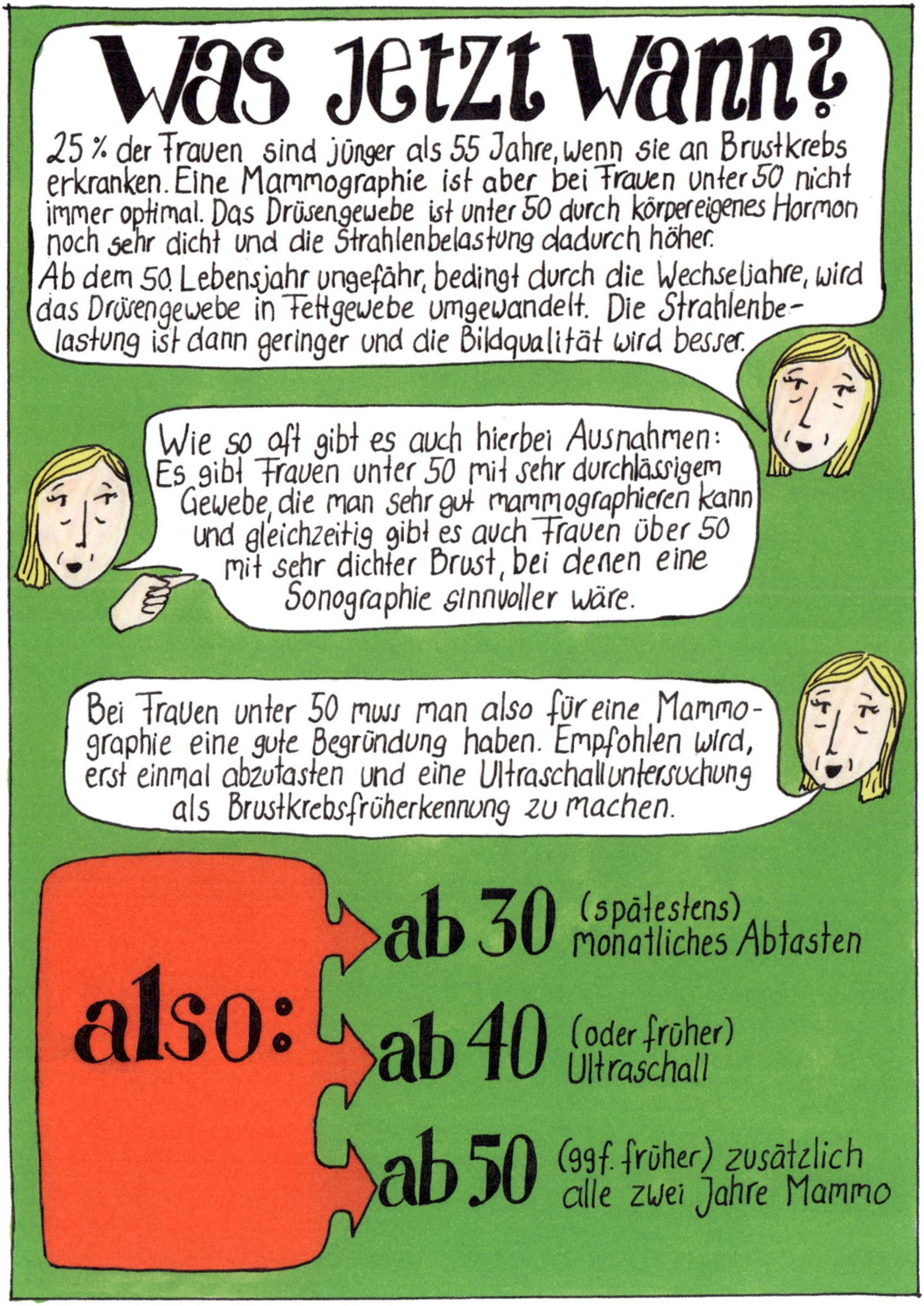
Was jetzt wann?
25 % der Frauen sind jünger als 55 Jahre, wenn sie an Brustkrebs erkranken. Eine Mammographie ist aber bei Frauen unter 50 nicht immer optimal. Das Drüsengewebe ist unter 50 durch körpereigenes Hormon noch sehr dicht und die Strahlenbelastung dadurch höher.
Ab dem 50. Lebensjahr ungefähr, bedingt durch die Wechseljahre, wird das Drüsengewebe in Fettgewebe umgewandelt. Die Strahlenbelastung ist dann geringer und die Bildqualität wird besser.
Wie so oft gibt es auch hierbei Ausnahmen: Es gibt Frauen unter 50 mit sehr durchlässigem Gewebe, die man sehr gut mammographieren kann und gleichzeitig gibt es auch Frauen über 50 mit sehr dichter Brust, bei denen eine Sonographie sinnvoller wäre.
Bei Frauen unter 50 muss man also für eine Mammographie eine gute Begründung haben. Empfohlen wird, erst einmal abzutasten und eine Ultraschalluntersuchung als Brustkrebsfrüherkennung zu machen.
also:
ab 30 (spätestens) monatliches Abtasten
ab 40 (oder früher) Ultraschall
ab 50 (ggf. früher) zusätzlich alle zwei Jahre Mammo

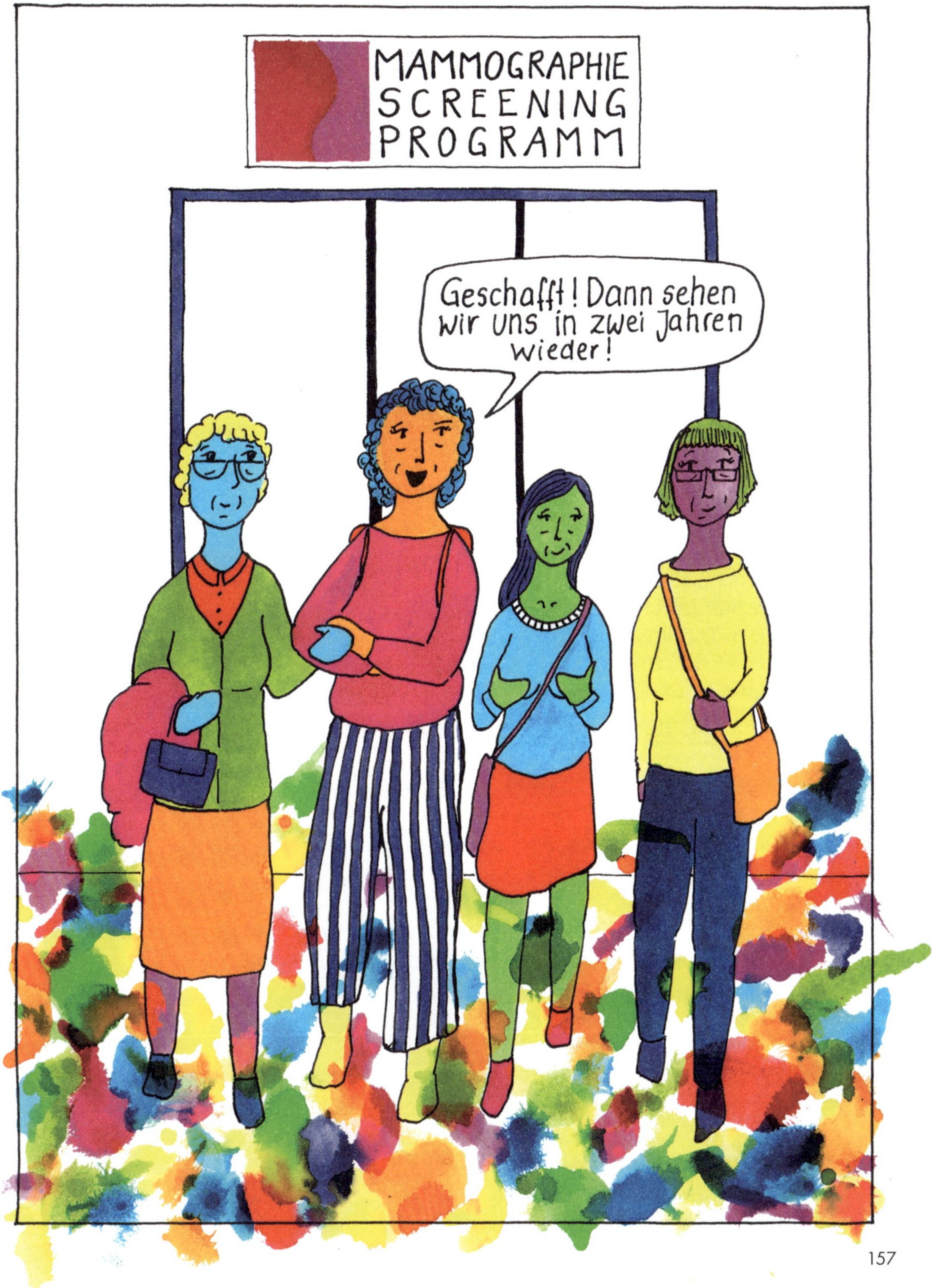
MAMMOGRAPHIE SCREENING PROGRAMM
Geschafft! Dann sehen wir uns in zwei Jahren wieder!

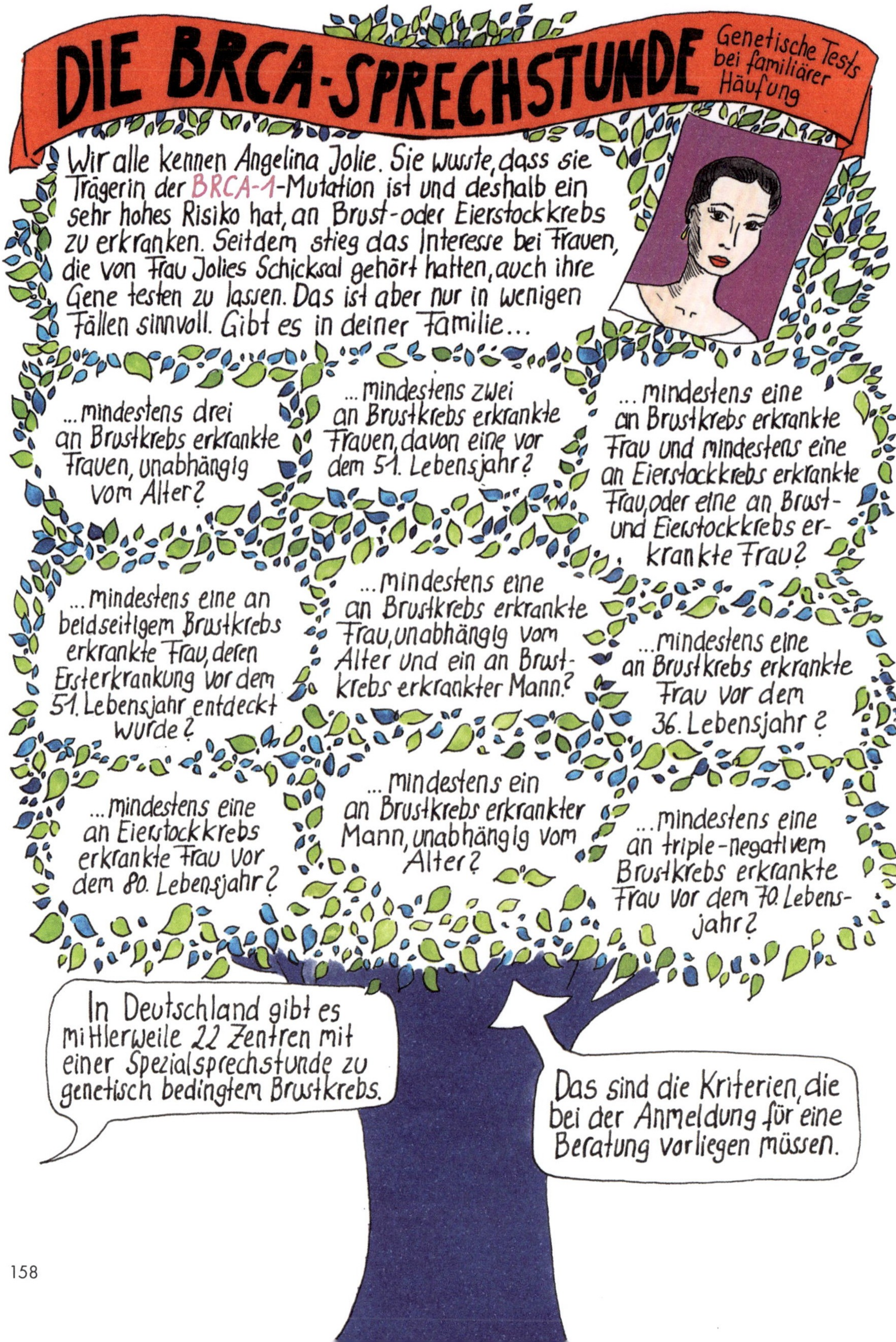
DIE BRCA-SPRECHSTUNDE
Genetische Tests bei familiärer Häufung
Wir alle kennen Angelina Jolie. Sie wusste, dass sie Trägerin der BRCA-1-Mutation ist und deshalb ein sehr hohes Risiko hat, an Brust- oder Eierstockkrebs zu erkranken. Seitdem stieg das Interesse bei Frauen, die von Frau Jolies Schicksal gehört hatten, auch ihre Gene testen zu lassen. Das ist aber nur in wenigen Fällen sinnvoll. Gibt es in deiner Familie …
… mindestens drei an Brustkrebs erkrankte Frauen, unabhängig vom Alter?
… mindestens zwei an Brustkrebs erkrankte Frauen, davon eine vor dem 51. Lebensjahr?
… mindestens eine an Brustkrebs erkrankte Frau und mindestens eine an Eierstockkrebs erkrankte Frau, oder eine an Brust- und Eierstockkrebs erkrankte Frau?
… mindestens eine an beidseitigem Brustkrebs erkrankte Frau, deren Ersterkrankung vor dem 51. Lebensjahr entdeckt wurde?
… mindestens eine an Brustkrebs erkrankte Frau, unabhängig vom Alter und ein an Brustkrebs erkrankter Mann?
… mindestens eine an Brustkrebs erkrankte Frau vor dem 36. Lebensjahr?
… mindestens eine an Eierstockkrebs erkrankte Frau vor dem 80. Lebensjahr?
… mindestens ein an Brustkrebs erkrankter Mann, unabhängig vom Alter?
… mindestens eine an triple-negativem Brustkrebs erkrankte Frau vor dem 70. Lebensjahr?
In Deutschland gibt es mittlerweile 22 Zentren mit einer Spezialsprechstunde zu genetisch bedingtem Brustkrebs.
Das sind die Kriterien, die bei der Anmeldung für eine Beratung vorliegen müssen.

Quelle: BRCA Netzwerk

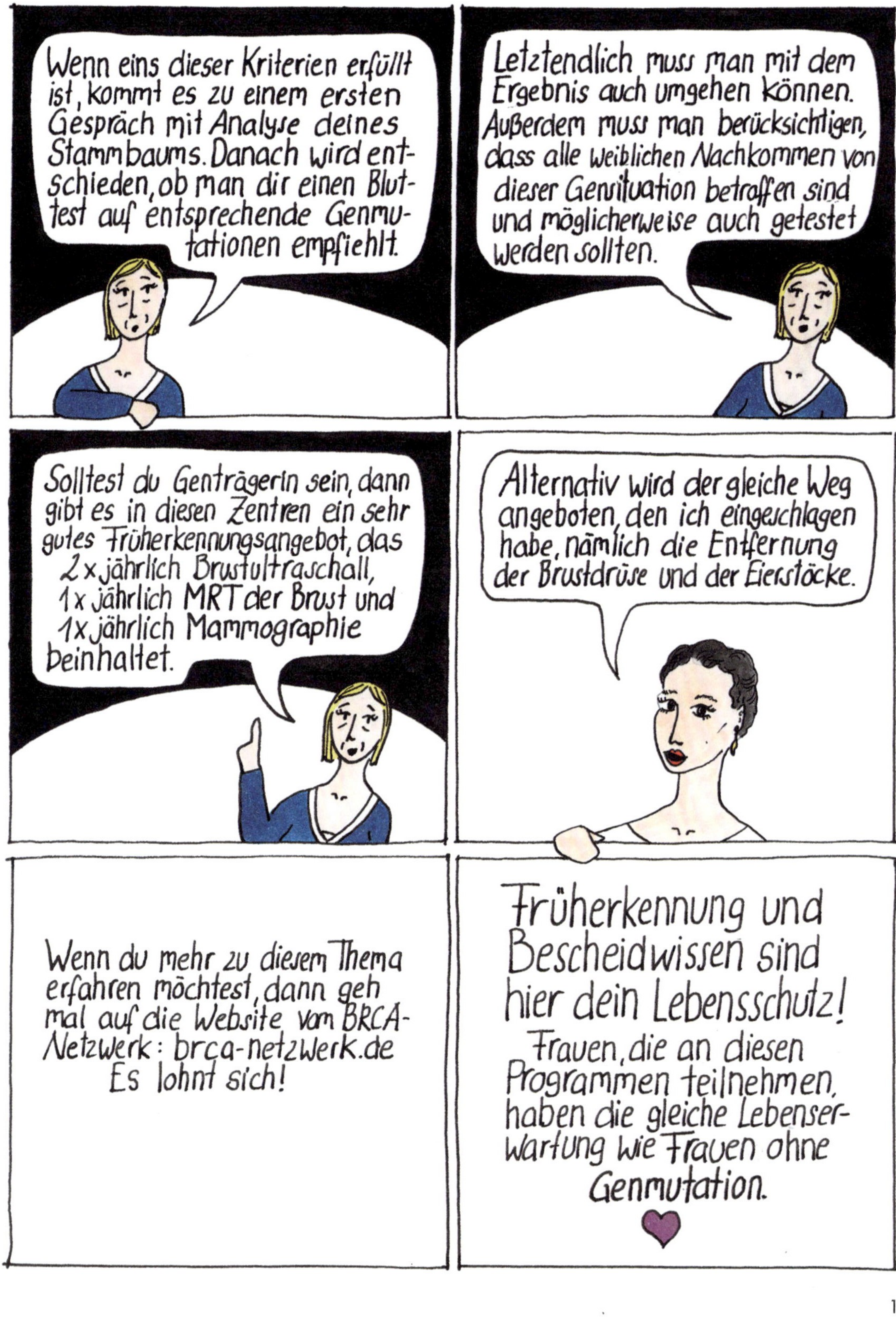
Wenn eins dieser Kriterien erfüllt ist, kommt es zu einem ersten Gespräch mit Analyse deines Stammbaums. Danach wird entschieden, ob man dir einen Bluttest auf entsprechende Genmutationen empfiehlt.
Letztendlich muss man mit dem Ergebnis auch umgehen können. Außerdem muss man berücksichtigen, dass alle weiblichen Nachkommen von dieser Gensituation betroffen sind und möglicherweise auch getestet werden sollten.
Solltest du Genträgerin sein, dann gibt es in diesen Zentren ein sehr gutes Früherkennungsangebot, das 2 x jährlich Brustultraschall, 1 x jährlich MRT der Brust und 1 x jährlich Mammographie beinhaltet.
Alternativ wird der gleiche Weg angeboten, den ich eingeschlagen habe, nämlich die Entfernung der Brustdrüse und der Eierstöcke.
Wenn du mehr zu diesem Thema erfahren möchtest, dann geh mal auf die Website vom BRCA-Netzwerk: brca-netzwerk.de
Es lohnt sich!
Früherkennung und Bescheidwissen sind hier dein Lebensschutz!
Frauen, die an diesen Programmen teilnehmen, haben die gleiche Lebenserwartung wie Frauen ohne Genmutation.